Die Zukunft gehört den Mutigen.

»Der größte Schaden entsteht durch die schweigende Mehrheit, die nur überleben will, sich fügt und alles mitmacht.«

Sophie Scholl

BEATE BAHNER

CORONA IMPFUNG

WAS ÄRZTE UND PATIENTEN UNBEDINGT WISSEN SOLLTEN

RUB|KON

Die Deutsche Nationalbibliothek verzeichnet diese Publikation in der Deutschen Nationalbibliografie; detaillierte bibliografische Daten sind im Internet über dnb.d-nb.de abrufbar.

ISBN 978-3-96789-024-2

1. Auflage 2021 © Rubikon-Betriebsgesellschaft mbH, München 2021

Lektorat: Susanne George, Korrektorat: Antje Meyen

Konzept und Gestaltung: Buchgut, Berlin

Druck und Bindung: Friedrich Pustet GmbH & Co. KG, Regensburg

Printed in Germany

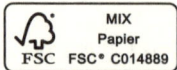

MIX
Papier
FSC FSC® C014889

»Auch wenn die Zahlen mal einen Tag besser werden, sie (die Pandemie) wird nicht verschwinden, bis wir wirklich einen Impfstoff haben, mit dem wir die Bevölkerung immunisieren können.«

Bundeskanzlerin Angela Merkel am 9. April 2020

»Wir gehen alle davon aus, dass im nächsten Jahr Impfstoffe zugelassen werden. Wir wissen nicht genau, wie die wirken, wie gut die wirken, was die bewirken, aber ich bin sehr optimistisch, dass es Impfstoffe gibt.«

Lothar H. Wieler, Präsident des Robert Koch-Instituts, im Oktober 2020

»Alle (...) Impfstoffe haben eine bedingte Zulassung. Im Laufe dieser bedingten Zulassung sammeln wir zum ersten Mal Erfahrungen hinsichtlich der Frage: Was passiert, wenn dieser Impfstoff für Millionen von Menschen angewandt wird?«

Bundeskanzlerin Angela Merkel am 19. März 2021

INHALT

INHALT

GELEITWORT
VON KARINA REIß UND SUCHARIT BHAKDI

Im Februar 2021 verkündet die deutsche Bundeskanzlerin: »Die Pandemie ist erst besiegt, wenn alle Menschen auf der Welt geimpft sind.« Die Regierung erhält damit den Freibrief dafür, die aggressivste Impfkampagne aller Zeiten zu führen – ohne jede Rücksicht auf Verluste. Von morgens bis abends bewerben die Medien die »rettende Impfung«. Nicht zum Schutz unserer Gesundheit, denn die Pandemie hat ja nichts mehr zu tun mit Krankheit und Tod. Nein, die Impfung wird zum Grundstein und zur Voraussetzung der Rückgewinnung unserer massiv eingeschränkten Grundrechte und Freiheiten. Allein die Hoffnung auf diese Erlösung lockt zahllose Menschen in die Impffalle. Und die Bratwurst gibt es zur Belohnung noch gratis dazu.

Manch einer bereut allerdings bald nach der Impfung seine Entscheidung. Denn der Impfstoff stellt sich doch als nicht so »risikolos« heraus, wie durch die Staatspropaganda unablässig beteuert wird.

Dabei reden wir von einer Impfung mit bedingter Zulassung, bei der die Hersteller im Vertrag mit unserer Regierung Folgendes festgehalten haben:

»Der Käufer erkennt an, dass die langfristigen Wirkungen und die Wirksamkeit des Impfstoffs derzeit nicht bekannt sind und dass der Impfstoff unerwünschte Wirkungen haben kann, die derzeit nicht bekannt sind (...) Der Käufer erklärt sich hiermit bereit, Pfizer, BioNTech (und) deren verbundene Unternehmen (...) von und gegen alle Klagen, Ansprüche, Aktionen, Forderungen, Verluste, Schäden, Verbindlichkeiten, Abfindungen,

Strafen, Bußgelder, Kosten und Ausgaben freizustellen, zu verteidigen und schadlos zu halten.«

Im Klartext: Die Impfstudie ist noch gar nicht beendet. Sie befindet sich in der experimentellen Phase, Ergebnisse werden gegenwärtig gesammelt und müssen noch ausgewertet werden. Der Nürnberger Kodex schreibt zwingend vor, dass bei einem solchen Menschenexperiment jeder Teilnehmer umfassend über den wahren Sachstand informiert werden muss und die Teilnahme nur nach einer formalen Einwilligung geschehen darf.

Beate Bahner ist eine der Ersten gewesen, die sich in der Corona-Krise von juristischer Seite für die Menschen eingesetzt hat. Dank jahrzehntelanger Erfahrung auf dem Gebiet des Medizinrechts fällt der Autorin die Rolle zu, den Lesern aufzuzeigen, wo die rechtlichen Grenzen in Corona-Zeiten sträflich überschritten worden sind. Die Auflistung ist erschreckend. Sie legt nahe, dass wir längst nicht mehr in einem freien, demokratischen Rechtsstaat leben. Mit der Behauptung von Ärzten, Kinder könnten selbst entscheiden, ob sie mit genbasierten Stoffen geimpft werden wollen, erreicht der Skandal den erschütternden Höhepunkt. Medizinethik gehört damit endgültig der Vergangenheit an.

In klaren Worten legt Beate Bahner dar, weswegen Ärzte Minderjährige überhaupt nicht impfen dürfen. Ein echter Nutzen bei Kindern und Jugendlichen – und wahrscheinlich auch bei gesunden Erwachsenen – existiert gar nicht. Dagegen ist bereits jetzt belegt, dass bei über 50 Prozent der geimpften Kinder erhebliche Nebenwirkungen auftreten. Lebenslängliche Schäden und Todesfälle sind bekannt, die im zeitlichen Zusammenhang mit der Impfung stehen. Mögliche Langzeitfolgen bis hin zur Störung der Fruchtbarkeit, die Entstehung von Autoimmunkrankheiten und Krebs sind in keiner Weise ausgeschlossen.

Das Buch klärt über die Hintergründe, rechtlichen Grenzen und Konsequenzen beim Thema Impfung umfassend auf. Wertvolle

Informationen werden auf verständliche Weise vermittelt, die nicht nur jeder Impfarzt zum eigenen Schutz vor strafrechtlicher Verfolgung kennen sollte. Das Werk wird jedem Hilfesuchenden zur Seite stehen, der im Verlauf der staatlichen Impfkampagne zu Schaden gekommen ist.

Das Thema ist nicht nur aktuell sehr wichtig. Wir brauchen dringend auch zukünftig eine Debatte über die Frage, wann für wen welche Impfungen eigentlich sinnvoll sind. Die Autorin hat mit ihrem Buch dafür einen wichtigen Grundstein gelegt. Wir brauchen mehr Menschen, die auch kritische Auseinandersetzungen nicht scheuen, und mehr Verlage, die sachkundigen Menschen mit kritischen Ansichten die Möglichkeit geben, diese zu veröffentlichen.

Danke Beate und danke Rubikon!

Karina Reiß und Sucharit Bhakdi

VORWORT

Am Ostersonntag 2020 erteilte der Papst erstmalig in der Kirchengeschichte nicht seinen Segen »Urbi et Orbi« vor Hunderttausenden Menschen auf dem Petersplatz. Stattdessen sprach Bill Gates im deutschen Fernsehen in den Tagesthemen einen ganz neuen Segen, indem er erklärte, sieben Milliarden Menschen weltweit zu impfen. Damit wurde auch in Deutschland bis zum heutigen Tage eine beispiellose Impf- und Medienkampagne losgetreten. Die Bundeskanzlerin hatte allerdings schon zuvor erklärt, dass die Pandemie erst mit der Impfung und der damit verbundenen Immunisierung der Bevölkerung verschwinden werde.

Die Ärztinnen und Ärzte in Deutschland sind inzwischen berechtigt, in ihren Praxen zu impfen, sie erhalten hierfür eine gesonderte Vergütung. Viel impfen bedeutet also erfreuliche Zusatzeinnahmen. Diese reduzieren sich jedoch auf ein normales Maß, wenn und soweit Ärzte auch ihre Aufklärungs- und Informationspflichten über die Corona-Impfung ernstnehmen und wahrnehmen. Denn die Corona-Impfung ist in jeder Hinsicht »Impfneuland« – und birgt damit auch die entsprechenden Gefahren, Risiken und Abenteuer.

In diesem Buch geht es um die Aufklärungspflicht der Ärzte gegenüber allen Menschen, die sich rein vorbeugend gegen eine Krankheit impfen lassen wollen, obwohl diese nach richtiger Aussage des Robert Koch-Instituts (RKI) meist milde verläuft. Inwieweit demgegenüber die Impfungen – mit völlig neuartigen, kaum erprobten und nicht bekannten Substanzen – wirksam und nützlich sind, kann niemand sagen. Wer als Arzt etwas anderes behauptet oder wer gar verspricht, die Impfungen seien sicher, verstößt gegen fundamentale Regeln der Wissenschaft, der Medizin und der Ethik. Er missbraucht das Vertrauen der Menschen und seiner Patienten. Und er macht sich nach deutschem Recht sogar strafbar wegen

Körperverletzung. Diese Konsequenz können Ärzte nur vermeiden, indem sie alle Erwachsenen sorgfältig aufklären, die sich aufgrund vielfältiger Versprechungen des »Back to normal« impfen lassen. Der Bundesgerichtshof hat hierzu in jahrzehntelanger Rechtsprechung strenge Regelungen aufgestellt. Patienten und Ärzte können und dürfen auf diese Aufklärung nicht verzichten.

Das Buch soll Patienten und Ärzten helfen, eine individuell richtige Entscheidung zu treffen und zugleich das eigene Privatleben vor den gesundheitlichen Risiken und das ärztliche Berufsleben vor den rechtlichen und finanziellen Risiken einer unzureichenden Impfaufklärung zu bewahren.

Beate Bahner, im August 2021

EID DES HIPPOKRATES

Ich schwöre bei Apollon, dem Arzt, bei Asklepios, Hygieia und Pana-
keia und bei allen Göttern und Göttinnen, indem ich sie zu Zeugen
mache, daß ich entsprechend meiner Kraft und meinem Urteilsvermögen folgenden Eid und folgenden Vertrag erfüllen werde:

Denjenigen, der mich diese Kunst gelehrt hat, gleich zu achten
meinen Eltern, ihn an meinem Lebensunterhalt teilhaben zu
lassen und ihm an den für ihn erforderlichen Dingen, wenn er
ihrer bedarf, Anteil zu geben, seine Nachkommenschaft meinen
männlichen Geschwistern gleich zu werten, sie diese Kunst zu
lehren, wenn sie sie zu lernen wünschen, ohne Entgelt und Vertrag,
an Unterweisung, Vorlesung und an der gesamten übrigen Lehre
Anteil zu geben meinen Söhnen und den Söhnen dessen, der mich
unterrichtet hat, den vertraglich gebundenen und durch ärztlichen
Brauch eidlich verpflichteten Schülern, sonst aber niemandem.

Diätetische Maßnahmen werde ich zum Nutzen der Kranken
entsprechend meiner Kraft und meinem Urteilsvermögen
anwenden; vor Schaden und Unrecht werde ich sie bewahren.

Auch werde ich niemandem auf seine Bitte hin ein tödlich wirken-
des Mittel geben, noch werde ich einen derartigen Rat erteilen;
in gleicher Weise werde ich auch keiner Frau ein fruchtabtreiben-
des Zäpfchen geben. Rein und heilig werde ich mein Leben und
meine Kunst bewahren.

Das Schneiden werde ich nicht anwenden, nicht einmal bei
Steinleidenden, dies werde ich vielmehr den Männern überlas-
sen, die diese Tätigkeit ausüben.

In alle Häuser, die ich betrete, werde ich eintreten zum Nutzen der Kranken, frei von jedem absichtlichen Unrecht, von sonstigem verderblichen Tun und von sexuellen Handlungen an weiblichen und männlichen Personen, sowohl Freien als auch Sklaven.

Was auch immer ich bei der Behandlung oder auch unabhängig von der Behandlung im Leben der Menschen sehe oder höre, werde ich, soweit es niemals nach außen verbreitet werden darf, verschweigen, in der Überzeugung, daß derartige Dinge unaussprechbar sind.

Wenn ich nun diesen Eid erfülle und nicht verletze, möge es mir zuteil werden, daß ich mich meines Lebens und meiner Kunst erfreue, geachtet bei allen Menschen für alle Zeit, wenn ich ihn aber übertrete und meineidig werde, möge das Gegenteil davon eintreten.

Hippokrates (ca. 460–370 v. Chr.)

Zitiert nach Kollesch/Nickel, Antike Heilkunst. Ausgewählte Texte aus den medizinischen Schriften der Griechen und Römer, Reclam Verlag, Stuttgart 1994, S. 53 ff. Der Eid muss von den Ärzten allerdings nicht geschworen werden.

DEKLARATION VON GENF

verabschiedet von der 2. Generalversammlung des Weltärztebundes, Genf, Schweiz, September 1948 und revidiert von der 22. Generalversammlung des Weltärztebundes, Sydney, Australien, August 1968 und revidiert von der 35. Generalversammlung des Weltärztebundes, Venedig, Italien, Oktober 1983 und revidiert von der 46. Generalversammlung des Weltärztebundes, Stockholm, Schweden, September 1994 und sprachlich überarbeitet auf der 170. Vorstandssitzung, Divonne-les-Bains, Frankreich, Mai 2005 und auf der 173. Vorstandssitzung, Divonne-les-Bains, Frankreich, Mai 2006 und revidiert von der 68. Generalversammlung des Weltärztebundes, Chicago, USA, Oktober 2017:

Das ärztliche Gelöbnis

Als Mitglied der ärztlichen Profession gelobe ich feierlich, mein Leben in den Dienst der Menschlichkeit zu stellen. / Die Gesundheit und das Wohlergehen meiner Patientin oder meines Patienten werden mein oberstes Anliegen sein. / Ich werde die Autonomie und die Würde meiner Patientin oder meines Patienten respektieren. Ich werde den höchsten Respekt vor menschlichem Leben wahren. Ich werde nicht zulassen, dass Erwägungen von Alter, Krankheit oder Behinderung, Glaube, ethnischer Herkunft, Geschlecht, Staatsangehörigkeit, politischer Zugehörigkeit, Rasse, sexueller Orientierung, sozialer Stellung oder jeglicher anderer Faktoren zwischen meine Pflichten und meine Patientin oder meinen Patienten treten. Ich werde die mir anvertrauten Geheimnisse auch über den Tod der Patientin oder des Patienten hinaus wahren. / Ich werde meinen Beruf nach bestem Wissen und Gewissen, mit Würde und im Einklang mit guter medizinischer Praxis ausüben. / Ich werde die Ehre und die edlen Traditionen des ärztlichen Berufes fördern. /

Ich werde meinen Lehrerinnen und Lehrern, meinen Kolleginnen und Kollegen und meinen Schülerinnen und Schülern die ihnen gebührende Achtung und Dankbarkeit erweisen.   /   Ich werde mein medizinisches Wissen zum Wohle der Patientin oder des Patienten und zur Verbesserung der Gesundheitsversorgung teilen.   /   Ich werde auf meine eigene Gesundheit, mein Wohlergehen und meine Fähigkeiten achten, um eine Behandlung auf höchstem Niveau leisten zu können.   /   Ich werde, selbst unter Bedrohung, mein medizinisches Wissen nicht zur Verletzung von Menschenrechten und bürgerlichen Freiheiten anwenden.   /   Ich gelobe dies feierlich, aus freien Stücken und bei meiner Ehre.

Offizielle deutsche Übersetzung der Deklaration von Genf, autorisiert durch den Weltärztebund

Abdruck unter https://www.bundesaerztekammer.de/
fileadmin/user_upload/downloads/pdf-Ordner/International/Deklaration_von_Genf_DE_2017.pdf

① EINFÜHRUNG

Auf dem Impfdashboard des Bundesministeriums für Gesundheit findet sich tagesaktuell der jeweilige Impfstatus in Deutschland. Zum Zeitpunkt des Redaktionsschlusses für dieses Buch am 27. August 2021 waren 50.002.224 Personen vollständig geimpft, dies sind 60 Prozent der Gesamtbevölkerung. 53.965.720 Menschen haben mindestens eine Impfdosis erhalten, dies sind 64,9 Prozent der Gesamtbevölkerung.[1]

Bis zum Ende der Kalenderwoche 33 am 22. August 2021 wurden 113.324.532 Dosen Impfstoff geliefert. Die Lieferungen verteilten sich auf Impfzentren (64.321.412 Dosen), Arztpraxen (43.301.636 Dosen) und Betriebsärzte (4.973.854 Dosen).

35,1 Prozent der Bevölkerung (ein Teil davon freilich Kinder unter 12 Jahren), etwa 29 Millionen Bürger und Bürgerinnen in Deutschland, wurden somit Stand 27. August 2021 noch nicht geimpft, obwohl inzwischen ausreichend Impfstoffe zur Verfügung stehen. Offensichtlich geht die Impffreudigkeit der Bürger in Deutschland trotz massiver Impfkampagnen und Androhungen von Nachteilen für die nicht Geimpften derzeit deutlich zurück. Dies kann an den niedrigen Inzidenzwerten und den fast völlig verschwundenen Corona-Erkrankungen liegen. Dies kann an den Sommermonaten und den damit verbundenen Ferienreisen der Bürger liegen. Es kann aber auch daran liegen, dass ein Teil der Bevölkerung der Impfung (inzwischen) kritisch gegenübersteht und sich fragt: Impfen ja oder nein? Mit welchem Impfstoff impfen? Bald impfen oder noch etwas abwarten?

Vier Impfstoffe gegen das SARS-CoV-2-Virus wurden bislang in Europa zugelassen, zwei weitere, für die die Zulassung beantragt wurde, werden aktuell geprüft. Das – so stellt das Bundesgesundheitsministerium fest – sei ein großer Erfolg im Kampf gegen das

Virus, denn nur durch Impfungen könne die Welt wieder dauerhaft zu einer Form der Normalität zurückkehren.[2]

Für die (noch) nicht geimpften Bürgerinnen und Bürger (und auch für die bereits geimpften) in Deutschland können sich rund um die Impfung jedoch viele Fragen stellen. Denn auch die Impfung ist ein Eingriff in die körperliche Unversehrtheit, der – ebenso wie andere medizinische Eingriffe – gut überlegt und durchdacht sein will.

Jeder ärztliche Eingriff stellt nach der jahrzehntelangen Rechtsprechung des Bundesgerichtshofes zunächst einmal eine »Körperverletzung« im Sinne des § 223 Strafgesetzbuch dar. Diese Körperverletzung ist nur durch die vorherige ausdrückliche Einwilligung des Patienten in die medizinische Behandlung gerechtfertigt und wird erst dadurch »legal«. Die vorherige Einwilligung in jedweden körperlichen Eingriff ist daher nach deutschem Recht zwingende Voraussetzung dafür, dass sich ein Arzt durch seine Behandlung nicht strafbar macht. Hierüber mag man streiten oder nicht, diese Rechtslage ist fest im deutschen Arzthaftungsrecht und Strafrecht verankert.

> Die Impfung ist ein Eingriff in die körperliche Unversehrtheit.

Eine schlichte Einwilligung – also ein kurzes »Ja, ich will« – reicht allerdings bei Weitem nicht aus. Voraussetzung für eine wirksame Einwilligung in jede Behandlung ist vielmehr eine ordnungsgemäße Aufklärung über den Eingriff. Oftmals ist es gerade die Aufklärung, die für Ärzte aufwendig und mühsam ist, sie ist jedoch zwingender Bestandteil des Behandlungsvertrags und gilt ebenso für Impfungen jedweder Art – und damit auch für die Corona-Impfung.

> Art und Umfang der Aufklärung über die Corona-Impfung sind nicht zu unterschätzen.

Die Aufklärung umfasst eine Vielzahl sehr unterschiedlicher Aspekte, die oftmals unterschätzt werden. Ärzten ist es daher dringend zu empfehlen, die Voraussetzungen einer ordnungsgemäßen Aufklärung zu kennen, einzuhalten und zu dokumentieren.

Was ist der Grund für diese hohe Hürde der Aufklärung, die alle Ärztinnen und Ärzte auf sich zu nehmen haben und auf die alle Patienten einen gesetzlich verankerten Rechtsanspruch haben? Der Grund hierfür ist nicht schwer zu verstehen: Jeder medizinische Eingriff kann auch mit Risiken und Nebenwirkungen verbunden sein – und zwar auch dann, wenn er korrekt, also ohne Fehler (»lege artis«) vom Arzt durchgeführt wurde! Denn auch ohne einen sogenannten »Behandlungsfehler« des Arztes kann es zu Reaktionen oder gar zu Komplikationen durch die medizinische Behandlung kommen. Nur wenn die jeweilige Person diese Risiken kennt, kann sie selbstbestimmt und eigenverantwortlich entscheiden, welche Risiken sie eingehen will: die Risiken der Durchführung der Behandlung – oder die Risiken des Unterlassens der Behandlung.

Konkret für Corona bedeutet dies: Der Patient muss so aufgeklärt werden, dass er einerseits die Risiken der Corona-Krankheit kennt, mit denen er ohne Impfung konfrontiert sein kann – und dass er andererseits die Risiken einer Impfung gegen die Corona-Krankheit kennt. Erst wenn er für beide Aspekte das Pro und Kontra auf Basis des stets aktuellen medizinischen Standes kennt, kann er aufgeklärt und informiert in die Impfung einwilligen oder diese auch ablehnen.

Ohne eine ordnungsgemäße Aufklärung läuft der Patient Gefahr, Gesundheitsrisiken einzugehen, die er anderenfalls nicht eingegangen wäre – dies gilt freilich sowohl für die Impfung als auch für das Unterlassen der Impfung!

> Der Patient muss so sorgfältig aufgeklärt werden, dass er das Für und Wider der Corona-Impfung beurteilen kann.

Ohne eine ordnungsgemäße Aufklärung läuft wiederum der Arzt Gefahr, Schadensersatzansprüchen ausgesetzt zu sein: Dies ist dann der Fall, wenn sich – trotz korrekter Impfung mit sauberem Impfstoff – ein Risiko verwirklicht, über welches der Arzt hätte aufklären müssen, oder wenn der Patient eine schwere Corona-Erkrankung erleidet, die er durch eine Impfung hätte vermeiden können.

1

Die Entscheidung Pro oder Kontra Impfung ist schwer, denn allein der Patient muss diese Entscheidung treffen, wenn er zuvor umfassend und zutreffend vom Impfarzt aufgeklärt wurde. Der Patient muss damit selbst die Verantwortung für seinen Körper, seine Gesundheit und sein Leben tragen. Diese Verantwortung ist zugleich Ausdruck des verfassungsrechtlich verankerten Selbstbestimmungsrechts, das durch die jahrzehntelange Rechtsprechung des Bundesgerichtshofes definiert und durch das Patientenrechtegesetz im Jahr 2013 gesetzlich verankert wurde. Noch schwieriger ist diese Entscheidung, wenn sie für Dritte zu treffen ist, etwa für die eigenen Kinder, die alten kranken Eltern und Angehörigen oder behinderte Personen, die keine eigenständige Entscheidung treffen können.

Dieses Buch will in rechtlicher Hinsicht sowohl für die Patienten als auch für die Ärzteschaft Hilfestellung leisten und unter anderem eine juristische Orientierung über Umfang und Art der ärztlichen Aufklärung geben. Möge hierdurch jedem einzelnen Menschen die individuelle Entscheidung zum Thema Corona-Impfung leichter fallen!

> Durch die ordnungsgemäße und vollständige Aufklärung überträgt der Arzt die Verantwortung auf den Patienten.

Nicht behandelt werden in diesem Buch die vielfältigen verfassungsrechtlichen Fragen, die sich für die »gesunden Ungeimpften« stellen, denen mehr und mehr der Zugang zu Institutionen und Einrichtungen unterschiedlichster Art verwehrt und das Alltagsleben erschwert werden soll. Eine solche »Impf-Apartheid« verstößt eklatant gegen die Grundrechte, gegen die Europäische Charta für Menschenrechte und vor allem gegen das Diskriminierungsverbot, gegen die Menschenwürde und gegen das Recht auf Handlungsfreiheit und körperliche Integrität und ist damit eindeutig und offensichtlich verfassungswidrig. Dies galt jedenfalls nach »altdeutschem« Verfassungsrecht, das jedoch seit der Feststellung der »epidemischen Lage von nationaler Tragweite« durch den Deutschen Bundestag im März 2020 nahezu vollständig abgeschafft wurde, wenn es um Corona-Maßnahmen jedweder Art geht. Die juristische Auseinandersetzung mit diesen Verfassungsfragen muss an anderer Stelle vertieft werden.

1 https://impfdashboard.de/ Stand 15. August 2021

2 https://www.bmbf.de/de/das-sollten-sie-ueber-impfstoffe-wissen-12724.html

2 RISIKEN UND NEBENWIRKUNGEN FÜR ÄRZTE

2.1 DIE IMPFUNG BASIERT AUF EINEM BEHANDLUNGSVERTRAG

Das Robert Koch-Institut (RKI)[1] fordert:

»Behandelnde Ärzte haben im Rahmen des Behandlungsvertrags mit ihren Patienten die rechtliche Pflicht, die Patienten oder die Eltern bzw. Sorgeberechtigten im Rahmen der vorgesehenen Routineuntersuchungen auf die Möglichkeit, Zweckmäßigkeit und Notwendigkeit indizierter Impfungen zum Schutz vor Infektionskrankheiten hinzuweisen. Zusätzlich haben sie die Pflicht, Patienten über die Folgen einer unterlassenen Impfung zu informieren. Diese Pflicht besteht unabhängig von der persönlichen ärztlichen Auffassung und möglichen subjektiven Bedenken oder Vorbehalten.«[2]

Die Beurteilung darüber, ob und inwieweit Impfungen gegen Infektionskrankheiten nicht nur »möglich«, sondern auch »indiziert« und damit »notwendig« sind, verbleibt freilich beim Arzt. Denn nur der Arzt ist aufgrund seines Fachwissens und der ihm obliegenden Pflicht, dieses stets auf dem aktuellen medizinischen Stand zu halten, hierfür kompetent.

Das Robert Koch-Institut weist gleichzeitig zu Recht auf die Notwendigkeit der Aufklärung hin:

»Die Aufklärung ist ein wichtiger Teil der ärztlichen Impfleistung. Die Aufklärungspflichten gegenüber zu impfenden Personen sind im ›Gesetz zur Verbesserung der Rechte von

Patientinnen und Patienten‹ (Patientenrechtegesetz) im Jahr 2013 neu geregelt worden (§ 630e BGB). Vor Durchführung einer Schutzimpfung ist es ärztliche Pflicht, die zu impfende Person oder den anwesenden Elternteil bzw. Sorgeberechtigten über die zu verhütende Krankheit und die Impfung aufzuklären, damit eine wirksame Einwilligungserklärung abgegeben werden kann.«[3]

Die Aufklärung sollte nach Ansicht des RKI in der Regel Informationen über folgende Punkte umfassen:
— die zu verhütende Krankheit und deren Behandlungsmöglichkeiten,
— den Nutzen der Impfung,
— die Kontraindikationen,
— die Durchführung der Impfung,
— den Beginn und die Dauer des Impfschutzes,
— das Verhalten nach der Impfung,
— mögliche unerwünschte Arzneimittelwirkungen und Impfkomplikationen,
— die Notwendigkeit und die Termine von Folge- und Auffrischimpfungen.[4]

 2.2 ZUSTANDEKOMMEN DES BEHANDLUNGSVERTRAGS

Dem RKI ist in allem so weit zuzustimmen. Es wird sich jedoch zeigen, dass gerade bei Impfungen und speziell bei den neuartigen Corona-Impfungen Besonderheiten zu beachten sind, die Ärzte und Patienten unbedingt kennen müssen. Zwischen dem Arzt und seinem Patienten kommt auch im Zusammenhang mit der Impfung ein Behandlungsvertrag in der Form eines Dienstvertrags zustande. Der Behandlungsvertrag wird im Bürgerlichen Gesetzbuch (BGB) wie folgt definiert:

Durch den Behandlungsvertrag wird derjenige, welcher die medizinische Behandlung eines Patienten zusagt (Behandelnder), zur Leistung der versprochenen Behandlung, der andere Teil (Patient) zur Gewährung der vereinbarten Vergütung verpflichtet, soweit nicht ein Dritter zur Zahlung verpflichtet ist.[5]

Voraussetzung für das Zustandekommen des Vertrags ist zunächst, dass Arzt und Patient einen hierauf gerichteten Willen zum Abschluss eines Behandlungsvertrags zum Ausdruck bringen. Eine solche Willenserklärung ist notwendiger Bestandteil eines jeden Rechtsgeschäfts.

Einer ausdrücklichen Erklärung, insbesondere einer schriftlichen Vereinbarung, bedarf es hierfür allerdings nicht. Ausreichend ist, dass der Patient durch schlüssiges Verhalten (zum Beispiel durch das Aufsuchen der Praxis oder des Impfzentrums) zu erkennen gibt, die Untersuchung und Behandlung, hier also die Impfung, durch den Arzt zu wünschen und der Arzt sodann entsprechende Maßnahmen der Behandlung ergreift.

> Auch für die Impfung gegen COVID-19 wird zwischen Arzt und Patient ein Behandlungsvertrag geschlossen.

INHALT DES BEHANDLUNGSVERTRAGS

Als Dienstleistung schuldet der Arzt dem Patienten eine medizinische Behandlung nach den Regeln der ärztlichen Kunst, kurz eine Behandlung lege artis, die dem anerkannten und gesicherten Stand der medizinischen Wissenschaft zum Zeitpunkt der Behandlung entspricht. Unter Behandlung in diesem Sinne ist die Heilbehandlung zu verstehen. Sie umfasst neben der Diagnose auch die Therapie und damit sämtliche Eingriffe und Behandlungen am Körper eines Menschen, um Krankheiten, Leiden,

Körperschäden, körperliche Beschwerden oder seelische Störungen nicht krankhafter Natur zu verhüten, zu erkennen, zu heilen oder zu lindern.[6]

Der Arzt schuldet dem Patienten ferner eine umfassende Aufklärung, die Sicherstellung seiner Einwilligung in die Behandlung und eine sachgerechte Organisation des Behandlungsablaufs. Wegen der Komplexität der Vorgänge im menschlichen Körper, die durch den Menschen kaum beherrschbar ist, kann ein Erfolg der Behandlung allerdings nicht garantiert werden. Der Arzt wird daher lediglich zu einer fachgerechten Vornahme der Behandlung verpflichtet, schuldet aber grundsätzlich keinen Behandlungserfolg. Dies gilt freilich auch für die Impfung.

Neben den angesprochenen Hauptpflichten treffen den Arzt zudem eine Reihe von Nebenpflichten, wie die Dokumentationspflicht und die Pflicht zur Gewährung von Einsicht in die Krankenunterlagen. Der Behandlungsvertrag bildet zugleich die Grundlage für den Honoraranspruch des Arztes und darüber hinaus die rechtliche Anspruchsgrundlage für mögliche Schadens- und Schmerzensgeldansprüche des Patienten. Die Behandlung im Rahmen der Impfung ändert nichts an diesen rechtlichen Pflichten.

DIE BESONDERHEITEN EINER IMPFUNG

Die Besonderheiten einer Impfung bestehen darin, dass der Patient meist gesund und eben nicht behandlungsbedürftig ist. Es geht also einzig und allein darum, durch die Impfung eine mögliche Krankheit zu vermeiden oder eventuell auch nur, deren gesundheitliche Folgen zu mildern. Hierbei ist grundsätzlich abzuwägen, wie hoch einerseits das Risiko ist, diese Krankheit überhaupt zu erleiden und wie hoch sodann das Risiko eines gefährlichen oder gar tödlichen Verlaufs dieser Krankheit ist – und wie hoch andererseits die Risiken der Impfung sind.

2

Eine Impfung ist im Zweifel nie dringlich, sondern kann mit diesem Für und Wider sorgfältig geprüft und mit Ärzten, Familie und Freunden besprochen und abgewogen werden. Dies unterscheidet die Impfung fundamental von allen anderen ärztlichen Behandlungen, erst recht freilich von dringlichen Notfallbehandlungen, wie etwa bei Unfällen, Herzinfarkten, Schlaganfällen, Vergiftungen, Verbrennungen und ähnlichen schweren medizinischen Zwischenfällen.[7]

Niemals sollten sich gesunde Menschen daher zu einer Impfung drängen lassen, sie sollten vielmehr eine wohlüberlegte Entscheidung treffen, was nur aufgrund einer entsprechend sorgfältigen Aufklärung durch den verantwortungsvollen Arzt möglich ist. Sowohl Patienten als auch Ärzte sollten hierbei durchaus auch solche Literatur zurate ziehen, die von der überwiegend impfenden Ärzteschaft möglicherweise nicht gelesen oder empfohlen wird.[8] Das gilt ebenso für vorerkrankte und damit immungeschwächte Menschen, da nicht nur das Risiko der Krankheit, sondern genauso gut das Risiko der Impfung den Körper weiter schwächen kann. Gerade für diese Risikogruppen gibt es nämlich bislang meist keine aussagekräftigen Studien, insbesondere nicht für die Corona-Impfung.[9]

> Impfungen sind nie dringlich, denn sie werden den meist gesunden Menschen rein vorbeugend verabreicht.

DIE BESONDERHEITEN DER CORONA-IMPFUNG

Die Besonderheit der Corona-Impfung mit den derzeit vier zugelassenen Impfstoffen besteht einerseits in dem erstaunlichen Druck, der bereits im April 2020 durch die Kanzlerin aufgebaut wurde und den Politik und Medien seitdem permanent ausüben. Merkel zufolge werde die Freiheit erst dann wiedererlangt, wenn die Impfung da sei und alle geimpft seien. Diese völlig neuen Äußerungen einer Kanzlerin, die zwar Physikerin, nicht jedoch Medizinerin ist, müssen befremden. Wie können Politiker wenige Wochen nach Beginn einer angeblichen Viruspandemie schon wissen, wie schwer oder wie tödlich diese neue Krankheit tatsächlich verläuft? Wie kann man schon so früh behaupten, nur eine Impfung helfe, wo es doch sonst gerade in Deutschland beste medizinische Versorgung gibt? Wie kann es sein, dass in beispielloser Schnelligkeit von nur wenigen Monaten mehrere Impfstoffe im beschleunigten Verfahren zugelassen werden, wenn neue Arzneimittel sonst erst nach Jahren der klinischen Prüfung eventuell eine Zulassung erhalten? Wie kann es sein, dass Impfstoffe als »sicher« angepriesen werden, obwohl weder Kurzzeitfolgen noch erst recht Langzeitfolgen hinreichend erfasst und evidenzbasiert entsprechend der bisherigen Kriterien geprüft und bewertet werden? Wie kann es sein, dass es ein »Impfangebot« sogar für Schwangere und eine Impfempfehlung der Ständigen Impfkommission (STIKO) für schwer erkrankte Kinder gibt, obwohl gerade diese Gruppen an keiner einzigen Studie teilgenommen haben?

Diese Impfpropaganda hat eine völlig neue erschreckende Dimension erreicht und muss dazu ermahnen, sowohl die Corona-Krankheit selbst als auch die als »neue Freiheitsboten« angepriesenen Impfstoffe sorgfältig unter die Lupe zu nehmen und selbstständig zu beurteilen. Denn nur dann ist eine »informierte Einwilligung« in die Impfung möglich, nur dann weiß jeder Bürger, welche Risiken er unter Umständen für sich und vielleicht sogar seine Angehörigen in Kauf nimmt.

> Die bundes- und weltweite Propaganda für eine völlig neuartige, erstmalig zum Einsatz kommende Impfung ist beispiellos und sollte aufhorchen lassen.

Die von der Regierung massiv forcierte Impfung auch von Kindern und Jugendlichen – in Kürze möglicherweise sogar schon von Kleinkindern ab 2 Jahren – ist angesichts der geringen Gefährdung der Kinder durch das SARS-CoV-2-Virus besonders kritisch zu betrachten. Denn es ist statistisch nachgewiesen, dass Kinder und

Jugendliche fast nie schwer an Corona erkranken und es bislang fast keine Todesfälle bei unter 18-Jährigen gab – die meisten der Patienten waren vorerkrankt. Eine Studie der Ludwig-Maximilians-Universität München belegt zudem, dass Schulen beim Infektionsgeschehen nur eine untergeordnete Rolle spielen.[10]

Gibt es also schon keinerlei Gefahr schwerer Krankheitsfolgen für Kinder und Jugendliche, dann gibt es auch keine Indikation zum Einsatz von Impfstoffen, deren gentechnisch veränderte Organismen noch nie beim Menschen eingesetzt wurden, deren Nutzen für diese Personengruppe nicht nachgewiesen ist, deren Risiken aber schon jetzt absehbar deutlich größer sind. Ärzte dürfen daher Minderjährige nicht impfen, die Einwilligung sowohl der Minderjährigen als auch der Eltern in eine nicht indizierte Impfung ist unwirksam, die Impfung würde daher in diesen Fällen eine Körperverletzung des Arztes darstellen.[11]

DURCHFÜHRUNG DER IMPFUNG

Die Impfungen werden erbracht durch:
— Impfzentren und mobile Impfteams, die einem bestimmten Impfzentrum angegliedert sind,
— Arztpraxen, die an der vertragsärztlichen Versorgung teilnehmen,
— Privatpraxen,
— Fachärzte für Arbeitsmedizin und Ärzte mit der Zusatzbezeichnung »Betriebsmedizin«.[12]

Damit können alle niedergelassenen Ärzte und alle Facharztgruppen in ihren Praxen sowie die Ärzte in den Betrieben die Impfungen durchführen, sofern sich die Menschen nicht in ein Impfzentrum begeben oder – etwa in Heimen aller Art und inzwischen sogar in Schulen – von sogenannten mobilen Impfteams aufgesucht werden.

Jeder impfende Arzt unterliegt hierbei den deutschen Haftungskriterien nach allgemeinem Arzthaftungsrecht.

Für die Abrechnung der Impfleistungen wurden sogenannte Pseudoziffern eingeführt, die je nach Impfstoff anzusetzen sind. Die Leistungen werden wie folgt vergütet:

— 20 Euro je Impfung,
— 35 Euro für den Hausbesuch und 15 Euro für den Mitbesuch,
— 10 Euro für ausschließliche Impfberatung ohne Impfung,
— 6 Euro für die Ausstellung des Impfnachweises.[13]

2.3 DIE ERHEBLICHEN HAFTUNGSRISIKEN DES ARZTES

FEHLINFORMATIONEN DER KBV ÜBER HAFTUNGSAUSSCHLUSS

Die Kassenärztliche Bundesvereinigung (KBV) gab am 29. Mai 2021 bekannt, dass Ärzte »bei korrekt durchgeführter Schutzimpfung« kein Haftungsrisiko für Impfschäden hätten, auch wenn sie Personen unter 60 Jahren mit dem Vakzin von *AstraZeneca* oder *Johnson&Johnson* impfen.[14] Dies sehe das geänderte Infektionsschutzgesetz (IfSG) vor, das der Bundesrat am 29. Mai 2021 beschlossen habe. Denn mit der geänderten Vorschrift des §60 IfSG könnten alle Personen, die auf Grundlage der Coronavirus-Impfverordnung geimpft werden, einen »etwaigen Versorgungsanspruch« geltend machen. Der Arzt trage somit kein Haftungsrisiko für Impfschäden, wenn er die Impfung ordnungsgemäß durchführe.[15] Ärzte würden auch bei Nebenwirkungen und Impfschäden, die Schwangere im Zusammenhang mit einer Impfung erleiden, nicht haften.[16]

Diese Auffassung ist definitiv nur teilweise zutreffend und könnte zu unbedachtem und sogar zu leichtsinnigem Verhalten der Ärzteschaft führen. Denn zu einer »ordnungsgemäßen Impfung«, wie

Die angebliche Haftungsfreiheit der Ärzte ist ein falsches Versprechen der Politik.

sie das RKI richtig fordert, gehört zwingend eine ordnungsgemäße Aufklärung, die die KBV mit keinem Wort erwähnt.

Unterbleibt eine solche Aufklärung oder entspricht sie nicht den Anforderungen des Gesetzes und der Rechtsprechung des Bundesgerichtshofes, dann ist die Impfung – wie jede andere Behandlung – eben gerade nicht ordnungsgemäß durchgeführt worden. Die sehr hohen rechtlichen Anforderungen an den aufklärenden Arzt hat die Bundesärztekammer bereits im Jahr 2007 in einem ausführlichen Leitfaden zusammengefasst.[17]

Darüber hinaus müssen Ärzte vor der Impfung eine Anamnese erheben, also die Patienten zu ihrer Krankengeschichte befragen, sich nach etwaigen Kontraindikationen und ihrer aktuellen Befindlichkeit erkundigen, die Patienten sogar untersuchen und schließlich alle diese Maßnahmen ordnungsgemäß dokumentieren.

Ärzte in den Impfzentren und bei den mobilen Impfteams arbeiten daher haftungsrechtlich in einem Hochrisikogebiet, falls sie all dies nicht entsprechend den strengen gesetzlichen Vorgaben tun. Dasselbe gilt freilich für Hausärzte und Fachärzte, wenn sie Impfungen an ihren Patienten durchführen, ohne vorher sorgfältig aufzuklären und ohne die weiteren Behandlungsschritte zu unternehmen, die nachfolgend dargestellt werden. Dessen muss sich jede Ärztin und jeder Arzt bewusst sein. Denn kommt es durch die Impfung zu einem Schaden, über den der Patient im Vorfeld nicht richtig aufgeklärt wurde, haftet der Arzt persönlich auf Schadensersatz und Schmerzensgeld. Diese Konsequenz kann der Arzt nur vermeiden, wenn er – gerade angesichts der Neuartigkeit aller Impfsubstanzen – seine Patienten sorgfältig aufklärt.

> Die »ordnungsgemäße« Durchführung der Corona-Impfung durch den Arzt ist enorm aufwendig. Ärzte sollten sich daher ihres persönlichen Haftungsrisikos bewusst sein.

FEHLINFORMATION DER KBV ÜBER ART DER AUFKLÄRUNG

Eine weitere falsche und gesetzeswidrige Aussage zur Aufklärung findet sich auf der Homepage der Kassenärztlichen Bundesvereinigung (KBV). Unter der Rubrik »Fragen und Antworten zur COVID-19-Impfung in Arztpraxen: Hier finden Sie Antworten auf häufige Fragen rund um die COVID-19-Schutzimpfung in Praxen. Die FAQ werden kontinuierlich ergänzt« ist unter dem Punkt »Praxisorganisation und Aufklärung« die folgende Frage aufgeführt: »Muss neben der Aushändigung des Aufklärungsmerkblatts des Robert Koch-Instituts über die COVID-19-Schutzimpfung auch ein persönliches ärztliches Aufklärungsgespräch erfolgen?« Die Antwort der KBV lautet:

»Nein, das ist nicht erforderlich. Das Merkblatt – das dem Impfling auch schon vor der Impfung per E-Mail zugeschickt werden kann – ersetzt regelmäßig das persönliche Aufklärungsgespräch mit der Ärztin oder dem Arzt. Ein persönliches Aufklärungsgespräch muss der zu impfenden Person lediglich angeboten werden – und ist durchzuführen, wenn diese es wünscht.
Auf die Aushändigung des Aufklärungsmerkblatts kann verzichtet werden, wenn die Ärztin oder der Arzt die zu impfende Person über die Vorteile und Risiken der COVID-19-Schutzimpfung in einem persönlichen Gespräch ordnungsgemäß aufklärt.«[18]

Diese Aussage ist schlichtweg unzutreffend. Denn das Gesetz sieht ausdrücklich vor, dass die Aufklärung mündlich erfolgen muss![19] Kein Schriftstück – auch nicht die ohnehin unzureichenden und unvollständigen »Aufklärungsmerkblätter« des RKI (vgl. hierzu Kapitel 19.8) – kann eine persönliche und mündliche Aufklärung

> Es ist grob falsch, wenn die KBV behauptet, eine mündliche Aufklärung sei vor dem Impfen nicht erforderlich.

❷

des Patienten ersetzen. §630e Abs. 2 Nr. 1 BGB lautet unmissverständlich:

Die Aufklärung muss mündlich durch den Behandelnden oder durch eine Person erfolgen, die über die zur Durchführung der Maßnahme notwendige Ausbildung verfügt; ergänzend kann auch auf Unterlagen Bezug genommen werden, die der Patient in Textform erhält. Dem Patienten sind Abschriften von Unterlagen, die er im Zusammenhang mit der Aufklärung oder Einwilligung unterzeichnet hat, auszuhändigen.

Es ist verantwortungslos und unbegreiflich, wie das höchste Gremium der Kassenärzte eine so falsche und gesetzeswidrige Aussage treffen kann – zulasten und zum möglichen Schaden nicht nur der Ärzteschaft, sondern auch der Patienten!

....

1 Das Robert Koch-Institut (RKI) ist ein Bundesinstitut im Geschäftsbereich des Bundesministeriums für Gesundheit. Das RKI ist die zentrale Einrichtung der Bundesregierung auf dem Gebiet der Krankheitsüberwachung und -prävention und damit auch die zentrale Einrichtung des Bundes auf dem Gebiet der anwendungs- und *maßnahmenorientierten* biomedizinischen Forschung. Die Kernaufgaben des RKI sind die Erkennung, Verhütung und Bekämpfung von Krankheiten, insbesondere der Infektionskrankheiten. Zu den Aufgaben gehört der generelle gesetzliche Auftrag, wissenschaftliche Erkenntnisse als Basis für gesundheitspolitische Entscheidungen zu erarbeiten. Vorrangige Aufgaben liegen in der wissenschaftlichen Untersuchung, der epidemiologischen und medizinischen Analyse und Bewertung von Krankheiten mit hoher Gefährlichkeit, hohem Verbreitungsgrad oder hoher öffentlicher oder gesundheitspolitischer Bedeutung. Das RKI berät die zuständigen Bundesministerien, insbesondere das Bundesministerium für Gesundheit (BMG), und wirkt bei der Entwicklung von Normen und Standards mit. Es informiert und berät die Fachöffentlichkeit sowie zunehmend auch die breitere Öffentlichkeit. Im Hinblick auf das Erkennen gesundheitlicher Gefährdungen und Risiken nimmt das RKI eine zentrale »Antennenfunktion« im Sinne eines Frühwarnsystems wahr. https://www.rki.de/DE/Content/Institut/institut_node.html;jsessionid=C18BB7CA098DAAC1EB9A4C369BFF5B1E.internet122

2 RKI, *Epidemiologisches Bulletin*, Nr. 34/2020, 20. August 2020, S. 25 m. w. N.

3 RKI, *Epidemiologisches Bulletin*, Nr. 34/2020, 20. August 2020, S. 25

4 RKI, *Epidemiologisches Bulletin*, Nr. 34/2020, 20. August 2020, S. 26

5 § 630a Abs. 1 BGB

6 Vgl. hierzu Bahner, *Recht im Bereitschaftsdienst*, S. 74 m. w. N.

7 Vgl. hierzu Bahner, *Recht im Bereitschaftsdienst*, S. 12 ff. m. w. N.

8 Vgl. etwa Engelbrecht/Köhnlein, *Virus-Wahn*; Buchwald, *Impfen – Das Geschäft mit der Angst*; Arvey, *Corona-Impfstoffe*; Reiß/Bhakdi, *Corona unmasked*; Wodarg, *Falsche Pandemien*

   Sehr sehenswert ist auch die knapp einstündige ARTE-Dokumentation »Profiteure der Angst« aus dem Jahr 2009 über die Panikmache bei der Schweinegrippe, vgl. https://www.youtube.com/watch?v=0Rml0oXAmTc

9 Vgl. hierzu Kapitel 24.1

10 CODAG-Bericht Nr. 16 der LMU München vom 28. Mai 2021. Der Bericht empfiehlt daher die Berücksichtigung dieser Erkenntnisse in der aktuellen Diskussion um Impfungen für Schulkinder zur Vermeidung von Infektionen an Schulen und zur Versachlichung.

11 Vgl. hierzu ausführlich Kapitel 22 und Kapitel 25.3.

12 § 3 Coronavirus-Impfverordnung vom 1. Juni 2021

13 https://www.kbv.de/html/50987.php

14 Die STIKO hatte aufgrund der zutage getretenen Nebenwirkungen der Thrombozytopenie bei dieser Personengruppe keine Empfehlung mehr ausgesprochen. Vgl. zu den Nebenwirkungen Kapitel 12.1

15 KBV Praxisnachrichten vom 29. Mai 2021, vgl. https://www.kbv.de/hlml/1150_52578.php

16 https://www.aerzteblatt.de/nachrichten/124918/Coronaimpfung-fuer-Schwangere-Haftungsfrage-laut-Experten-geklaert

17 https://www.aerzteblatt.de/archiv/64642/Aufklaerung-und-Einwilligung-des-Patienten-Nach-Massgaben-aktueller-hoechstrichterlicher-und-oberlandesgerichtlicher-Rechtsprechung

18 https://www.kbv.de/html/51382.php

19 Vgl. hierzu näher Kapitel 3.3

③ AUFKLÄRUNGSPFLICHTEN NACH DEN GRUNDSÄTZEN DES BGH

3.1 DIE PFLICHT DES ARZTES ZUR AUFKLÄRUNG DES PATIENTEN

Die Aufklärung bildet einen wesentlichen Teil des Gesprächs zwischen Arzt und Patient und gehört damit zur Heilbehandlung.[1] Dies gilt grundsätzlich auch im Zusammenhang mit einer Impfung. Die Pflicht zur Aufklärung des Patienten ist eine Nebenpflicht aus dem Behandlungsvertrag, die zu Schadensersatzansprüchen des Patienten führen kann, wenn der Arzt die erforderliche Aufklärung unterlässt. Die Aufklärungspflichten des Arztes wurden auf Basis der höchstrichterlichen Rechtsprechung des Bundesgerichtshofes im Patientenrechtegesetz wie folgt konkretisiert:

Der Behandelnde ist verpflichtet, den Patienten über sämtliche für die Einwilligung wesentlichen Umstände aufzuklären. Dazu gehören insbesondere Art, Umfang, Durchführung, zu erwartende Folgen und Risiken der Maßnahme sowie ihre Notwendigkeit, Dringlichkeit, Eignung und Erfolgsaussichten des Eingriffs im Hinblick auf die Diagnose oder Therapie. Bei der Aufklärung ist auch auf Alternativen zur Maßnahme hinzuweisen, wenn mehrere medizinisch gleichermaßen indizierte und übliche Methoden zu wesentlich unterschiedlichen Belastungen, Risiken oder Heilungschancen führen können.[2]

Die Bedeutung der Aufklärungspflicht erklärt sich aus der Bedeutung der Einwilligung des Patienten in eine ärztliche Behandlungsmaßnahme, die nachfolgend dargestellt wird.

> Die ordnungsgemäße Aufklärung des Patienten ist unabdingbare Voraussetzung für dessen wirksame Einwilligung in die Behandlung.

ZUR RECHTLICHEN BEDEUTUNG DER AUFKLÄRUNG

Jede ärztliche Behandlungsmaßnahme, die in die körperliche Unversehrtheit eingreift, stellt nach ständiger Rechtsprechung eine Körperverletzung dar, und zwar selbst dann, wenn sie lege artis, also entsprechend der Regeln der ärztlichen Kunst, durchgeführt wurde und erfolgreich verlaufen ist.[3]

Die ärztliche Behandlung bedarf daher einer besonderen Rechtfertigung. Diese liegt in der Regel vor bei wirksamer Einwilligung des Patienten, die grundsätzlich vor Durchführung der Behandlung ausdrücklich erteilt werden muss.[4] Nur eine medizinische Behandlung, die mit wirksamer Einwilligung des Patienten durchgeführt wurde, stellt damit keine Verletzung der körperlichen Integrität des Patienten dar. So heißt es in einem Urteil des Bundesgerichtshofes aus dem Jahr 2014:

»Für den Arzt steht die Gesundheit des Patienten im Vordergrund. Sie wiederherzustellen und zu erhalten, ist seine Aufgabe. Daher ist es verständlich, daß der gewissenhafte Arzt sich oft für berechtigt, ja geradezu für verpflichtet hält, helfend einzugreifen, wenn es um das Leben und die Gesundheit seines Patienten geht. Gleichwohl muß diesem Streben dort eine Grenze gesetzt werden, wo es mit dem Recht des Patienten, selbst über seinen Körper zu bestimmen, in Widerstreit tritt, wie es infrage kommen kann, wenn der Arzt zu einer Behandlung schreitet, ohne den Kranken über die Art dieser Behandlung und ihre Folgen ausreichend unterrichtet zu haben.«[5]

Die Einwilligung ist grundsätzlich nur dann wirksam, wenn der Patient die Tragweite seines Entschlusses kennt. Er braucht hierfür das nötige Wissen über die vorgesehene Heilbehandlung und ihre möglichen Gefahren, um sich im Rahmen seines Selbstbestimmungsrechts frei entscheiden zu können.

Die Wirksamkeit der Einwilligung in die vom Arzt geplante Behandlung setzt folglich die Aufklärung über den Verlauf des Eingriffs, seine Erfolgsaussichten und die Aufklärung über mögliche Behandlungsalternativen voraus.[6] Der BGH sagt dazu:

> Die Einwilligung des Patienten ist nur wirksam, wenn er die gesamte Tragweite seiner Entscheidung erfasst.

»Nur wenn der Patient Klarheit über seine Lage hat, also in großen Zügen weiß, worin er mit seiner Zustimmung zu dem ärztlichen Eingriff einwilligt, kann die Einwilligung ihren Sinn und Zweck erfüllen, die dahin gehen, dem Eingriff in den Körper des Patienten den Charakter des Rechtswidrigen zu nehmen und einen Teil der Verantwortung des Arztes auf den Patienten zu übertragen.«[7]

Der Patient muss also wissen, worin er einwilligt. Nur so wird das aus der Menschenwürde und dem allgemeinen Persönlichkeitsrecht abgeleitete Selbstbestimmungsrecht des Patienten sowie sein Recht auf körperliche Unversehrtheit gewahrt, wie der Bundesgerichtshof fordert.[8] Die sachliche Reichweite der Einwilligung ist somit durch den Umfang der Aufklärung bestimmt. Soweit diese reicht, rechtfertigt die Einwilligung dann allerdings auch den zwar kunstgerecht durchgeführten, jedoch misslungenen Eingriff.

> Die Einwilligung in die Behandlung bezieht sich nur auf diejenigen Umstände, über die der Patient ordnungsgemäß aufgeklärt wurde.

Die Pflicht zur Aufklärung ist auch im Bürgerlichen Gesetzbuch verankert:

Die Wirksamkeit der Einwilligung setzt voraus, dass der Patient (...) vor der Einwilligung nach Maßgabe des § 630e aufgeklärt worden ist.[9]

DIE MEDIZINISCHEN ASPEKTE DER AUFKLÄRUNG

Folgende medizinische Aspekte der Aufklärung sind im Hinblick auf die Impfung zu unterscheiden:

— Eingriffs- und Risikoaufklärung: Diese bezieht sich auf den Eingriff und die damit verbundenen Risiken und ist Voraussetzung für die wirksame Einwilligung des Patienten in den Eingriff. Gegenstand der Risikoaufklärung sind generell alle behandlungstypischen Risiken, deren Kenntnis beim Laien nicht vorausgesetzt werden kann, die aber für die Entscheidung des Patienten über die Zustimmung zur Behandlung ernsthaft ins Gewicht fallen.[10] Allerdings ist auch über ein gegenüber dem Hauptrisiko weniger schweres Risiko aufzuklären, wenn dieses dem Eingriff spezifisch anhaftet, es für den Laien überraschend ist und durch die Verwirklichung des Risikos die Lebensführung des Patienten schwer belastet würde.[11]

— Verlaufsaufklärung: Die Verlaufsaufklärung bezieht sich auf Art, Umfang und Durchführung eines Eingriffs und den voraussichtlichen Verlauf der Erkrankung in unbehandeltem Zustand. Im Falle der Impfung bedeutet dies, dass der Arzt einerseits darüber informieren muss, wie eine eventuelle Corona-Erkrankung bei einem Verzicht auf die Impfung typischerweise verläuft. Andererseits muss er darüber aufklären, wie die Impfung selbst verläuft und mit welchen Impfreaktionen üblicherweise zu rechnen ist.[12]

— Aufklärung über Behandlungsalternativen: Gibt es mehrere medizinisch indizierte Behandlungsmethoden mit unterschiedlichen Risiken und Erfolgschancen, so muss der Patient hierüber aufgeklärt werden. Die Aufklärung über Behandlungsalternativen dient dem Selbstbestimmungsrecht des Patienten und ist daher Voraussetzung für eine wirksame Einwilligung des Patienten.

— Sicherungsaufklärung: Wenn es für den Therapieerfolg wichtig ist, dass der Patient nach der Behandlung bestimmte Verhaltensmaßregeln befolgt, muss der Arzt diese dem Patienten klar und deutlich erläutern. Er muss sich vergewissern, dass der Patient sie auch verstanden hat. Geschieht dies nicht mit der erforderlichen Deutlichkeit, ist grundsätzlich von einem Behandlungsfehler auszugehen.[13] Die Sicherungsaufklärung ist keine Aufklärung, die vor dem Eingriff zu erfolgen hat. Vielmehr dient sie der Information des Patienten nach der Behandlung, um den Behandlungserfolg sicherzustellen oder Folgeerkrankungen und sonstige Schädigungen zu vermeiden, etwa durch die Erteilung von Warn- und Verhaltenshinweisen.[14] Der Sinn der Sicherungsaufklärung ist somit die Sicherstellung des Behandlungserfolges.[15] Eine Sicherungsaufklärung ist zudem geboten, wenn aus der Erkrankung auch Gefahren für Dritte durch eine Ansteckung mit einer infektiösen Erkrankung resultieren können.[16]

Der Patient soll auch nach der Therapie über alle Umstände informiert sein, die für sein eigenes therapiegerechtes Verhalten und zur Vermeidung einer möglichen Selbstgefährdung erforderlich sind. So ist der Patient etwa darüber zu unterrichten, wie er bei bestimmten Symptomen und Beschwerden im zeitlichen Zusammenhang mit der Impfung zu reagieren hat. Der Umfang und die Intensität der erforderlichen therapeutischen Information und Beratung richten sich nach den Umständen des Einzelfalls und dienen der Sicherung des Heilungserfolges.[17]

DER UMFANG DER AUFKLÄRUNG

Inhaltlich ist der Patient über die Chancen und Risiken der Behandlung im »Großen und Ganzen« aufzuklären: Ihm muss ein zutreffender Eindruck von der Schwere des Eingriffs und von der Art der Belastungen vermittelt werden, die für seine körperliche Integrität und seine Lebensführung entstehen können.[18]

> Der Arzt muss die Patienten über die Chancen und Risiken des Eingriffs im Großen und Ganzen aufklären.

Eine solche »Grundaufklärung« hat auch einen Hinweis auf das schwerste möglicherweise in Betracht kommende Risiko zu beinhalten; einer exakten medizinischen Beschreibung all dessen bedarf es jedoch nicht.[19]

Der Arzt soll sich bei der Risikoaufklärung mit Wahrscheinlichkeitsangaben allerdings nicht an den in Beipackzetteln verwendeten Häufigkeitsdefinitionen des »Medical Dictionary for Regulatory Activities« orientieren, sondern am allgemeinen Sprachgebrauch.[20] Dem Patienten muss jedoch stets eine allgemeine Vorstellung von der Schwere des Eingriffs und den mit ihm verbundenen Risiken vermittelt werden, ohne diese zu beschönigen oder zu verschlimmern.[21]

KEINE DRINGLICHKEIT DER IMPFUNG

> Der Patient muss über die für den Eingriff häufigsten und typischen Risiken sowie über alle schwersten Risiken aufgeklärt werden.

Der konkrete Umfang der Aufklärungspflicht bestimmt sich in Abhängigkeit von der jeweiligen Behandlungsmaßnahme und unter Berücksichtigung der Dringlichkeit des Eingriffs. Je weniger ein sofortiger medizinischer Eingriff geboten ist, umso ausführlicher ist der Patient, dem der Eingriff angeraten wird oder der ihn selbst wünscht, über die Erfolgsaussichten und etwaige schädliche Folgen oder Risiken zu informieren.[22] Dieser Aspekt ist gerade bei der Impfung von besonderer Bedeutung. Auch wenn Politik und Medien einen enormen Impfdruck aufbauen, so ist die Corona-Impfung angesichts der fehlenden Dramatik der allermeisten Krankheitsverläufe und ihrer guten Behandlungsmöglichkeiten[23] alles andere als dringlich.

Dies gilt erst recht angesichts der im Frühjahr und Sommer 2021 enorm niedrigen Inzidenz von meist unter 10/100.000 bundesweit, die eindeutig zeigte, dass das Virus im Grunde nicht mehr vorhanden war.[24]

Es besteht somit angesichts des enormen Seltenheitswerts des Virus keine Dringlichkeit für eine Corona-Impfung. Die fehlende Dringlichkeit der Impfung wirkt sich sowohl auf die Intensität der Aufklärung als auch auf die Frage des Zeitpunkts der Aufklärung aus und damit auf die Frage, ob die Aufklärung »rechtzeitig« erfolgt ist.[25]

> Je weniger dringlich eine Behandlung ist, umso eindringlicher ist der Patient über die Risiken aufzuklären. Die Corona-Impfung ist alles andere als dringlich.

Auch die »Musterberufsordnung für die in Deutschland tätigen Ärztinnen und Ärzte« (MBO-Ä) differenziert ausdrücklich danach, ob eine Maßnahme medizinisch geboten ist und welche Tragweite die Maßnahme haben kann (§8 S. 5 MBO-Ä):

Je weniger eine Maßnahme medizinisch geboten oder je größer ihre Tragweite ist, umso ausführlicher und eindrücklicher sind Patientinnen oder Patienten über erreichbare Ergebnisse und Risiken aufzuklären.[26]

AUFKLÄRUNG ÜBER SCHWERE – AUCH SEHR SELTENE – RISIKEN

Für die ärztliche Aufklärungspflicht kommt es jedoch nicht nur auf einen bestimmten Grad der Komplikationsdichte an, also der Häufigkeit von Komplikationen, sondern maßgeblich auch darauf, ob das infrage stehende Risiko dem Eingriff spezifisch anhaftet und bei seiner Verwirklichung die Lebensführung des Patienten besonders belastet.[27] Bei einer möglichen besonders schweren Belastung für seine Lebensführung ist deshalb die Information auch dann von Bedeutung, wenn sich das Risiko sehr selten verwirklicht.[28]

Es hat sich bereits in den ersten sechs Impfmonaten der Impfkampagne in Deutschland und auch weltweit gezeigt, dass die Corona-Impfung eine Vielzahl schwerer Nebenwirkungen bis hin zum Tod hervorrufen kann.[29] Selbst wenn diese Folgen nur sehr selten eintreten, müssen Ärzte nach der Rechtsprechung ihre Patienten unbedingt weiter aufklären.

Grundsätzlich ist zwar nur über bekannte Risiken aufzuklären. War ein Risiko zum Zeitpunkt der Behandlung noch nicht bekannt, besteht daher im Allgemeinen keine Aufklärungspflicht.[30]

Bei der Impfung ergibt sich angesichts der verkürzten Zulassung der Impfstoffe und der fehlenden Langzeitstudien allerdings eine Besonderheit. So muss der Arzt eindringlich darüber aufklären, dass typische Impfschäden schon deshalb nicht bekannt sein können, weil entsprechende Langzeitstudien[31] fehlen. Damit geht der Patient unbekannte Risiken in unbekanntem Ausmaße ein, wofür er – allerdings nur nach entsprechender Aufklärung – dann auch selbst die Verantwortung übernehmen muss.

> Der Patient muss über das schwerste in Betracht kommende Risiko selbst dann aufgeklärt werden, wenn dieses nur selten eintritt.

AUFKLÄRUNG ÜBER ALTERNATIVEN ZUM EINGRIFF

> Der Arzt darf auch seltene Risiken nicht verharmlosen, wenn diese eine besondere Belastung für die künftige Lebensführung des Patienten bedeuten.

Kommen Behandlungsalternativen in Betracht, die medizinisch indiziert sein können oder geringere Risiken bergen als die herkömmlich geplante Behandlung,[32] muss der Arzt über die Risiken der ursprünglich geplanten Therapie – hier also die Risiken der Impfung – aufklären.[33] Eine Aufklärung ist nur dann entbehrlich, wenn die Alternative medizinisch nicht indiziert ist und daher keine echte Alternative darstellt.[34] Da es sehr gute Behandlungsmöglichkeiten gegen Corona gibt, darüber hinaus eine schwere Erkrankung durch Stärkung des eigenen Immunsystems schon im Vorfeld meist abgewehrt werden kann, muss der Arzt hierüber als Alternative zur Impfung dringend aufklären.

Denn die Impfung ist bei Weitem nicht alternativlos, ganz im Gegenteil.[35] Dies zu behaupten wäre schlichtweg eine Lüge, auch wenn die »Durchimpfung der gesamten Bevölkerung« – jedenfalls für die »Rückübertragung« der bürgerlichen Freiheiten – massiv gefordert wird und in völliger Abkehr unseres Rechts- und Wertesystems sowie unter ungeheuerlichem Verstoß gegen die Grund- und Menschenrechte seitens der Politik rücksichtslos und menschenverachtend vermutlich durchgesetzt werden wird.

> Die Impfung ist nur eine von vielen Möglichkeiten, Corona vorzubeugen. Sie ist angesichts des körpereigenen Immunsystems und unseres guten Gesundheitssystems bei Weitem nicht alternativlos. Der Arzt muss darüber aufklären.

AUFKLÄRUNG BEI NICHT ALLGEMEIN ANERKANNTER BEHANDLUNGSMETHODE

Angesichts der Therapiewahl ist dem Arzt auch die Anwendung einer »nicht allgemein anerkannten Heilmethode« nicht untersagt.[36] Die Anwendung einer sogenannten Außenseitermethode erfordert zur Wahrung des Selbstbestimmungsrechts des Patienten jedoch dessen sorgfältige Aufklärung über das Für und Wider. Zur Wirksamkeit der Einwilligung muss der Patient daher über die beabsichtigte Therapie aufgeklärt worden sein; neben der allgemeinen Aufklärung über das Für und Wider dieser Methoden ist auch darüber zu informieren, dass unbekannte Risiken zum Zeitpunkt der Behandlung nicht auszuschließen sind.[37]

Dem Patienten müssen hierbei nicht nur die Risiken und die Gefahr eines Misserfolges des Eingriffs erläutert werden, sondern er ist auch darüber aufzuklären, dass der geplante Eingriff (noch) nicht medizinischer Standard und seine Wirksamkeit statistisch (noch) nicht

> Bei Anwendung von neuen Behandlungsmethoden muss der Arzt besonders sorgfältig über deren Vor- und Nachteile aufklären.

abgesichert ist. Der Patient muss wissen, worauf er sich einlässt, um abwägen zu können, ob er die Risiken einer nur relativ indizierten Behandlung und deren Erfolgsaussichten im Hinblick auf seine Befindlichkeit vor dem Eingriff akzeptieren will.[38] Der Patient muss somit eine richtige Vorstellung von der Schaden-Nutzen-Relation der Außenseitermethode bekommen.[39]

»Bei der Anwendung einer (noch) nicht allgemein anerkannten medizinischen Behandlungsmethode sind zur Wahrung des Selbstbestimmungsrechts des Patienten erhöhte Anforderungen an dessen Aufklärung zu stellen. Dem Patienten müssen nicht nur das Für und Wider dieser Methode erläutert werden, sondern er ist auch darüber aufzuklären, dass der geplante Eingriff nicht oder noch nicht medizinischer Standard ist. Eine Neulandmethode darf nur dann am Patienten angewandt werden, wenn diesem zuvor unmissverständlich verdeutlicht wurde, dass die neue Methode die Möglichkeit unbekannter Risiken birgt. Dies ist erforderlich, um den Patienten in die Lage zu versetzen, sorgfältig abzuwägen, ob er sich nach der herkömmlichen Methode mit bekannten Risiken behandeln lassen möchte oder nach der neuen Methode unter besonderer Berücksichtigung der in Aussicht gestellten Vorteile und der noch nicht in jeder Hinsicht bekannten Gefahren.«[40]

(3.2) CORONA-IMPFUNGEN SIND »IMPFNEULAND«

Die zuvor skizzierte Rechtsprechung des Bundesgerichtshofes gilt freilich auch für die Corona-Impfstoffe: Diese sind aufgrund ihrer enorm verkürzten Zulassung und ihrer fehlenden Erfahrungswerte »Impfneuland«. Sie sind gentechnisch verändert und mit der neuen Gen- und Impftechnik erstmalig weltweit auf den Markt und in den Menschen gekommen. Die Impfstudien umfassen viele Aspekte

3

und Patientengruppen nicht, die Teilnehmerzahl war überschaubar, die Studiendauer war zum Zeitpunkt der europäischen Zulassung auf einen Bruchteil der üblichen Studiendauer verkürzt. Der Arzt muss daher seinem Patienten schonungslos und unmissverständlich klarmachen, dass diese neuen, bislang nicht am Menschen angewandten Impfsubstanzen unbekannte Risiken bergen.

Denn die Corona-Impfungen sind genau solche »nicht allgemein anerkannten Behandlungsmethoden«, auch wenn Politik und Medien die Impfung als alleiniges Heilmittel zurück in die Freiheit preisen. Zurück in die Freiheit ist jedoch nicht gleichbedeutend mit »zurück in die Gesundheit«: Denn die zu impfenden Menschen sind ja gesund! Die Impfung ist eine rein vorbeugende Maßnahme, die bislang jedoch mangels Langzeitstudien ihre tatsächliche Wirksamkeit noch nicht unter Beweis stellen konnte.

> Die Corona-Impfungen sind »Impfneuland«. Über die damit verbundenen Risiken muss der Arzt unmissverständlich und schonungslos aufklären.

3.3 ART DER AUFKLÄRUNG

MÜNDLICHE UND VERSTÄNDLICHE AUFKLÄRUNG

Die Aufklärung ist in einem vertrauensvollen Gespräch zwischen Arzt und Patient vorzunehmen. Sie hat grundsätzlich mündlich zu erfolgen.[41] Die alleinige Bezugnahme auf Aufklärungsformulare ist somit nicht ausreichend.[42] Vielmehr muss der Arzt eventuelle schriftliche Informationen grundsätzlich mit dem Patienten mündlich besprechen. §630e Abs. 2 Nr. 1 BGB lautet unmissverständlich:

Die Aufklärung muss mündlich durch den Behandelnden oder durch eine Person erfolgen, die über die zur Durchführung der Maßnahme notwendige Ausbildung verfügt; ergänzend kann auch auf

Unterlagen Bezug genommen werden, die der Patient in Textform erhält. Dem Patienten sind Abschriften von Unterlagen, die er im Zusammenhang mit der Aufklärung oder Einwilligung unterzeichnet hat, auszuhändigen.

Die Aufklärung muss ferner für den Patienten verständlich sein. Der Arzt hat sich hierbei auf den individuellen Patienten einzustellen. Der Arzt muss dem Patienten etwaige – stets nur begleitende – schriftliche Aufklärungsunterlagen in Kopie aushändigen. Gesteigerte Aufmerksamkeit erfordert der fremdsprachige Patient. Hat der Arzt Zweifel an der Kommunikationsfähigkeit mit dem Patienten, muss er darauf bestehen, dass ein Dolmetscher zum Aufklärungsgespräch hinzugezogen wird.[43] Denn der Arzt muss sicherstellen, dass der ausländische Patient der Aufklärung sprachlich folgen kann. Die Kosten des Dolmetschers sind keine Kassenleistung.[44] Sie sind freilich vom Patienten zu tragen, nicht vom Arzt.

Auf jeden Fall muss es dem Patienten mithilfe der Aufklärung möglich sein, das Für und Wider des Eingriffs abzuwägen. Um ihn in seiner Entscheidung zu unterstützen, muss dem Patienten auch die Möglichkeit gegeben werden, Fragen zu stellen.

ERGÄNZENDE VERWENDUNG VON AUFKLÄRUNGSFORMULAREN

> Die Aufklärung hat grundsätzlich mündlich zu erfolgen.

Die Pflicht zur mündlichen Aufklärung schließt die Verwendung von schriftlichen Informationen über die Behandlung und deren Risiken in Form von Merkblättern beziehungsweise Aufklärungsformularen zwar nicht aus. Der Arzt darf sich allerdings nicht mit der Aushändigung eines Aufklärungsformulars begnügen, sondern muss das Aufklärungsgespräch persönlich führen. Etwaige gegenteilige Behauptungen sind schlichtweg falsch.[45] Dies sieht auch das BGB vor:

3

Die Aufklärung muss (...) mündlich (...) erfolgen (...); ergänzend kann auch auf Unterlagen Bezug genommen werden, die der Patient in Textform erhält.[46]

Die Verwendung eines Aufklärungsformulars ist also freilich zulässig, allerdings lediglich ergänzend.[47] Denn dem Patienten soll die Möglichkeit eröffnet werden, in einem persönlichen Gespräch mit dem Behandelnden gegebenenfalls auch Rückfragen zu stellen, sodass die Aufklärung nicht auf einen lediglich formalen Merkposten innerhalb eines Aufklärungsbogens reduziert wird.[48]

> Die Aufklärung nur durch schriftliche Informationen ist nicht ausreichend. Erforderlich ist grundsätzlich die mündliche Erläuterung durch einen Arzt.

Das Formular stellt jedoch – insbesondere wenn sich darin handschriftliche Eintragungen über die konkrete Behandlung sowie eine schriftliche Einwilligungserklärung des Patienten befinden – im Falle eines Arzthaftungsprozesses ein hilfreiches Indiz für ein stattgefundenes Aufklärungsgespräch dar.[49] Es ist daher in jedem Fall erforderlich, Art, Ort und Umfang der Aufklärung stets auch schriftlich zu dokumentieren. Dies liegt insbesondere im eigenen Interesse des Arztes, der sich im Falle eines Behandlungsfehlervorwurfes viele Jahre später auf diese schriftliche Dokumentation stützen kann. Denn grundsätzlich muss der Arzt beweisen, dass er den Patienten ordnungsgemäß aufgeklärt hat.[50] Es empfiehlt sich daher auch für den Impfarzt dringend, die Aufklärung nicht nur schriftlich zu dokumentieren, sondern dies – soweit möglich – auch vom Patienten unterzeichnen zu lassen.

> Die Aufklärungsbögen des RKI sind in jeder Hinsicht unzureichend.

Die höchst unzureichenden Aufklärungsmerkblätter des RKI werden in Kapitel 19.8 besprochen und enthalten erstaunliche und erschreckende Lücken, weshalb dem Arzt dringend abzuraten ist, diese in der eigenen Praxis einzusetzen.

AUFKLÄRUNG DURCH DEN BEHANDELNDEN ARZT
ODER EINEN VERTRETER

Die Durchführung der Aufklärung obliegt grundsätzlich dem behandelnden Arzt als eigene Aufgabe.[51] Der Arzt darf nach höchstrichterlicher Rechtsprechung die Aufklärung allerdings auch an einen anderen Arzt delegieren. Sofern er dies tut, muss er jedoch deren ordnungsgemäße Erfüllung sicherstellen, sei es durch ein Gespräch mit dem Patienten oder durch Überprüfung der schriftlichen Erklärung in den Krankenakten.[52] Der behandelnde Arzt darf sich also nicht darauf verlassen, dass ein anderer Arzt die Aufklärung vorgenommen hat, ohne sich dessen zu vergewissern.[53] Er bleibt daher auch für die ordnungsgemäße Aufklärung durch seinen Vertreter verantwortlich.

Der Arzt muss dabei auch gewährleisten, dass sein Vertreter über die zur Aufklärung erforderliche fachliche Kompetenz verfügt. Das BGB enthält dazu folgende Regelung:

Die Aufklärung muss (...) durch den Behandelnden oder durch eine Person erfolgen, die über die zur Durchführung der Maßnahme notwendige Ausbildung verfügt (...).[54]

> Bei Kindern und Jugendlichen bis 18 Jahre sind grundsätzlich die Eltern aufzuklären.

Die Aufklärung soll demjenigen zuteilwerden, der sodann die Einwilligung in den Eingriff zu geben hat,[55] also dem Patienten selbst oder bei Minderjährigen[56] oder nicht einwilligungsfähigen Kranken deren gesetzlichem Vertreter: Eltern, Vormund, Pfleger, Betreuer, Vorsorgebevollmächtigter.[57]

ZEITPUNKT DER AUFKLÄRUNG

Die Aufklärung muss rechtzeitig vor einem Eingriff erfolgen. Das bedeutet, dass der Patient beziehungsweise dessen Vertreter

genügend Zeit haben muss, alle für und gegen den Eingriff sprechen-
den Gründe abzuwägen und seine Entscheidungsfreiheit und damit
sein Selbstbestimmungsrecht in angemessener Weise zu wahren.[58]
Die Aufklärung über die Folgen und Risiken darf also nicht zur
Unzeit erfolgen und darf den Patienten nicht unter Entscheidungs-
druck setzen. Es muss ihm vielmehr die Zeit bleiben, seinen Ent-
schluss zu überdenken und mit Vertrauten zu erörtern. Dies sieht
auch das BGB vor:

*Die Aufklärung muss (...) so rechtzeitig erfolgen, dass der Patient seine
Entscheidung über die Einwilligung wohlüberlegt treffen kann.*[59]

Bestimmte Fristen für die Zeit zwischen der Aufklärung und der
Einwilligung lassen sich allerdings nicht pauschal festlegen. Es
können viele verschiedene Aspekte zu berücksichtigen sein, die
im jeweiligen Einzelfall zu sehr unterschiedlichen Fristen führen
können, die zwischen Aufklärung, Einwilligung und Beginn der
Maßnahme liegen.

Der Patient darf keinesfalls aus organisatorischen Gründen zu
einer Einwilligung direkt nach der Aufklärung bewegt werden. Vielmehr muss der Patient die meist unbekannten und schwer verständ-
lichen Informationen verarbeiten, um eine wohlüberlegte Entscheidung treffen zu können.[60]

IMPF-AUFKLÄRUNG MINDESTENS EINEN TAG VORHER

Bei operativen Eingriffen wird es regelmäßig ausreichen, wenn
die Aufklärung am Vortag des Eingriffs erfolgt.[61] Ist der Eingriff
hingegen eilig, kann die Bedenkfrist im Einzelfall verkürzt sein,
um einen Eingriff noch am gleichen Tage zu ermöglichen. Wenn
allerdings zwischen dem Beginn der Aufklärung und der Einleitung
der Narkose etwa nur eine halbe Stunde liegt, kann im Regelfall

nicht angenommen werden, dass dem Patienten ausreichend Zeit für seine Entscheidung eingeräumt wurde.[62] Bei normalen ambulanten und diagnostischen Eingriffen reicht es hingegen aus, wenn die Aufklärung am Tag des Eingriffs erfolgt.[63] Dies gilt beispielsweise für eine Blutabnahme oder eine Röntgenaufnahme.

Die Corona-Impfung ist kein dringlicher Eingriff. Sie ist auch definitiv kein »normaler« ambulanter Eingriff, sondern eine rein vorbeugende Maßnahme mit bislang nicht ausreichend erprobten Impfstoffen. Sie kann – wenn auch möglicherweise nur in seltenen Fällen – sehr schwere Nebenwirkungen haben und sogar zum Tode führen. Dies macht es notwendig, dass die Aufklärung hierüber mindestens einen Tag zuvor erfolgt, bei Minderjährigen zwischen 14 und 17 Jahren sogar mehrere Tage zuvor.

Eine Aufklärung über die Corona-Impfung erst unmittelbar vor dem Impftermin ist definitiv nicht rechtzeitig. Dies unterscheidet die Corona-Impfung maßgeblich von allen anderen Impfungen, die seit Jahrzehnten eingesetzt werden und damit hinreichend erprobt sind.

> Die Impfaufklärung muss mindestens einen Tag, besser mehrere Tage vorher erfolgen. Denn die neuartige Impfung ist aufgrund der möglichen Risiken und Nebenwirkungen eine weitreichende Entscheidung.

3.4 VERZICHT DES PATIENTEN AUF DIE AUFKLÄRUNG NUR AUSNAHMSWEISE

Der Aufklärung des Patienten bedarf es nicht, wenn der Patient auf die Aufklärung ausdrücklich verzichtet.[64] An die Wirksamkeit eines solchen Verzichts werden allerdings strenge Anforderungen gestellt. Der Patient muss den Verzicht deutlich, klar und unmissverständlich geäußert und die Erforderlichkeit der Behandlung sowie deren Chancen und Risiken zutreffend erkannt haben.[65]

Der Patient kann nur ausnahmsweise auf die Aufklärung verzichten.

Ist der Patient etwa selbst Arzt und besitzt dadurch die nötige Sachkunde, um die Tragweite der Behandlung und deren Risiken beurteilen zu können, so kann von einer Aufklärung beziehungsweise Information ausnahmsweise abgesehen werden. Entsprechendes kann im Einzelfall auch dann gelten, wenn der Patient aus anderen Gründen, etwa aufgrund ähnlicher Vorbehandlungen oder seines Vorwissens, über ausreichende Kenntnisse verfügt.[66]

Eine umfassende Aufklärung ist daher etwa vor der zweiten Impfung einige Wochen später nicht mehr nötig. Etwas anderes gilt nur, wenn sich in der Zwischenzeit neue Erkenntnisse über weitere Nebenwirkungen ergeben haben, über die der Patient vor der ersten Impfung noch nicht aufgeklärt werden konnte. Dann ist hierüber auch vor der zweiten Impfung aufzuklären. Etwas anderes gilt auch, wenn spezifische Nebenwirkungen typischerweise erst mit der zweiten Impfung auftreten.

Ansonsten sollte der Arzt allenfalls bei eigenen Kollegen auf die Aufklärung verzichten, wenn diese keine Aufklärung wünschen, weil sie unmissverständlich darlegen, dass sie sich selbst umfassend über die Impfung informiert haben.

Niemals darf bei Kindern und Minderjährigen auf die Aufklärung – auch der Eltern – verzichtet werden. Dies gilt ohnehin nur für vorerkrankte Kinder und Jugendliche, für welche die Ständige Impfkommission (STIKO) eine (höchst fragwürdige) Impfempfehlung abgegeben hat.[67] Bei gesunden Kindern und Jugendlichen ist die Impfung schon nicht indiziert und darf daher nicht durchgeführt werden.[68]

Bei Erwachsenen muss es ansonsten triftige Gründe geben, die eine Aufklärung ausnahmsweise entbehrlich machen. Der Arzt sollte zur eigenen Sicherheit besser immer und in jedem Einzelfall sorgfältig aufklären, um Schadensersatzansprüche zu vermeiden.

1 *Laufs/Kern/Rehborn*, S. 969, Rn. 34

2 § 630e Abs. 1 BGB

3 BGH, Urteil vom 22.12.2010 – 3 StR 239/10

4 BGH, Urteil vom 30.09.2014 – VI ZR 443/13; BGH, Urteil vom 22.10.2010 – 3 StR 239/10

5 So bereits BGH, Urteil vom 09.12.1958 – VI ZR 203/57

6 BGH, Urteil vom 22.12.2010 – 3 StR 239/10

7 So bereits BGH, Urteil vom 09.12.1958 – VI ZR 203/57

8 BGH, Urteil vom 29.01.2019 – VI ZR 117/18; BGH, Urteil vom 22.12.2010 – 3 StR 239/10

9 § 630 d Abs. 2 BGB

10 BGH, Urteil vom 10.10.2006 – VI ZR 74/05, Rn. 12

11 BGH, Urteil vom 10.10.2006 – VI ZR 74/05, Rn. 12

12 Vgl. hierzu Kapitel 9.1

13 OLG Bremen, Urteil vom 06.04.1999 – 3 U 101/08

14 *Killinger*, S. 227, Rn. 394

15 Teil der Sicherungsaufklärung ist beispielsweise die Anweisung des Patienten, zur Thromboseprophylaxe das Bein zu bewegen. Vgl. OLG Bremen, Urteil vom 06.04.1999 – 3 U 101/98

16 Vgl. hierzu auch Kapitel 19.7

17 Vgl. Gesetzesbegründung zu § 630 c BGB, BT-Drucks. 17/10488, S. 21

18 BGH, Urteil vom 11.10.2016 – VI ZR 462/15; BGH, Urteil vom 22.12.2010 – 3 StR 239/10

19 BGH, Urteil vom 22.12.2010 – 3 StR 239/10 m. w. N.

20 Dies soll der inhaltlichen Verständlichkeit des Aufklärungsgesprächs für den Laien zuträglich sein. Vgl. BGH, Urteil vom 29.01.2019 – VI ZR 117/18

21 St. Rspr., vgl. nur BGH, Urteil vom 19.10.2010 – VI ZR 241/09 m. w. N.

22 BGH, Urteil vom 22.12.2010 – 3 StR 239/10 m. w. N.

23 Vgl. hierzu ausführlich Kapitel 4.2

24 Die »Inzidenz« 10 /100.000 besagt ohnehin nur, dass bei lediglich einer von 10.000 Personen (!) ein PCR-Test positiv ausgefallen ist. Dies besagt allerdings noch nichts über die Viruslast und erst recht nichts über die Infektiosität der getesteten Person. Diese ist meist gesund oder hat allenfalls leichte grippeähnliche Symptome.

25 Vgl. hierzu Kapitel 3.4

26 https://www.bundesaerztekammer.de/fileadmin/user_upload/downloads/pdf-Ordner/Recht/_Bek_BAEK_ MBO-AE_Online_final.pdf

27 BGH, Urteil vom 22.12.2010 – 3 StR 239/10 m. w. N.

28 BGH, Urteil vom 19.10.2010 – VI ZR 241/09, Rn. 7; so auch BGH, Urteil vom 29.01.2019 – VI ZR 318/17,

Rn. 16 zur Aufklärung über die Risiken einer Lebendnierenspende

29 Vgl. hierzu ausführlich Kapitel 10

30 BGH, Urteil vom 19.10.2010 – VI ZR 241/09, Rn. 8 m. w. N.

31 Vgl. hierzu Kapitel 7.3

32 BGH, Urteil vom 28.08.2018 – VI ZR 509/17, Beispiel Kaiserschnitt anstatt einer Vaginalgeburt

33 Vgl. auch § 630e Abs. 1 S. 2 BGB

34 BGH, Urteil vom 19.01.1993 – VI ZR 60 /92

35 Vgl. hierzu Kapitel 4.5

36 BGH, Urteil vom 22.12.2010 – 3 StR 239/10

37 BGH, Urteil vom 22.12.2010 – 3 StR 239/10 m. w. N.

38 BGH, Urteil vom 22.05.2007 – VI ZR 35/06

39 BGH, Urteil vom 22.05.2007 – VI ZR 35/06 m. w. N. zur Literatur und Rechtsprechung

40 BGH, Urteil vom 18.05.2021 – VI ZR 401/19, mit Verweisen auf die vorherige Rechtsprechung des BGH;

vgl. auch BGH, Beschluss vom 30.10.2013 – Az. IV ZR 307/12

41 § 630e Abs. 2 Nr. 1 BGB

42 BGH, Urteil vom 28.01.2014 – VI ZR 143/13

43 *Laufs/Kern/Rehborn*, S. 966, Rn. 18 m. w. N. zur Rechtsprechung

44 LSG Niedersachsen, Urteil vom 23.01.2018 – L 4 KR 147/14

45 Vgl. hierzu auch Kapitel 2.3

46 § 630e Abs. 2 Nr. 1 BGB

47 BGH, Urteil vom 11.10.2016 – VI ZR 462/15

48 Vgl. Gesetzesbegründung zu § 630e BGB, BT-Drucks. 17/10488, S. 24; OLG Hamm, Urteil vom

09.11.2015 – 3 U 68/15, Rn. 39

49 *Geiß/Greiner*, §§ 823 ff. BGB, Rn. 278; KG Berlin, Urteil vom 12.03.2018 – 20 U 127/16

50 Vgl. hierzu Kapitel 29.3

51 BGH, Urteil vom 22.12.2010 – 3 StR 239/10

52 BGH, Urteil vom 22.12.2010 – 3 StR 239/10 m. w. N.

53 *Geiß/Greiner*, §§ 823 ff. BGB, Rn. 283

54 § 630e Abs. 2 Nr. 1 BGB

55 Vgl. zur Einwilligung ausführlich nachfolgendes Kapitel 4

56 Vgl. hierzu Kapitel 25.3

57 *Kern*, S. 964, Rn. 11; vgl. auch § 630 d Abs. 2 BGB

58 Vgl. Gesetzesbegründung zu § 630e BGB, BT-Drucks. 17/10488, S. 25

59 § 630e Abs. 2 Nr. 2 BGB

60 OLG Köln, Urteil vom 16.01.2019 – 5 U 29/17, Rn. 17

61 *Geiß/Greiner*, §§ 823 ff. BGB, Rn. 280; ebenso Gesetzesbegründung zu § 630e BGB, BT-Drucks. 17/10488, S. 25

62 Vgl. Gesetzesbegründung zu § 630e BGB, BT-Drucks. 17/10488, S. 25

63 *Geiß/Greiner*, §§ 823 ff. BGB, Rn. 280

64 § 630e Abs. 4 BGB

65 Vgl. Gesetzesbegründung zu § 630e BGB, BT-Drucks. 17/10488, S. 25 mit Verweis auf § 630 c BGB (Informationspflicht), BT-Drucks. 17/10488, S. 22 f.

66 Vgl. Gesetzesbegründung zu § 630e BGB, BT-Drucks. 17/10488, S. 25 mit Verweis auf § 630 c BGB (Informationspflicht), BT-Drucks. 17/10488, S. 22 f.

67 Vgl. hierzu Kapitel 22.3

68 Vgl. hierzu Kapitel 22.6

4 AUFKLÄRUNG NACH DER CORONAVIRUS-IMPFVERORDNUNG

Nachdem zuvor die allgemeinen Grundlagen einer ordnungsgemäßen Aufklärung dargestellt wurden, wird in diesem Kapitel konkretisiert, worüber Patienten von dem Impfarzt in Bezug auf die Corona-Impfung aufgeklärt werden müssen. Die Coronavirus-Impfverordnung vom 1. Juni 2021 enthält hierzu erste Vorgaben.[1] Diese Vorgaben sind nur als bedingte Ergänzung zur allgemeinen Aufklärungspflicht zu verstehen, sie können das Gesetz und die Rechtsprechung des BGH freilich nicht verdrängen.

4.1 WORTLAUT DES § 1 ABS. 2 CORONAVIRUS-IMPFVERORDNUNG

§ 1 Abs. 2 Coronavirus-Impfverordnung bestimmt:

Der Anspruch nach Absatz 1 Satz 1 (Anspruch auf Schutzimpfung gegen das Coronavirus SARS-CoV-2) umfasst die Aufklärung und Impfberatung der zu impfenden Person, die symptombezogene Untersuchung zum Ausschluss akuter Erkrankungen oder Allergien, die Verabreichung des Impfstoffes, die Beobachtung der sich an die Verabreichung des Impfstoffes unmittelbar anschließenden Nachsorgephase und erforderliche medizinische Intervention im Fall des Auftretens von Impfreaktionen.

Die Aufklärung und Impfberatung der zu impfenden Person beinhalten

1. die Information über den Nutzen der Schutzimpfung und die Coronavirus-Krankheit-2019 (COVID-19),

2. die Erhebung der Anamnese einschließlich der Impfanamnese sowie der Befragung über das Vorliegen möglicher Kontraindikationen,

3. die Feststellung der aktuellen Befindlichkeit zum Ausschluss akuter Erkrankungen oder Allergien,

4. Hinweise auf mögliche Nebenwirkungen und Komplikationen der Schutzimpfung,

5. die Informationen über den Eintritt und die Dauer der Schutzwirkung der Schutzimpfung,

6. Hinweise zu Folge- und Auffrischimpfungen,

7. Empfehlungen über Verhaltensmaßnahmen im Anschluss an die Schutzimpfung.

Der Anspruch der zu impfenden Person gegenüber dem Arzt umfasst also die vorherige Aufklärung und Impfberatung, sodann die symptombezogene Untersuchung zum Ausschluss akuter Erkrankungen oder Allergien, danach die Verabreichung des Impfstoffs und schließlich die Beobachtung der sich an die Verabreichung des Impfstoffs unmittelbar anschließenden Nachsorgephase und erforderliche medizinische Intervention im Fall des Auftretens von Impfreaktionen.[2]

Alle diese Aspekte sollen nun im Einzelnen näher beleuchtet werden.

4.2 INFORMATION ÜBER DIE CORONA-KRANKHEIT

Die Aufklärung und Impfberatung der zu impfenden Person beinhaltet also zunächst die Information über die Coronavirus-Krankheit-2019 (COVID-19) selbst, wie §1 Abs. 2 Coronavirus-Impfverordnung ausdrücklich vorsieht. Interessierte Patienten und Ärzte können sich natürlich auch bereits vorab auf der Homepage des Robert Koch-Instituts informieren, auf der auch die Fachzeitschrift des RKI, das *Epidemiologische Bulletin*, veröffentlicht wird.[3]

MILDER VERLAUF UND SELTENE RISIKEN DER CORONA-KRANKHEIT

Nach Angaben des RKI sind Coronaviren seit Jahrzehnten bekannt. Seit dem Jahreswechsel 2019/2020 zirkuliert weltweit ein (angeblich) neuartiges Coronavirus, das SARS-Coronavirus-2 (SARS-CoV-2), welches der Erreger der Krankheit COVID-19 *(Corona Virus Disease 2019)* sein soll. Das RKI beschreibt die Symptome und Auswirkungen der Krankheit wie folgt:

»Zu den häufigen Krankheitszeichen von COVID-19 zählen trockener Husten, Fieber, Atemnot sowie ein vorübergehender Verlust des Geruchs- und Geschmackssinnes. Auch ein allgemeines Krankheitsgefühl mit Kopf- und Gliederschmerzen, Halsschmerzen und Schnupfen wird beschrieben. Seltener berichten Patienten über Magen-Darm-Beschwerden, Bindehautentzündung und Lymphknotenschwellungen. Folgeschäden am Nerven- oder Herz-Kreislaufsystem sowie langanhaltende Krankheitsverläufe sind möglich.

Obwohl ein milder Verlauf der Krankheit häufig ist und die meisten Erkrankten vollständig genesen, kommen auch schwere Verläufe beispielsweise mit Lungenentzündung vor, die zum Tod führen können.«[4]

Tatsächlich hat sich gezeigt, dass die Corona-Krankheit den vom RKI beschriebenen Symptomen einer Grippeerkrankung sehr ähnlich ist, insbesondere die meist milden Verläufe.

99 Prozent aller Symptome sind nach Angaben des RKI typische grippeähnliche Symptome. Hierüber muss der Arzt aufklären.

ERFASSTE SYMPTOME FÜR COVID-19-FÄLLE IN DEUTSCHLAND (MELDEDATEN)

Husten	41 %
Fieber	26 %
Schnupfen	31 %
Störung des Geruchs- und/oder Geschmackssinns*	19 %
Pneumonie	1,0 %

Weitere Symptome: Halsschmerzen, Atemnot, Kopf- und Gliederschmerzen, Appetitlosigkeit, Gewichtsverlust, Übelkeit, Bauchschmerzen, Erbrechen, Durchfall, Konjunktivitis, Hautausschlag, Lymphknotenschwellung, Apathie, Somnolenz.

RISIKO EINER LUNGENENTZÜNDUNG DURCH CORONA BETRÄGT NUR 1 PROZENT

Ähnlich gering wie bei einer Grippe ist das Risiko, aufgrund von Corona an einer Lungenentzündung zu erkranken, die auch als schwere Folge zu bezeichnen ist.

Das RKI selbst benennt das Risiko einer Pneumonie mit lediglich 1 Prozent.[5] Hierbei ist zu beachten, dass eine Pneumonie keinesfalls ein Todesurteil darstellt, sondern – je nach Alter und Immunstatus des Patienten und bei richtiger Behandlungsmethode – ebenfalls heilbar ist.[6]

> Das Risiko einer Lungenentzündung durch SARS-CoV-2 liegt nach Aussage des RKI bei nur 1 Prozent. Auch Lungenentzündungen sind behandelbar.

Es ist erstaunlich, dass das RKI nur bei den Lungenentzündungen sagt: »Aufgrund mangelnder Diagnostik und ggf. unterlassener Meldungen wird von einer deutlichen zahlenmäßigen Untererfassung ausgegangen.«[7]

Man darf doch annehmen, dass gerade die schwere Folge der Lungenentzündung bestens erfasst und vor allem in Kliniken behandelt wird. Wieso also stellt das RKI die Häufigkeit der Symptome Husten, Fieber, Schnupfen und Halsschmerzen mit immerhin 99 Prozent präzise fest, nicht jedoch in gleicher Weise die schwere Folge der

Lungenentzündung? Das ist nicht glaubwürdig. Der Arzt muss also zwingend darüber aufklären, dass Corona eine meist milde grippeähnliche Erkrankung ist, die nur selten zu schweren Verläufen führt.

GERINGES TODESRISIKO DURCH CORONA-KRANKHEIT

Vergleichbar mit der Grippe ist auch das noch geringere Risiko, an den Folgen einer Lungenentzündung zu versterben.

Die Sterblichkeitsrate für Erwachsene, die an Corona erkrankt sind, beträgt nach einer Studie des renommierten amerikanischen Wissenschaftlers Prof. John Ioannidis lediglich 0,2 Prozent. Die Sterblichkeitsrate ist damit vergleichbar mit derjenigen einer Grippe, bei der ebenfalls insbesondere hochbetagte Menschen oder Menschen mit Vorerkrankungen an einer schweren Lungenentzündung sterben können. So hat die Weltgesundheitsorganisation (WHO) selbst – unter Bezugnahme auf die Studie von Prof. John Ioannidis – für Corona eine Sterblichkeit von weniger als 0,2 Prozent ausgewiesen.[8]

Diese Studie steht in erheblichem Widerspruch zur Behauptung des RKI, wonach insgesamt 2,4 Prozent aller Personen, für die bestätigte SARS-CoV-2-Infektionen in Deutschland übermittelt wurden, im Zusammenhang mit einer COVID-19-Erkrankung verstorben sein sollen.[9]

> Die WHO bestätigt für Corona eine geringe Sterblichkeit von 0,2 Prozent.

Diese Behauptung ist insbesondere angesichts des sehr guten Gesundheitssystems in Deutschland, das im Jahr 2020 zu jedem Zeitpunkt ausreichend Klinik- und Intensivbetten vorhielt, nicht plausibel. Die Zahl wird vor allem nicht durch konkrete Nachweise (etwa Obduktion oder Nachweis durch Anzucht des Virus) belegt. Sie ist nicht glaubwürdig.

Die Aussage steht im Übrigen auch im Widerspruch zu den eigenen Angaben des RKI. Im *Epidemiologischen Bulletin* 2/2021 vom

14. Januar 2021 wird nämlich mitgeteilt, dass Stand 8.12.2020 von allen bis dahin an COVID-19 angeblich 747.900 »erkrankten« Personen lediglich 10.436 Personen an Pneumonie erkrankt sind.[10]

Die anderen Patienten hatten die üblichen Grippesymptome, an denen niemand stirbt. Es darf sehr bezweifelt werden, dass alle – wegen Pneumonie behandelten – 10.436 Patienten daran auch gestorben sind. Alte Menschen und Vorerkrankte können freilich an einer schweren Lungenentzündung sterben, manchmal sogar junge und gesunde Menschen – jedoch sicherlich nicht alle! Das würde für ein Versagen der Intensivmedizin in deutschen Kliniken sprechen, was nicht anzunehmen ist.

4.3 CORONA IST EINE SELTENE ERKRANKUNG

Bezogen auf die Gesamtbevölkerung von circa 83 Millionen Menschen sind 10.436 Lungenentzündungen innerhalb von knapp einem Jahr jedenfalls nicht besorgniserregend, im Gegenteil: Nur 0,01 Prozent aller Bürger riskieren also, eine Lungenentzündung wegen Corona zu bekommen, dies ist 1 von 10.000 Personen. Damit handelt es sich beim schweren Verlauf der Corona-Krankheit um eine seltene Erkrankung. Denn nach der Definition der EU gilt eine Erkrankung als selten, wenn nicht mehr als 5 von 10.000 Menschen in der EU von ihr betroffen sind. Diese Definition findet sich auch auf der Homepage des Bundesgesundheitsministeriums.[11]

CORONA-TOTE IM HINBLICK AUF DIE GESAMTSTERBLICHKEIT

Es kann dahingestellt bleiben, ob die Zahl der Corona-Toten binnen 12 Monaten nun 10.000 oder 20.000 beträgt. »Offiziell« durch das

In der Europäischen Union gilt eine Erkrankung als selten, wenn nicht mehr als 5 von 10.000 Menschen in der EU von ihr betroffen sind.

Intensivregister[12] bestätigt waren jedenfalls bis zum 31. Januar 2021 – also binnen 12 Monaten seit Ausbruch des Virus – 18.506 Verstorbene.

In Deutschland gibt es eine jährliche Gesamtsterblichkeit von circa 950.000 Menschen pro Jahr.[13] Der Anteil von Corona-Toten beträgt somit etwa 2 Prozent. Von allen in Deutschland verstorbenen Menschen sind also gerade einmal etwa 2 Prozent im Zusammenhang mit Corona verstorben.

98 Prozent sind an anderen Krankheiten als COVID-19 verstorben, insbesondere an Herz-Kreislauf-Erkrankungen (etwa 30 Prozent), an Krebs (etwa 25 Prozent) und an Atemwegserkrankungen.

ENTWARNUNG NACH OBDUKTIONEN

Wie Obduktionen ergeben haben, verstarben die – meist hochbetagten – angeblichen Corona-Toten im Übrigen gerade nicht an Corona, sondern allenfalls mit Corona. So hatte der Pathologe Prof. Klaus Püschel im April 2020 (entgegen der Anweisung der Regierung!) über 100 Verstorbene obduziert, die angeblich an Corona verstorben sein sollten. Dabei stellte er fest, dass kein einziger Patient ursächlich an Corona verstorben war. Vielmehr hatten alle Patienten mindestens eine oder mehrere relevante Vorerkrankungen und/oder waren hochbetagt, sie waren im Durchschnitt 80 Jahre alt.[14]

Die Todesrate liegt bei Kindern und Jugendlichen bei nahezu null, sie ist ebenfalls enorm gering bei jungen Menschen unter 30 Jahren und sehr niedrig bei Menschen unter 70 Jahren.

Der Arzt muss auch hierüber aufklären – und zwar alle Patienten aller Altersklassen.

Angesichts der dramatischen Darstellung der Corona-Pandemie durch Politik und Medien ist der Arzt im Zusammenhang mit der Aufklärung daher zu einer sachlichen und nüchternen Information über das Todesrisiko durch eine Corona-Erkrankung verpflichtet.

LONG-COVID-SYNDROM

Die langfristigen Folgen einer Corona-Krankheit werden erst allmählich bekannt. Dies liegt in der Natur der Sache, da nach einer Erkrankung mindestens vier Wochen bis hin zu einem Jahr oder gar länger vergangen sein müssen, um mittel- und langfristige Beschwerden oder gar dauerhafte Beeinträchtigungen von den kurzfristigen Symptomen abgrenzen und untersuchen zu können.

In einer am 15. Juli 2021 veröffentlichten Studie wurden 3.762 Patienten aus 56 Ländern zu möglichen Long-COVID-Symptomen befragt.[15] Die Forscher haben im Zusammenhang mit dieser Befragung angeblich 203 Symptome in zehn betroffenen Organen ausgemacht. Sie konnten die Symptome dabei in drei Cluster aufteilen, je nach Symptomdauer: Die Symptome im ersten Cluster treten früh im Verlauf auf, erreichen nach zwei bis drei Wochen ihren Höhepunkt und klingen dann langsam innerhalb von 90 Tagen ab. Dies sind vor allem gastrointestinale und respiratorische Symptome, also solche, die den Magen-Darm-Trakt und die Atmung betreffen. Die in Cluster 2 erfassten Symptome erreichten ihren Höhepunkt etwa sieben Wochen nach Beginn und nehmen deutlich langsamer ab als diejenigen in Cluster 1. Dazu gehören etwa neuropsychiatrische und kardiovaskuläre, das heißt Herz und Gefäße betreffende Symptome, die Forscher ordneten aber auch Fatigue (Ermüdungssyndrom) und dermatologische Manifestationen wie die frostbeulenähnlichen Veränderungen an den Zehen diesem Cluster zu. Die Symptome in Cluster 3 dagegen beginnen mild und erreichen erst etwa nach 10 bis 15 Wochen ihren Peak. Sie zeigen kaum Besserung im Zeitverlauf. Zu diesen Symptomen gehören Allergien, Tinnitus, Neuralgien oder die als »Brain Fog« bezeichneten Konzentrationsstörungen.[16]

Ob und inwieweit diese Studie wirklich aussagekräftig ist, mag bezweifelt werden. Denn bereits die Methode der Befragung überrascht: So handelte es sich um eine Online-Studie, bei der betroffene Patienten aufgefordert wurden, einen sehr langen Fragebogen auszufüllen. Ärzte in Praxen und in Kliniken, die nicht nur für die Behandlung der Erkrankung, sondern auch für die Begleitung der Langzeitfolgen die notwendige medizinische Expertise und Beurteilungskraft mitbringen dürften, wurden nicht in die Studie einbezogen. Von den 3.762 Teilnehmern der Online-Befragung, die zwischen Anfang September und Ende November 2020 durchgeführt wurde, hatten im Übrigen nur 1.020 Personen eine bestätigte Diagnose genannt. Die anderen 2.742 Befragten waren hingegen entweder ungetestet, hatten negative Antikörper oder eine negative Diagnose. Daher ist es befremdlich, dass mehr als zwei Drittel der Befragten noch nicht einmal eine bestätigte COVID-19-Diagnose hatten und deren Beschwerden dennoch als »Long-COVID-Symptome« bezeichnet werden.

Überraschend ist auch die genannte Zahl von über 200 angeblichen Symptomen und Auswirkungen der Corona-Krankheit. Denn selbst bei den Impfungen sind derzeit weniger als 40 Nebenwirkungen genannt, die ebenfalls in Cluster unterteilt werden können.[17]

Es empfiehlt sich daher eine seriöse und wissenschaftliche Bewertung der Long-COVID-Symptome, also eine evidenzbasierte Studie unter systematischer medizinischer Begleitung, Analyse und Bewertung, um eine entsprechend überzeugende Studienqualität zu liefern. Eine Online-Befragung von Menschen, deren Daten unter keinem Aspekt überprüfbar sind und die überwiegend noch nicht einmal einen SARS-CoV-2-Nachweis hatten, unterbietet alle wissenschaftlichen Standards.

Long-COVID-Symptome müssen nach evidenzbasierten Kriterien erforscht werden.

Das RKI äußert sich zu Long-COVID-Symptomen auf dem »Infoblatt für Kinder- und Jugendärzte« jedenfalls wie folgt:

»Bekannt sind anhaltende Erschöpfungszustände, Atembe-schwerden, Konzentrations- und Schlafstörungen, depressive Verstimmungen und Herzrhythmusstörungen, wobei nicht gesichert ist, ob die angegebenen Symptome tatsächlich auf die COVID-19-Erkrankung zurückzuführen sind.«[18]

Schließlich weist das RKI darauf hin, dass es bei Kindern und Jugendlichen in seltenen Fällen nach COVID-19-Infektionen zu PIMS (Pediatric Inflammatory Multisystem Syndrome) gekommen sei. Dies ist ein schweres Krankheitsbild mit vielfachen Entzündungserscheinungen, das angeblich auch nach einer asymptomatischen SARS-CoV-2-Infektion auftreten kann. Das RKI beruhigt jedoch dahingehend, dass PIMS gut behandelbar ist und die Erkrankung meist folgenlos ausheilt.[19]

Freilich hat der Arzt seinen Patienten auch darüber aufzuklären, dass bei einer Corona-Krankheit mittel- und langfristige Beschwerden und Leiden bleiben können, auch wenn diese bislang sehr selten auftraten und nicht evidenzbasiert erfasst zu sein scheinen. Er sollte in diesem Zusammenhang zugleich darauf hinweisen, dass jede Virusinfektion und Erkältungskrankheit gut ausheilen muss und der Patient bis dahin körperliche Anstrengungen daher zu unterlassen hat, um genau solche Langzeitfolgen zu vermeiden.

 4.4 AUFKLÄRUNG ÜBER DIE EIGENE NATÜRLICHE IMMUNITÄT

IMMUNITÄT DURCH FRÜHERE ERKRANKUNGEN

Der Arzt muss ferner zwingend darüber aufklären, dass alle immunkompetenten Menschen gegen SARS-CoV-2 durch ihre eigene natürliche, sogenannte zelluläre Immunität ausreichend geschützt sind. Denn immunkompetente Menschen besitzen eine »robuste«

körpereigene Immunität – auch gegen SARS-CoV-2-Viren einschließlich ihrer Varianten.

Immunität[20] ist das angeborene oder durch Kontakt mit einem Krankheitserreger (Pathogene) oder dessen Giften erworbene Gefeitsein (Unempfindlichkeit oder Unempfänglichkeit) des Organismus gegenüber spezifischen äußeren Angriffen beziehungsweise die Fähigkeit des Organismus, bestimmte Krankheitserreger ohne Symptome zu eliminieren.[21] Die Immunität besteht zum einen aus den sogenannten eigenen Antikörpern gegen fremde Viren und zum anderen aus den sogenannten T-Zellen.

ANTIKÖRPER UND T-ZELLEN

Antikörper werden in der Medizin auch Immunglobuline oder kurz Ig genannt. Sie werden infolge einer Infektion mit Bakterien oder Viren von weißen Blutkörperchen gebildet und ans Blut abgegeben. Die Antikörper binden sich an den Eindringling und leiten dadurch seine Zerstörung ein.

Es gibt verschiedene Klassen von Immunglobulinen, die sich in ihrer Größe und Form unterscheiden. Bei einer Virusinfektion wie SARS-CoV-2 sind drei Antikörperklassen wichtig: Immunglobulin-A (IgA) und Immunglobulin-M (IgM) sind die ersten Antikörper, die im Speichel (IgA) oder Blut (IgM) gebildet werden. Die IgA-Antikörper kann man sich als schnelle Eingreiftruppe vorstellen, die zum Beispiel im Nasenschleim und in der Lunge vorhanden ist und etwa eingeatmetes Virus unschädlich macht.

Nach einer gewissen Zeit werden sie durch Immunglobulin-G (IgG) ersetzt, das nur im Blut vorkommt. Diese IgG-Antikörper werden erst später im Blut gebildet, gelten als Teil des Immun-Gedächtnisses und haben Einfluss auf die Schwere der Erkrankung.[22] Sollte man sich erneut mit dem gleichen Erreger infizieren, sorgen sie für eine rasche Reaktion. Antikörper vom Typ IgG gehören zu den wichtigsten Abwehrstoffen im Blut mit den folgenden Aufgaben: Es sind die sogenannten Zweitantikörper – das heißt, bei erstmaligem Kontakt mit einem bestimmten Krankheitserreger werden vom Körper IgM-Antikörper gebildet. Bei wiederholter Infektion mit dem gleichen Erreger bildet der Körper schließlich IgG-Antikörper. Das wird sekundäre Immunantwort beziehungsweise immunologisches Gedächtnis genannt.[23]

Die körpereigene Abwehr hat auch noch einen zweiten Arm, die sogenannten T-Zellen: Diese zerstören diejenigen körpereigenen Zellen, die vom Virus infiziert wurden. In einer im September 2020 veröffentlichten deutschen Studie[24] wurde hierzu Folgendes festgestellt:

— Ehemals COVID-19-Infizierte sind durch T-Zellen geschützt.
— Auch ohne Antikörper sind genug T-Zellen vorhanden.
— Es gibt genug T-Zellen gegen SARS-CoV-2 auch ohne COVID-19-Erkrankung.

Denn es gibt ein hohes Maß an Kreuzreaktivität, was erklärt, warum es in der Bevölkerung bereits eine relativ ausgeprägte Grundimmunität gab, als SARS-CoV-2 im Winter 2019/2020 ankam. Dennoch hat der größte Teil der Bevölkerung COVID-19 nicht bekommen oder lediglich einen milden Verlauf durchgemacht.

AUSSAGEN DES RKI ZUR KÖRPEREIGENEN IMMUNITÄT

Das RKI schreibt im Januar 2021 im *Epidemiologischen Bulletin* zur Immunität Folgendes:

»Eine SARS-CoV-2-Infektion induziert innerhalb von zwei Wochen nach Symptombeginn die Bildung von Antikörpern. Neutralisierende Antikörper sind im Median in der zweiten Woche nach Symptombeginn nachweisbar. Bei der Mehrzahl der untersuchten Personen bleiben die Antikörperkonzentrationen über einen Zeitraum von mindestens fünf Monaten relativ stabil.[25] Zur Persistenz von Antikörpern über diesen Zeitraum hinaus lassen sich im Moment noch keine Aussagen treffen. Zusätzlich wurde bei Erkrankten eine T-Zell-Reaktivität gegen unterschiedliche SARS-CoV-2-Proteine festgestellt, die sowohl an der Schutzvermittlung als auch an der pulmonalen Immunpathologie sowie der Zytokin-Ausschüttung beteiligt sein kann. SARS-CoV-2-spezifische-T-Zellen konnten auch bei Infizierten nachgewiesen werden, die keine Antikörpertiter aufwiesen und asymptomatisch waren. Ob spezifische T-Zellen auch bei fehlendem Antikörpernachweis Schutz bieten, ist noch unklar.«[26]

Ein halbes Jahr später findet sich im *Epidemiologischen Bulletin* vom 8. Juli 2021 unter Bezugnahme auf weitere Studien die Bestätigung des RKI, dass die verfügbaren klinischen und immunologischen Daten eine Schutzwirkung für immerhin mindestens 6–10 Monate nach überstandener COVID-19-Infektion belegen.[27]

STUDIENERGEBNISSE ZUR KÖRPEREIGENEN IMMUNITÄT

Weitere Experten weisen allerdings nach, dass man bei anderen Coronaviren, die normale Erkältungen auslösen, im Mittel deutlich länger, nämlich ein bis anderthalb Jahre, vor einer erneuten Infektion geschützt sei.[28] Ob für eine Immunität vor allem Antikörper oder T-Zellen oder aber eine Mischung aus beiden wichtig ist, sei noch nicht zu beantworten. So sagt der Immunologe Thomas Jacobs vom Bernhard-Nocht-Institut in Hamburg: »Eine sterile Immunität ist vermutlich vor allem von einer hohen Zahl neutralisierender Antikörper abhängig, während die Schwere des Verlaufs mit der T-Zellen-Antwort zusammenhängt, so dass es ein ›wichtiger‹ in diesem Kontext wahrscheinlich nicht gibt.«

Demgegenüber hat eine aktuelle dänische Studie gezeigt, dass die eigenen Antikörper bei allen Menschen im Falle einer Infektion sofort abrufbar sind und dass auch T-Zellen jahrelang nachweisbar sind.[29]

Der T-Zellschutz resultiert nicht nur aus der Exposition gegenüber SARS-CoV-2, sondern auch aus der kreuzreaktiven Immunität aufgrund vorhergehender Auseinandersetzung des Immunsystems mit anderen Coronaviren. Eine solche Kreuzimmunität war sogar nach Infektionen, die bis zu 17 Jahren zurücklagen, nachweisbar.[30]

> Die schützenden T-Zellen sind offensichtlich jahrelang, sogar jahrzehntelang im Körper nachweisbar.

Auch Forscher der Berliner Charité haben in einer Studie gezeigt, dass Antikörper nach einer Infektion noch eine Weile und die sogenannten T-Zellen sogar jahrzehntelang im Blut nachweisbar sind:

»Ja, wenn sich die erste Immunantwort wieder beruhigt hat, bleiben in der Regel auch T-Gedächtniszellen zurück. Sie können jahrzehntelang im Körper zirkulieren. Manchmal sind sie noch da, wenn die Antikörper längst wieder verschwunden sind. Infiziert sich eine Person dann nochmal mit dem gleichen Erreger, sorgen solche T-Zellen dafür, dass das Immunsystem dann schneller und effektiver reagiert. Das bedeutet im Idealfall, dass die Person gar nicht merkt, dass sie sich mit diesem Erreger erneut angesteckt hat. Das bezeichnen wir als Immunität. Und jetzt wird es interessant: Diese Aktivierung funktioniert eben nicht nur, wenn sich die Erreger in allen Einzelheiten gleichen. Manchmal reicht es schon, wenn sie sich in bestimmten Abschnitten ähnlich sind.«[31]

Eine neuere Studie der renommierten Fachzeitschrift *Nature* bestätigt, dass Personen nach einer Erkrankung an COVID-19 ein deutlich geringeres Risiko einer Neuinfektion haben, weil sie durch die

Bildung langlebiger schützender Antikörper eine sehr stabile Immunität gegen das Virus entwickelt haben. Die Studienergebnisse zeigten insgesamt, dass eine milde Infektion mit dem SARS-CoV-2-Virus eine robuste, langlebige Immunerinnerung hervorrufe.[32]

Die bestehende T-Zellimmunität bietet somit offensichtlich einen guten Schutz auch gegen alle SARS-CoV-2-Varianten.[33] Sie ist von vornherein viel breiter aufgestellt, denn die schützenden Zellen erkennen nicht bloß einen Teil eines Eiweißes (»Stachel«), sondern viele Teile von allen Eiweißen des Virus. Wichtiger noch: Das Virus wird am richtigen Ort bekämpft, nämlich in den Zellen der Atemwege, wo es sich vermehrt.

> Nach milder Erkrankung an COVID-19 entwickeln die Patienten eine stabile und langlebige Immunreaktion.

LANGFRISTIGE IMMUNITÄT GEGEN COVID-19 BEI KINDERN

Bei Kindern scheint die langfristige Immunität gegen COVID-19 noch stärker und langfristiger zu sein, wie die vier baden-württembergischen Universitätskliniken 2021 in einer Pressemitteilung bekannt gaben.[34]

Folgende zentralen Fragen hatten Wissenschaftler der Universitätskliniken in Freiburg, Heidelberg, Tübingen und Ulm in der vom Land Baden-Württemberg initiierten und finanzierten COVID-19-Kinder-Studie untersucht: »Wie verläuft eine COVID-19-Infektion bei Kindern, sind sie nach einem milden Verlauf geschützt, und welche Rolle spielen sie im Pandemiegeschehen als Erkrankte, Infektionsherde und -verstärker?«

Die Studie zeigte, dass Kinder sich innerhalb der Familien deutlich seltener ansteckten als Erwachsene und der Verlauf meist deutlich milder war. Gleichzeitig war die Immunantwort bei Kindern im Schnitt stärker und hielt länger an als bei Erwachsenen, unabhängig davon, ob Symptome auftraten.

Dies ist eine erfreuliche, wenngleich nicht neue Erkenntnis. Noch vor wenigen Jahrzehnten wurden die Kinder, die beispielsweise noch nicht an Mumps oder Masern erkrankt waren, zu ihren erkrankten Freunden gebracht, um sich zu infizieren, um sodann für ein oder zwei Wochen die Krankheit durchzumachen und hierdurch lebenslang immunisiert zu werden.

> Nach einer deutschen Studie gibt es deutliche Anzeichen, dass die kindliche Immunabwehr die von Erwachsenen sogar übertrifft.

Dies wussten unsere Vorfahren schon immer.[35]

Die Studie zeigt somit, dass unsere Eltern und Großeltern richtiglagen und dass es sinnvoll und immunstärkend ist, sich bei der nächsten Infektionswelle nicht etwa ängstlich zu isolieren, sondern durch Kontakte eine Infektion zu riskieren, um sich angesichts des zu 99 Prozent milden Verlaufs anzustecken und hierdurch zu stärken, also auf natürliche Weise zu immunisieren. Nichts anderes passiert ja auch bei allen anderen Erkältungskrankheiten in den kalten Jahreszeiten: Wer grundsätzlich über eine normale Gesundheit und damit über ein gutes Immunsystem verfügt, der steckt solche Viren jedes Jahr mit ein paar Tagen unangenehmer Erkältungssymptome meist ohne Weiteres weg. Eine Impfung ist somit für die meisten Menschen aufgrund ihres eigenen Immunsystems und aufgrund der Auseinandersetzung des Körpers mit immer neuen Viren schlichtweg nicht nötig.

STÄRKUNG DER EIGENEN IMMUNITÄT DURCH VITAMIN D

Das RKI verweist darüber hinaus auf die Bedeutung des Vitamins D zur Stärkung des Immunsystems. Schon früh sei vermutet worden, dass eine ausreichende Vitamin-D-Versorgung mit einer geringeren Erkrankungswahrscheinlichkeit beziehungsweise einem milderen Verlauf einer COVID-19-Erkrankung einhergehe. In Beobachtungsstudien hätten sich Zusammenhänge zwischen einem niedrigen

Vitamin-D-Status unter COVID-19-Erkrankten im Vergleich zu Kontrollgruppen gezeigt. Einige erste randomisierte Kontrollstudien würden darauf hindeuten, dass sich eine gute Vitamin-D-Versorgung positiv auf den Krankheitsverlauf auswirken könne. Eine unabhängige Rolle einer ausreichenden Vitamin-D-Versorgung sei im Hinblick auf den Krankheitsverlauf bei COVID-19 allerdings nicht abschließend geklärt. Bis dahin sei es ratsam, die allgemeinen Empfehlungen zur Vitamin-D-Versorgung der Deutschen Gesellschaft für Ernährung, die in einer aktuellen Fachinformation zu Vitamin D und COVID-19 zu einer ähnlichen Einschätzung der Datenlage kommt, zu befolgen und sich nach Möglichkeit regelmäßig im Freien aufzuhalten, zum Beispiel Spaziergänge zu unternehmen.[36]

Das RKI stellt auf seiner Homepage unter dem Stichwort Corona ferner fest:

»Eine ausreichende Vitamin-D-Versorgung ist neben der Bedeutung für die Knochengesundheit wichtig für ein gut funktionierendes Immunsystem. Unter Einwirkung von Sonnenlicht bildet der Körper in der Haut dieses Vitamin selbst. Bei geringem Aufenthalt im Freien sowie in der dunklen Jahreszeit ist dieser Versorgungsweg unzureichend. Risikogruppen für einen Vitamin-D-Mangel sind unter anderem Ältere, Menschen mit stärkerer Hautpigmentierung und Menschen, die sich selten im Freien aufhalten beziehungsweise aufhalten können, etwa weil sie immobil, chronisch krank oder pflegebedürftig sind.«[37]

> Das RKI empfiehlt zur Abmilderung von Corona-Krankheitsverläufen, auf eine ausreichende Versorgung mit Vitamin D zu achten.

Auch das berühmte Vitamin C scheint bei der Corona-Krankheit zu helfen, wie in der *Ärztezeitung* zu lesen war.[38]

4.5 AUFKLÄRUNG ÜBER DIE GUTEN BEHANDLUNGS-MÖGLICHKEITEN

Das SARS-CoV-2-Virus und die hierdurch angeblich verursachte COVID-19-Erkrankung ist – wie alle anderen Infektionen und Erkältungskrankheiten, die durch (Grippe-)Viren ausgelöst werden und denen die Bevölkerung insbesondere in den kalten Jahreszeiten immer ausgesetzt ist – medizinisch gut behandelbar. Dies zeigt die zuvor genannte geringe Sterblichkeitsrate (siehe Kapitel 4, S. 60). Oftmals wurden die Symptome gar nicht ärztlich behandelt, weil sie so milde waren. Das RKI selbst bestätigt, dass 99 Prozent der Symptome typische grippeähnliche Symptome sind wie Husten, Fieber, Schnupfen und Störung des Geruchs- und Geschmackssinns.[39]

Das RKI bestätigt ferner, dass nur ein (außerordentlich geringer) Teil der COVID-19-Erkrankungen schwer verläuft und auch diese schweren Krankheitsverläufe behandlungsfähig sind. Im Zentrum der Behandlung der Infektion stehen nach Aussage des RKI die optimalen unterstützenden Maßnahmen entsprechend der Schwere des Krankheitsbildes (z. B. Sauerstoffgabe, Ausgleich des Flüssigkeitshaushaltes, gegebenenfalls Antibiotikagabe zur Behandlung von bakteriellen Co-Infektionen) sowie die Behandlung von relevanten Grunderkrankungen.[40]

Auch hierüber muss der Arzt zwingend aufklären, nachdem genau dieser Aspekt seit Beginn der Berichterstattung über Corona interessanterweise völlig außer Acht gelassen wird. Die Medien und die Politik verschweigen bedauerlicherweise, dass durch ein stabiles Immunsystem, durch Schonen und gegebenenfalls einige Tage Bettruhe sowie durch den Einsatz entsprechender Medikamente die leichten und mittelschweren Verläufe von Corona grundsätzlich gut überstanden werden – wie bei allen vorherigen Grippe- und Influenzawellen.

> Es gibt bei Corona eine Vielzahl guter Behandlungsmöglichkeiten.

Auch die Gesundheitsämter, die Hunderttausende von positiv getesteten (meist gesunden) Personen in Quarantäne schickten, empfahlen (wenn überhaupt!) bei Vorliegen von Symptomen allenfalls Bettruhe, die Einnahme von Aspirin und Vitaminen. Eine Untersuchung der positiv Getesteten durch die Gesundheitsämter, wie §25 IfSG dies zwingend vorsieht, ist niemals erfolgt, was belegt, dass die Corona-Krankheit offensichtlich nicht besonders besorgniserregend ist.

4.6 GUTE BEHANDLUNGSMÖGLICHKEITEN AUCH IN SCHWEREN FÄLLEN

Der Arzt muss ebenso darüber aufklären, dass selbst das seltene Risiko einer Lungenentzündung, die vom RKI mit nur 1 Prozent beziffert wurde (!), keinesfalls zwingend zum Tod führt. Bei richtigem Einsatz der richtigen Medikamente, bei richtiger Dosierung der Medikamente und bei sehr gezieltem Einsatz von Beatmung haben Menschen ohne Vorerkrankungen und mit gutem Immunsystem eine gute Überlebenschance einer durch Corona entwickelten Lungenentzündung.[41]

So hat eine Studie aus dem Jahr 2020 gezeigt, dass durch die frühzeitige Behandlung mit gut verträglichen Medikamenten wie Vitamin C und D, angemessen dosiertem Hydroxychloroquin und Ivermectin Krankenhausaufenthalte und Sterblichkeit um 75–85 Prozent reduziert werden konnten.[42] Ferner haben nach einer Studie vom Mai 2021 sogar sehr schwer erkrankte Patienten eine gute Chance, durch richtigen Medikamenteneinsatz geheilt zu werden.[43]

Nachdem im Falle einer Corona-Erkrankung bei allen Schweregraden offensichtlich sehr gute Behandlungsmöglichkeiten bestehen, ist eine vorbeugende Impfung nicht notwendig. Hierüber muss der Arzt zwingend aufklären.

Auch die sehr seltenen schweren Krankheitsverläufe können mit richtiger Medikation behandelt werden.

4.7 BEHANDLUNGSEMPFEHLUNGEN DURCH RKI, KBV UND WHO

ANTIVIRALE THERAPIE MIT REMDESIVIR

Am 3. Juli 2020 erteilte die Europäische Kommission die bedingte Zulassung für Remdesivir *(Veklury®)*. Diese Zulassung in der EU beruht im Wesentlichen auf einer Studie mit etwa 1.000 Patienten. Ergebnis: Bei hospitalisierten Patienten mit zusätzlichem Sauerstoffbedarf sorge Remdesivir angeblich für eine Verkürzung der Zeit bis zur Besserung der Symptome.[44]

Die WHO hat sich am 20. November 2020 demgegenüber mit einer schwachen beziehungsweise bedingten Empfehlung in ihrer Leitlinie (»Therapeutics and COVID-19: living guideline«) gegen die Anwendung von Remdesivir ausgesprochen, unabhängig vom klinischen Stadium der COVID-19-Erkrankung. Diese Empfehlung der WHO beruht maßgeblich auf den Ergebnissen der SOLIDARITY-Studie und einer Meta-Analyse der Daten aus allen kontrollierten Studien. Danach konnte kein positiver Effekt von Remdesivir auf die Sterblichkeit nachgewiesen werden.[45] Nach Bewertung der finalen Mortalitätsdaten der NIAID-ACTT 1-Studie durch die Europäische Arzneimittel-Agentur (EMA) erfolgte am 10. Dezember 2020 ebenfalls eine Einschränkung der Indikation für Remdesivir.[46]

> Das RKI empfiehlt bei schweren Verläufen Remdesivir, obwohl sowohl die WHO als auch die Europäische Arzneimittel-Agentur (EMA) sich gegen die Anwendung dieses Medikaments aussprechen!

Auch die *Ärztezeitung* schrieb am 10. August 2021, dass die Wirkung von Remdesivir offensichtlich deutlich »begrenzt« sei.[47]

4

MONOKLONALE ANTIKÖRPERTHERAPIE

Auf der Homepage der Kassenärztlichen Bundesvereinigung (KBV) findet sich unter dem Stichwort »Therapie von COVID-19-Patienten« ferner ein Hinweis zur Behandlung mit der sogenannten Monoklonalen Antikörpertherapie. Dort heißt es:

»Monoklonale Antikörper gegen das Spike-Protein können in der frühen Krankheitsphase die SARS-CoV-2-Viruslast bei leichter bis moderater COVID-19-Erkrankung senken. Sie sind damit eine der Optionen antiviraler Therapie von COVID-19. Die Behandlung mit monoklonalen Antikörpern ist auch in Deutschland möglich. Geregelt wird Bereitstellung, der Anspruch sowie die Vergütung der Anwendung dieser in Europa bislang rechtlich nicht zugelassenen Arzneimittel durch die Monoklonale-Antikörper-Verordnung (MAKV) vom 21.4.2021 des Bundesministeriums für Gesundheit.«[48]

Der Arzt hat darüber aufzuklären, dass als einzige Therapieempfehlung der Kassenärztlichen Bundesvereinigung lediglich eine Behandlung mit monoklonalen Antikörpern ausgesprochen wird – und zwar mit Medikamenten, die in Europa und in Deutschland nicht zugelassen sind. Dennoch hat der Gesundheitsminister mit der Monoklonalen-Antikörper-Verordnung (MAKV) vom 21. April 2021 die kostenfreie Bereitstellung dieser nicht zugelassenen Arzneimittel (sowie deren erhebliche Vergütung für Ärzte und Kliniken einschließlich der Erstattung von Fahrtkosten) sogar rückwirkend zum 1. Januar 2021 rechtlich geregelt.

Über die Gefahren und Risiken des Einsatzes nicht zugelassener – und somit offensichtlich (noch) nicht hinreichend geprüfter – neuer Arzneimittel muss der

> Auf der Homepage der KBV findet sich lediglich ein Therapiehinweis zur Behandlung von COVID-19 – eine neue Behandlungsmethode mit Arzneimitteln, die (noch) nicht zugelassen sind.

Arzt erst recht eindringlich aufklären.[49] Die Behandlung kann nach Aussage einer Klinikärztin massive allergische Reaktionen bis hin zum Tod hervorrufen, was der Patient freilich wissen muss. Daher gibt es auf der Website des Paul-Ehrlich-Instituts für die Meldung von Verdachtsfällen zu Nebenwirkungen der Monoklonalen Antikörpertherapie gegen SARS-CoV-2 sogar ein Formular.[50]

4.8 CORONA IST KEINE BEDROHLICHE KRANKHEIT

Nach alledem muss der Arzt den Patienten unbedingt darüber aufklären, dass Corona schlichtweg keine bedrohliche Krankheit ist. Die bedrohliche Krankheit ist in § 2 Nr. 3a IfSG wie folgt definiert:

Bedrohlich übertragbare Krankheit: eine übertragbare Krankheit, die auf Grund klinisch schwerer Verlaufsformen oder ihrer Ausbreitungsweise eine schwerwiegende Gefahr für die Allgemeinheit verursachen kann.

Das SARS-CoV-2 sowie alle seine Mutationen breiten sich – wie jedes Jahr andere Erkältungsviren und ihre tausendfachen ständigen Mutationen – mehr oder weniger stark aus. Sie stellen jedoch nachweislich keine schwerwiegende Gefahr für die Allgemeinheit dar, auch belasten sie das Gesundheitssystem nicht mehr als alle anderen Grippe- und Erkältungsviren und sie haben in Deutschland – entgegen der Berichterstattung der allermeisten Medien – nie zur Überlastung des Gesundheitssystems und auch nicht zur Übersterblichkeit geführt.[51]

Die seltenen schweren Verlaufsformen bei vorerkrankten und hochbetagten Menschen sind von den betroffenen Menschen und von der Allgemeinheit daher als schicksalhaft und damit als allgemeines Lebensrisiko zu akzeptieren, denn sie unterscheiden sich nicht von schweren Verlaufsformen anderer Viruserkrankungen.

Erst recht sind COVID-19-Erkrankungen deutlich seltener als andere Atemwegs-, Herz-Kreislauf- und Krebserkrankungen. Auch das Bundesverfassungsgericht stellte bereits im Mai 2020 zutreffend fest:

>»Die Verfassung bietet keinen vollkommenen Schutz vor jeglicher (...) Gesundheitsgefahr. Dies gilt umso mehr, als ein gewisses Infektionsrisiko mit dem neuartigen Corona-Virus derzeit für die Gesamtbevölkerung zum allgemeinen Lebensrisiko gehört.«[52]

Im Vergleich dazu sind etwa die Lungenpest und Ebola bedrohliche Krankheiten, für die nach dem Infektionsschutzgesetz zu Recht eine Quarantäne angeordnet werden kann,[53] während Quarantäne niemals zuvor für Grippe- und Erkältungskrankheiten mit fast ausschließlich mildem Verlauf angeordnet wurde.[54] Wen es richtig erwischt hat, der bleibt sowieso zu Hause.

Die Absonderung von Patienten, die an Lungenpest erkrankt sind, ist richtig und notwendig. Denn das RKI gibt auf seiner Homepage an:

>»Lungenpest und Pestseptikämie (Blutvergiftung) verlaufen unbehandelt fast immer tödlich.[55]
>Die Pest ist bei adäquater und rechtzeitiger Antibiotikatherapie heilbar. Trotz der Möglichkeit einer Antibiotikabehandlung gibt die WHO eine Sterblichkeit zwischen 8 bis 10 Prozent an.«[56]

Auch Ebola ist hochansteckend und verläuft – abhängig vom für den Ausbruch verantwortlichen Virus und der Versorgung – in 30 Prozent bis 90 Prozent der Fälle tödlich.[57]

Die Corona-Krankheit mit einem meist milden Verlauf und einer Sterblichkeit von 0,2 Prozent ist im Vergleich dazu ganz offensichtlich nicht im Entferntesten eine »bedrohliche« Krankheit.

4.8) AUFKLÄRUNG ÜBER PRÄVENTION VON KRANKHEITEN

Es ist im Übrigen Aufgabe der Gesundheitsämter sowie eventuell auch der Gesundheits- und Sozialministerien, die Allgemeinheit über die Gefahren übertragbarer Krankheiten und die Möglichkeiten zu deren Verhütung zu informieren und aufzuklären. Insbesondere ist über Beratungs-, Betreuungs- und Versorgungsangebote zu informieren. So lautet § 3 IfSG:

Die Information und Aufklärung der Allgemeinheit über die Gefahren übertragbarer Krankheiten und die Möglichkeiten zu deren Verhütung sind eine öffentliche Aufgabe. Insbesondere haben die nach Landesrecht zuständigen Stellen über Möglichkeiten des allgemeinen und individuellen Infektionsschutzes sowie über Beratungs-, Betreuungs- und Versorgungsangebote zu informieren.

Diese Information und Aufklärung beschränkt sich bedauerlicherweise seit Einführung des Begriffs »epidemische Lage von nationaler Tragweite« in das Infektionsschutzgesetz im März 2020 ausschließlich auf eine tägliche angsterzeugende Berichterstattung über angebliche Infektionsgefahren sowie schließlich auf das Anpreisen von Impfstoffen als einziges Mittel gegen eine vermeintlich herrschende Pandemie. Außerdem wurden Menschen durch Ausgeh- und Kontaktverbote, durch Schließungen von Sportanstalten, Schulen und allen Kultureinrichtungen von der Stärkung ihres Immunsystems abgehalten. Es war allenfalls möglich, in die Natur zu gehen, nicht jedoch ein Schwimmbad zu besuchen, ein Fitnessstudio oder eine sonstige Sportstätte. Diese Maßnahmen schwächen das Immunsystem enorm und konterkarieren die gesetzliche Regelung des § 3 IfSG zur Aufklärung darüber, wie – freilich ohne Verbote und

> Das Gesetz sieht die Aufklärung der Allgemeinheit durch Prävention vor. Eine solche Aufklärung ist im Hinblick auf Corona nie erfolgt.

Grundrechtsbeschränkungen – Erkältungskrankheiten am besten vermieden oder schnell kuriert werden können.

Eine seriöse Aufklärung zum Zweck der Prävention aller übertragenbaren Krankheiten und damit auch der Corona-Krankheit sieht anders aus.

SCHWÄCHUNG DER IMMUNITÄT DURCH ISOLATION

Gerade für Kinder ist es erforderlich, durch regelmäßige Erkältungen eine entsprechende Immunität aufzubauen, da Viren andernfalls zu schwereren Erkrankungen führen können. So scheinen beispielsweise in der Schweiz die Fallzahlen von Kindern in letzter Zeit enorm in die Höhe zu gehen, die mit schweren Atemwegserkrankungen (durch das RS-Virus[58], nicht Corona) ins Spital eingeliefert werden. Grund für den Anstieg sei die Isolation während der Pandemie. Da im letzten Winter viele Kinder keine Immunität aufbauen konnten, treffe es sie jetzt umso mehr. Betroffen seien insbesondere die Jüngsten. »Wenn man sich zum ersten Mal mit RS-Viren ansteckt, ist es immer am schlimmsten.«[59]

Auch das RKI hat in seinem »Herbst/Winter Papier« vom 22. Juli 2021 festgestellt, dass aufgrund der sehr niedrigen Zahlen anderer akuter Atemwegsinfektionen durch die kontaktreduzierenden Maßnahmen von einer zusätzlichen Zahl suszeptibler (anfälliger) Kinder und Jugendlicher auszugehen sei. Dies könne sowohl zu einer Verschiebung der saisonalen Erkrankungswellen als auch zu einer größeren Zahl und gegebenenfalls auch einer Zunahme schwerer Erkrankungen führen. Statt jedoch sofort sämtliche dieser absurden Kontaktreduktionen aufzuheben, um die Kinder wenigstens im Herbst/Winter 2021/2022 zu stärken, empfiehlt das RKI den

> Gerade Kinder müssen durch regelmäßige Erkältungskrankheiten und normale soziale Kontakte eine eigene Immunität aufbauen können.

»Ausbau digitaler Möglichkeiten« – und damit ganz offensichtlich die weitere Schließung von Schulen.[60] Der verantwortungsvolle Arzt hat seine Patienten daher darüber aufzuklären, dass und wie ihre Kinder und auch die älteren Familienmitglieder ihr Immunsystem auf natürliche Art effizient stärken können, um jedenfalls schwerere Verläufe der Corona-Krankheit zu verhindern. Sonnenlicht, Spaziergänge und soziale Kontakte sind für die Stärkung der körpereigenen Abwehr schon immer probate und wirksame Mittel gewesen. Gute Ärzte wissen dies.

CORONA-IMPFUNG IST NICHT DIE EINZIGE ALTERNATIVE

Der Arzt darf somit in keinem Fall die Impfung als alleiniges Mittel zum »Kampf gegen Corona« anpreisen, da dies irreführend und falsch wäre. Er muss den Patienten darüber aufklären, wie – auch ohne Impfung – eine Corona-Erkrankung vermieden beziehungsweise behandelt werden kann. Der Arzt hat – falls er seit Beginn der Corona-Krise überhaupt schwer erkrankte Corona-Patienten behandelt hat – hierfür die entsprechende Erfahrung und Expertise. Er kann zumindest auf seine Erfahrung mit der Behandlung bei Grippe und Influenza zurückgreifen, da sich die Krankheiten in Symptomatik und Beschwerden außerordentlich ähneln und Coronaviren seit Jahrzehnten bekannt sind, wie das RKI zutreffend feststellt.

Wer als Arzt behauptet, die Impfung sei die einzige Möglichkeit gegen das SARS-CoV-2-Virus, handelt unredlich und unwissenschaftlich. Er führt seine Patienten in die Irre.

Im ersten Teil der Aufklärung ist der Arzt also verpflichtet, dem Patienten die – durch die Medien in beispielloser Art und Weise geschürte – Angst vor der Corona-Krankheit zu nehmen, ihn auf die enorm geringe Sterblichkeitsrate und auf die sehr guten Behandlungsmöglichkeiten hinzuweisen. Unterlässt der Arzt diesen

（4）

entscheidenden Aspekt der Aufklärung, dann kann der Patient nicht zwischen dem Nutzen und den Risiken der Impfung gegen Corona abwägen. Denn nur wer die Risiken und Behandlungsmöglichkeiten der zu bekämpfenden Krankheit kennt, kann im Hinblick auf die vorbeugende Corona-Impfung eine eigenverantwortliche Entscheidung treffen.

Dies gilt umso mehr, als es sich bei der Corona-Impfung gerade nicht um eine dringend nötige Behandlung, erst recht nicht um eine Notfallbehandlung handelt. Die allermeisten Menschen, für die eine Impfung in Betracht kommt, sind nämlich gesund, weshalb die Aufklärung über die Risiken der Erkrankung im Vergleich zu den Risiken einer Impfung umso bedeutender ist.[61]

1 Coronavirus-Impfverordnung des Bundesgesundheitsministeriums vom 1. Juni 2021 (in der inzwischen 4. Version), vgl. https://www.gesetze-im-internet.de/coronaimpfv_2021-06/BJNR615310021. html https://www.bundesanzeiger.de/pub/publication/eAOaquujTaFsA5RvNYF/content/ eAOaquujTaFsA5RvNYF/BAnz%20AT%2002.06.2021%20V2.pdf?inline

2 Vgl. zur Unterscheidung zwischen Impfreaktion und Impfkomplikation Kapitel 9.1

3 In der Fachzeitschrift *Epidemiologisches Bulletin* (Abkürzung: *Epid Bull*) gibt das Robert Koch-Institut offizielle Mitteilungen und wissenschaftliche Arbeiten zu meldepflichtigen Krankheiten heraus. Nachdem 1994 und 1995 erste »Notausgaben« herausgegeben wurden, erscheint das *Bulletin* seit 1996 wöchentlich. Es ist als Open-Access-Zeitschrift online frei zugänglich, die Printabonnements wurden ab 2017 eingestellt. Nach eigenen Angaben von 2017 weist es 500.000 Internetaufrufe im Monat auf. Das *Epid Bull* ist an im Gesundheitswesen Tätige gerichtet, freilich auch für alle interessierten Bürger und Patienten. Auch veröffentlicht das Robert Koch-Institut dort regelmäßig Impfempfehlungen. Das *Epidemiologische Bulletin* enthält wissenschaftliche und weiterführende Informationen. Es ist abrufbar unter https://www.rki.de/DE/Content/Infekt/EpidBull/epid_bull_node.html

4 Vgl. etwa RKI-Aufklärungsmerkblatt zur Schutzimpfung mit mRNA-Impfstoffen vom 20. Juli 2021,
   https://www.rki.de/DE/Content/Infekt/Impfen/Materialien/Downloads-COVID-19/
   Aufklaerungsbogen-de.pdf?_blob=publicationFile

5 https://www.rki.de/DE/Content/InfAZ/N/Neuartiges_Coronavirus/Steckbrief.html;jsessionid=2626A10
   CE2B30576EFB705C083941FEF.internet111?nn=2386228, unter Punkt 8 (Stand 11. Juli 20219)

6 RKI, *Epidemiologisches Bulletin,* Nr. 2/2021, 14. Januar 2021, S. 15, vgl. https://www.rki.de/DE/Content/
   Infekt/EpidBull/Archiv/2021/Ausgaben/02_21.pdf?_blob=publicationFile .

7 RKI, *Epidemiologisches Bulletin,* Nr. 2/2021, 14. Januar 2021, S. 15,
   vgl. https://www.rki.de/DE/Content/Infekt/EpidBull/Archiv/2021/Ausgaben/02_21.pdf?_
   blob=publicationFile .

8 John P. A. Ioannidis »Infection fatality rate of SARS-CoV-2«. In: *Bulletin of the World Health Organization,*
   Research Article ID: BLT.20.265892, https://www.who.int/bulletin/online_first/BLT.20.265892.pdf

9 https://www.rki.de/DE/Content/InfAZ/N/Neuartiges_Coronavirus/Steckbrief.
   html;jsessionid=2626A10CE2B30576EFB705C083941FEF.internet111?nn=2386228, unter Punkt 8 (
   Stand 11. Juli 2021)

10 RKI, *Epidemiologisches Bulletin,* Nr. 2/2021, 14. Januar 2021, S. 15, vgl. https://www.rki.de/DE/Content/
   Infekt/EpidBull/Archiv/2021/Ausgaben/02_21.pdf?_blob=publicationFile

11 https://www.bundesgesundheitsministerium.de/themen/praevention/gesundheitsgefahren/seltene-
   erkrankungen.html (Stand 22. Juli 2021)

12 Alle zugelassenen Krankenhäuser, die im Rahmen ihres Versorgungsauftrags oder aufgrund einer
   Genehmigung (...) für die Krankenhausplanung (...) intensivmedizinische Behandlungskapazitäten
   vorhalten, sind verpflichtet, die für die Kapazitätsermittlung erforderlichen Angaben zur Anzahl der
   verfügbaren intensivmedizinischen Behandlungskapazitäten an das DIVI IntensivRegister zu übermitteln.
   Vgl. § 1 Abs. 1 DIVI IntensivRegister-Verordnung. Die tagesaktuellen Meldungen für alle Bundesländer
   finden sich unter https://www.intensivregister.de/#/index.

13 www.destatis.de (Stand Januar 2021)

14 Vgl. das Interview mit Prof. Klaus Püschel unter https://www.youtube.com/watch?v=170lOpolu-k.
   Prof. Püschel war von 1991 bis 2020 Leiter des Instituts für Rechtsmedizin am Universitätsklinikum
   Hamburg-Eppendorf.

15 Hannah E. Davis et al., »Characterizing long COVID in an international cohort: 7 months of symptoms and
   their impact«. In: *The Lancet,* 15. Juli 2021, https://www.thelancet.com/action/showPdf?pi
   i=S2589-5370%2821%2900299-6

16 Anna Bäurle et al., »Long-COVID: Mehr als 200 Symptome erfasst«. In: *Ärztezeitung,* 16. Juli 2021

17 Vgl. hierzu Kapitel 10

18 https://www.rki.de/DE/Content/Infekt/Impfen/ImpfungenAZ/COVID-19/Infoblatt_Impfung_Kinder_und_
Jugendliche.pdf?_blob=publicationFile

19 In der Altersgruppe 12–17 Jahre hatten nach Aussage des RKI schätzungsweise nur 0,04 % der SARS-
CoV-2-Infektionen ein PIMS zur Folge. Diese Zahlen seien zurzeit jedoch noch unsicher, wahrscheinlich
trete PIMS noch seltener auf, vgl. https://www.rki.de/DE/Content/Infekt/Impfen/ImpfungenAZ/
COVID-19/Infoblatt_Impfung_Kinder_und_Jugendliche.pdf?_blob=publicationFile, S. 2

20 Lateinisch *immunitas* für »Freiheit von etwas«, in Bezug auf die Gesundheit »Freiheit von Krankheit«,
immunis als Eigenschaftswort für »gefeit gegen/frei von«

21 https://de.wikipedia.org/wiki/Immunit%C3%A4t_%28Medizin%29

22 https://www.gesundheitsforschung-bmbf.de/de/spezifischer-test-auf-sars-cov-2-antikorper-12279.php

23 https://www.gesundheit.gv.at/labor/laborwerte/immunsystem/igg

24 Annika Nelde et al., »SARS-CoV-2-derived peptides define heterologous and COVID-19-induced T cell
recognition«. In: *Nature Immunology*, 22/2021, 30. September 2020, https://www.nature.com/articles/
s41590-020-00808-x

25 Niedrigere Antikörperkonzentrationen und ein schnellerer Rückgang wurden bei Personen beobachtet, die
einen asymptomatischen oder sehr milden Verlauf hatten im Vergleich zu moderat oder schwer Erkrankten.

26 RKI, *Epidemiologisches Bulletin,* Nr. 2/2021, 14. Januar 2021, S. 12 m. w. N.

27 https://www.rki.de/DE/Content/Infekt/EpidBull/Archiv/2021/Ausgaben/27_21.pdf?_
blob=publicationFile, S. 26

28 Eine natürliche Infektion sei allerdings nicht mit einer Impfung vergleichbar, die Immunantwort falle
nach einer Impfung effizienter aus, behauptet Prof. Watzl, der auch Generalsekretär der Deutschen
Gesellschaft für Immunologie ist. »Die Hoffnung ist also, dass die Immunität durch die Impfstoffkandidaten deutlich länger anhält.« Siehe »Wie lange die Covid-19-Impfstoffe wirken«. In: *cio.de*,
30. November 2020, https://www.cio.de/a/wie-lange-die-COVID-19-impfstoffe-wirken,3647615

29 Nielson et al. in https://www.thelancet.com/journals/ebiom/article/PIIS2352-3964(21)00203-6/fulltext
: https://www.sciencedirect.com/science/article/pii/S2352396421002036 m. w. N.

30 Nielson et al. in https://www.thelancet.com/journals/ebiom/article/PIIS2352-3964(21)00203-6/fulltext :
https://www.sciencedirect.com/science/article/pii/S2352396421002036 m.w.N. Eine britische Studie
bestätigte die Dauer der T-Zellen für immerhin mindestens 6 Monate, vgl. »COVID-19: T cell response lasts
for at least six months after infection, study shows«, https://www.bmj.com/content/371/bmj.m4257

31 Andreas Thiel in einem Interview in der *ZEIT*, 16. Juni 2021, https://www.zeit.de/wissen/
gesundheit/2020-06/coronavirus-kreuzimmunitaet-immunsystem-t-zellen-schnupfenviren-forschung

32 Jackson S. Turner et al., »SARS-CoV-2 infection induces long-lived bone marrow plasma cells in humans«.
In: *nature*, Nr. 595/2021, 24. Mai 2021, https://www.nature.com/articles/s41586-021-03647-4

33 Offensichtlich gibt es jetzt auch einen neuen Test, der – schneller und leichter als zuvor – Auskunft gibt
über die T-Zellen. Der »T-Detect COVID-19-Test kann« ab dem 15. Tag nach Beginn von COVID-Symp-
tomen T-Zellen in Blutproben von Patienten erkennen. Der Labortest, der etwa sieben bis zehn Tage in
Anspruch nimmt, dient vor allem dazu, zusätzliche Daten zur Immunität von Geimpften und Genesenen
zu liefern. Vgl. https://www.mdr.de/wissen/corona-immunitaet-labor-test-t-zellen-100.html, Artikel
vom 3. Juni 2021

34 Gemeinsame Pressemitteilung der Universitätsklinika in Freiburg, Heidelberg, Tübingen und Ulm vom
23. Juli 2021, https://www.klinikum.uni-heidelberg.de/newsroom/kinder-entwickeln-langfristige-
immunitaet-gegen-COVID-19/

35 Vgl. auch Buchwald, *Impfen – Das Geschäft mit der Angst*, S. 131; Engelbrecht/Köhnlein, *Virus-
Wahn*, S. 69 ff.

36 https://www.rki.de/DE/Content/InfAZ/N/Neuartiges_Coronavirus/Steckbrief.
html;jsessionid=2626A10CE2B30576EFB705C083941FEF.internet111?nn=2386228, unter Punkt 20
m. w. N. (Stand 11. Juli 2021)

37 https://www.rki.de/DE/Content/InfAZ/N/Neuartiges_Coronavirus/Steckbrief.
html;jsessionid=2626A10CE2B30576EFB705C083941FEF.internet111?nn=2386228, unter Punkt 20 m.
w. N. (Stand 11. Juli 2021)

38 https://www.aerztezeitung.de/Podcasts/Wie-Vitamin-C-Infusionen-bei-COVID-19-helfen-417024.html

39 Vgl. Kapitel 4.2

40 https://www.rki.de/DE/Content/InfAZ/N/Neuartiges_Coronavirus/Steckbrief.
html;jsessionid=2626A10CE2B30576EFB705C083941FEF.internet111?nn=2386228, unter Punkt 14
(Stand 11. Juli 2021)

41 Vgl. zur gefährlichen Übertherapie im Zuge von COVID-19 das Interview mit Dr. Claus Köhnlein unter
https://acu2020.org/hearings/

42 J. Orient et al., »Guide to Home-Based COVID Treatment«, 2020, https://aapsonline.org/
COVIDpatientguide/; P. A. McCullough et al., »Multifaceted highly targeted sequential multidrug
treatment of early ambulatory high-risk SARS-CoV-2 infection (COVID-19)«. In: *Reviews in
cardiovascular medicine*, 21 (2020), https://pubmed.ncbi.nlm.nih.gov/33387997/; B. C. Procter MD et al.,
»Early Ambulatory Multidrug Therapy Reduces Hospitalization and Death in High-Risk Patients with
SARS-CoV-2 (COVID-19)«. In: *International Journal of Innovative Research in Medical Science*, Vol. 6 No.
3 (2021), 17. März 2021, https://doi.org/10.23958/ijirms/vol06-i03/1100; P. A. McCullough et al.,

④

»Pathophysiological Basis and Rationale for Early Outpatient Treatment of SARS-CoV-2 (COVID-19) Infection«. In: *The American Journal of Medicine*, Vol. 134 (2021), https:// pubmed.ncbi.nlm.nih. gov/32771461/; Anonymous, »Real-time database and meta analysis of 588 COVID-19 studies«, 2020, https://c19early.com/. Die WHO empfiehlt die Anwendung von Ivermectin hingegen nur im Rahmen einer klinischen Studie und rät – trotz der niedrigen Behandlungskosten – vom Einsatz von Hydroxychloroquin ab, vgl. https://app.magicapp.org/#/guideline/nBkO1E/section/LAQX7L. Es scheint nicht nachvollziehbar und sogar unethisch, Patienten, die sich nicht in einer klinischen Studie befinden, diese offensichtlich hochwirksamen Medikamente zu verwehren. Denn die meisten Kliniken nehmen an entsprechenden Arzneimittelstudien gar nicht teil.

43 Eine amerikanische Studie hat ergeben, dass der Einsatz von gewichtsangepasstem Hydroxychloroquin und Azithromycin das Überleben von beatmeten COVID-19-Patienten um beinahe 200 Prozent verbessert, https://www.medrxiv.org/content/10.1101/2021.05.28.21258012v1.full

44 https://www.ema.europa.eu/en/medicines/human/EPAR/veklury

45 https://app.magicapp.org/#/guideline/nBkO1E/section/Egz0xn

46 https://www.ema.europa.eu/en/medicines/human/EPAR/veklury

47 https://www.aerztezeitung.de/Nachrichten/Neue-Corona-Studien-Remdesivir-Lockdown-Folgen-Masken-et-al-410212.html?utm_term=2021-08-10&utm_source=2021-08-10-AEZ_NL_TELEGRAMM&utm_medium=email&tid=TIDP924217XC5EE86E59A734A8DA7938699228EBE6AYI4&utm_campaign=AEZ_NL_TELEGRAMM&utm_content=Neue%20Corona-Impfverordnung%20soll%20Regelungsl%c3%bccke%20bei%20%c3%a4rztlicher%20Verg%c3%bctung%20schlie%c3%9fen;%20 [rundate] [Zugriff 10. August 2021]

48 Als Hintergrundinformation heißt es weiter: »Das BMG hat zur Therapie von COVID-19-Patienten mit einem hohen Risiko für einen schweren Krankheitsverlauf Bamlanivimab (Fa. Lilly) sowie die Antikörper-kombination Casirivimab/Imdevimab (Fa. Roche/Regeneron) zentral beschafft. (...) Die Anwendung kann stationär im Krankenhaus oder ambulant erfolgen; das heißt, Behandlungen mit diesen nicht zugelassenen Arzneimitteln können bei Einhaltung der Voraussetzungen für die Anwendung auch außerhalb des Krankenhauses (z.B. aufsuchende Behandlung) oder in geeigneten ärztlichen Einrichtungen erfolgen. Es kann auch ein Einsatz in Pflegeheimen oder Behindertenheimen in Betracht kommen.«, https://www.kbv.de/media/sp/Praxisinfo_Coronavirus_Therapie_Monoklonale_Antik_rper.pdf [abgerufen am 17. Juli 2021].
Weitere Behandlungsempfehlungen finden sich in den »Hinweisen zu Erkennung, Diagnostik und Therapie von Patienten mit COVID-19« des Ständiges Arbeitskreises der Kompetenz- und Behandlungszentren für Krankheiten durch hochpathogene Erreger am Robert Koch-Institut (STAKOB)

unter https://www.rki.de/DE/Content/Kommissionen/Stakob/Stellungnahmen/Stellungnahme-COVID-19_Therapie_Diagnose.pdf?_blob=publicationFile (Stand 16. Juli 2021)

49 Hierzu wird auf Kapitel 3, S.44 verwiesen.

50 https://www.pei.de/SharedDocs/Downloads/DE/arzneimittelsicherheit/pharmakovigilanz/meldebogen-cov2mab.pdf?_blob=publicationFile&v=6

51 Siehe z. B. eine Pressemitteilung des Bundesministeriums für Gesundheit, 30. April 2021, Beirat diskutiert und verabschiedet Analyse von Prof. Augurzky und Prof. Busse zum Leistungsgeschehen der Krankenhäuser und zu Ausgleichszahlungen in der Corona-Krise – Bundesgesundheitsministerium https://www.bundesgesundheitsministerium.de/fileadmin/Dateien/3_Downloads/C/Coronavirus/Analyse_Leistungen_Ausgleichszahlungen_2020_Corona-Krise.pdf

52 BVerfG, Beschluss vom 19.05.2020, 2 BvR 483/20

53 § 30 Abs. 1 S. 1: *Die zuständige Behörde hat anzuordnen, dass Personen, die an Lungenpest oder an von Mensch zu Mensch übertragbarem hämorrhagischem Fieber erkrankt oder dessen verdächtig sind, unverzüglich in einem Krankenhaus oder einer für diese Krankheiten geeigneten Einrichtung abgesondert werden.*

54 Die bis zum heutigen Tage erlassenen Quarantänebescheide gegenüber Hunderttausenden gesunden oder mild erkrankten Menschen auf Basis aussageloser PCR-Tests sind freilich grob verfassungswidrig.

55 Der Pesterreger *Y. pestis* ist für mindestens drei Pandemien – im 6., 13.-15. und 19. Jahrhundert – verantwortlich, die weit über 100 Millionen Todesopfer zur Folge hatten. Diese urbane, mit Ratten und dem Rattenfloh assoziierte Pest ist mittlerweile selten. Zwischen 2010 und 2015 wurden weltweit über die Weltgesundheitsorganisation (WHO) insgesamt 3.248 Fälle (alle Pestformen) berichtet, darunter 584 Todesfälle. In den letzten Jahrzehnten wurden Fälle vor allem in Madagaskar beobachtet, wo jährlich mehrere Hundert Fälle auftreten, aber u.a. auch aus China, der Demokratischen Republik Kongo, Indien, Malawi, Mosambik, Peru, Simbabwe, Tansania, Vietnam, Uganda und den USA wurden Fälle gemeldet. Ausbrüche beschränken sich auf Gegenden der Tropen und Subtropen. Zu den wenigen Ausnahmen gehören vereinzelte Pestfälle im ländlichen Westen der USA, wo der Erreger bei wildlebenden Nagetieren vorkommt. In den USA wurden zwischen 1970 und 2010 insgesamt 437 Fälle von Pest erfasst, ca. 10% der Fälle erkrankten an einer sekundären Lungenpest. Nach Deutschland wurden in den vergangenen Jahrzehnten keine Pestfälle importiert.«, https://www.rki.de/DE/Content/Infekt/EpidBull/Merkblaetter/Ratgeber_Pest.html (Stand 23. Juli 2021)

56 https://www.rki.de/DE/Content/Infekt/EpidBull/Merkblaetter/Ratgeber_Pest.html

57 https://www.rki.de/SharedDocs/FAQ/Ebola/Ebola.html

58 RSV steht als Abkürzung für das menschliche »Respiratorische-Synzytial-Virus«.

Das Virus ist verantwortlich für die meisten Fälle von akuter Bronchitis bei Säuglingen und kleinen Kindern. RSV verursacht jährliche Epidemien im Herbst und Winter. In der Schweiz tritt im Rhythmus von zwei Jahren jeweils eine stärkere Epidemie auf.

59 Aussage von Dr. Christoph Berger, Leiter Abteilung Infektiologie und Spitalhygiene im Universitäts-Kinderspital Zürich, vgl. Artikel vom 22. Juli 2021, https://www.20min.ch/story/ueberfuellte-spitaeler-muessen-wegen-rs-virus-kinder-abweisen-941826912206

60 https://www.rki.de/DE/Content/InfAZ/N/Neuartiges_Coronavirus/Downloads/Vorbereitung-Herbst-Winter.pdf?_blob=publicationFile, S. 4

61 Umgekehrt reduziert sich die Aufklärungsdichte freilich ganz erheblich, wenn der Patient verunfallt ist oder einen Herzinfarkt oder einen Schlaganfall erlitten hat. Hier ist keine Zeit zur Aufklärung, hier muss sofort gehandelt werden. Vgl. hierzu ausführlich Bahner, *Recht im Bereitschaftsdienst*, S. 146

5 AUFKLÄRUNG ÜBER DIE NEUARTIGKEIT DER IMPFSTOFFE

5.1 DIE VIER ZUGELASSENEN IMPFSTOFFE

Stand 21. August 2021 gibt es vier in Europa zugelassene COVID-19-Impfstoffe:
— mRNA-Impfstoff *Comirnaty®* von *BioNTech/Pfizer*
— mRNA-Impfstoff *Spikevax®* von *Moderna* (vorher *Moderna®*)
— Vektor-Impfstoff *Vaxzevria®* von *AstraZeneca* (vorher *AstraZeneca®*)
— Vektor-Impfstoff *COVID-19 Vaccine Janssen®* von *Johnson&Johnson*

In Deutschland und anderen EU-Staaten hat die Impfkampagne am 27. Dezember 2020 mit dem Impfstoff von *BioNTech/Pfizer* begonnen. Der COVID-19-Impfstoff *Moderna®* (jetzt *Spikevax®*) wurde am 6. Januar 2021 ebenfalls in der EU zugelassen. Impfungen mit diesem Impfstoff haben Mitte Januar 2021 begonnen. Der Impfstoff *AstraZeneca®* (jetzt *Vaxzevria®*) wurde am 30. Januar 2021 in der EU zugelassen, Impfungen mit diesem Impfstoff haben Anfang Februar 2021 begonnen. Seit dem 11. März 2021 ist der COVID-19-Impfstoff *Janssen®* von *Johnson&Johnson* zugelassen. Impfungen mit diesem Impfstoff haben in Deutschland Ende April 2021 begonnen.

5.2 UNTERSCHIEDE IN HERSTELLUNG UND ZUSAMMENSETZUNG

Je nachdem, wie ein Impfstoff hergestellt wird und aus welchen Bestandteilen er besteht, unterscheidet man verschiedene Impfstoffarten. Nachfolgend werden – auf Basis der Informationen des

Bundesministeriums für Bildung und Forschung – die Möglichkeiten der Herstellung von Impfstoffen beschrieben.

Es gibt folgende Arten von Impfstoffen:
— Lebendimpfstoffe
— Totimpfstoffe
— Vektor-Impfstoffe
— mRNA-Impfstoffe

Lebendimpfstoffe enthalten Erreger, die sich zwar noch vermehren können, also »lebensfähig« sind, aber deren krankmachende Eigenschaften abgezüchtet wurden. Man spricht hier auch von sogenannten attenuierten Erregern. Beispiele sind Impfstoffe gegen Mumps, Masern und Röteln.

Totimpfstoffe enthalten abgetötete, also nicht mehr vermehrungsfähige Krankheitserreger. Hierzu zählt man auch solche Impfstoffe, die nur Bestandteile oder einzelne Moleküle dieser Erreger enthalten. Je nach Art der Herstellung und dem Grad der Aufreinigung spricht man von Ganzvirus-, Spalt- oder Untereinheiten- (Subunit-) Impfstoffen. Beispiele sind Impfstoffe gegen Hepatits A (Ganzvirus-) und Influenza (Spalt- und Subunit-Impfstoffe).[1]

Vektor-Impfstoffe bestehen aus für den Menschen harmlosen Viren, den sogenannten Vektoren. Die Vektoren sind im Menschen nicht oder nur sehr begrenzt vermehrungsfähig. Damit das menschliche Immunsystem die Abwehr gegen den Krankheitserreger aufbauen kann, muss es mit Molekülen (Antigenen) des Krankheitserregers in Kontakt kommen. Dies kann auf verschiedenen Wegen erreicht werden: Entweder kann in einem Vektor ein Molekül aus der Virushülle des Vektors gegen ein Molekül aus der Hülle des Krankheitserregers ausgetauscht sein. Oder der Vektor enthält die Information zum Aufbau von einem oder mehreren Protein-Molekülen (Antigenen) des Krankheitserregers. Diese Information wird dann in der menschlichen Zelle abgelesen, das Antigen des Krankheitserregers hergestellt und dem Immunsystem präsentiert. Somit wird die beim Impfen erwünschte Immunantwort ausgelöst. Bei diesen Veränderungen des Vektors wird darauf geachtet, dass seine Unbedenklichkeit für Mensch und Umwelt erhalten bleibt. Ein Beispiel für Vektor-Impfstoffe ist der Impfstoff »Ervebo« gegen Ebola.[2]

Bei den mRNA-Impfstoffen werden keine Krankheitserreger oder deren Bestandteile (Antigene) für die Immunisierung benötigt. Durch die Impfung wird den Zellen im Muskelgewebe in Form einer mRNA (messenger-RNA bzw. Boten-RNA) nur die Information für die Herstellung einzelner Antigene übertragen. Ähnlich der Infektion mit einem Virus, beginnt die Zelle nach dem Bauplan der mRNA mit der Produktion von Proteinen, die als Antigene dem Immunsystem präsentiert werden und eine Immunantwort auslösen.[3]

5.2 ERSTMALIGER EINSATZ GENTECHNISCH VERÄNDERTER IMPFSTOFFE

Der Begriff des Impfstoffes ist in §4 Abs. 4 Arzneimittelgesetz (AMG) definiert wie folgt:

Impfstoffe sind Arzneimittel im Sinne des §2 Abs. 1, die Antigene oder rekombinante Nukleinsäuren enthalten und die dazu bestimmt sind, bei Mensch oder Tier zur Erzeugung von spezifischen Abwehr- und Schutzstoffen angewendet zu werden und, soweit sie rekombinante Nukleinsäuren enthalten, ausschließlich zur Vorbeugung oder Behandlung von Infektionskrankheiten bestimmt sind.

Der Arzt muss darüber aufklären, dass alle vier eingesetzten Impfsubstanzen neuartig sind und alle vier Impfstoffe aus genetisch veränderten Organismen bestehen, die noch nie zuvor bei Menschen zum Zweck einer Schutzimpfung entwickelt und injiziert wurden.

Ein gentechnisch veränderter Organismus ist nach §3 Nr. 3 Gentechnikgesetz.

Ein Organismus, mit Ausnahme des Menschen, dessen genetisches Material in einer Weise verändert worden ist, wie sie unter natürlichen Bedingungen durch Kreuzen oder natürliche Rekombination nicht vorkommt; ein gentechnisch veränderter Organismus ist auch ein Organismus, der durch Kreuzung oder natürliche Rekombination zwischen gentechnisch veränderten Organismen oder mit einem oder mehreren gentechnisch veränderten Organismen oder durch andere Arten der Vermehrung eines gentechnisch veränderten Organismus entstanden ist, sofern das genetische Material des Organismus Eigenschaften aufweist, die auf gentechnische Arbeiten zurückzuführen sind.

Verfahren der Veränderung genetischen Materials sind nach §3 Nr. 3a a) Gentechnikgesetz unter anderem:

Nukleinsäure-Rekombinationstechniken, bei denen durch die Einbringung von Nukleinsäuremolekülen, die außerhalb eines Organismus erzeugt wurden, in Viren, Viroide, bakterielle Plasmide oder andere Vektorsysteme neue Kombinationen von genetischem Material gebildet werden und diese in einen Wirtsorganismus eingebracht werden, in dem sie unter natürlichen Bedingungen nicht vorkommen.

Impfstoffe können nach §4 Abs. 4 AMG seit dem Jahr 2009 auch sogenannte rekombinante Nukleinsäuren enthalten.[4] Nach der Definition des Gentechnikgesetzes handelt es sich bei der Nukleinsäure-Rekombinationstechnik also um ein Verfahren der Veränderung genetischen Materials. Hierbei werden zunächst Nukleinsäuremoleküle außerhalb eines Organismus erzeugt. Diese werden sodann in Viren, Viroide, bakterielle Plasmide oder andere Vektorsysteme eingebracht, um neue Kombinationen von genetischem Material zu bilden, die unter natürlichen Bedingungen nicht vorkommen.

Dieses neu erzeugte genetische Material (»rekombinante Nuklein-säure«) wird nun in einen Wirtsorganismus eingebracht. Alle vier eingesetzten Corona-Impfstoffe sind gentechnisch veränderte Impfstoffe.

mRNA-IMPFSTOFFE MIT SPIKE-PROTEINEN

Die Impfstoffe von *BioNTech* und *Moderna* sind sogenannte mRNA-Impfstoffe. Sie enthalten eine genetisch hergestellte Bauanleitung für einen Bestandteil des COVID-19-Erregers. Dafür wird ein kleines Stück Erbinformation in Form von Messenger-RNA (mRNA)[5] genutzt. Im Falle der COVID-19-Impfung ist das ein Stück mRNA, das den Bauplan für ein Protein der Virushülle trägt, das sogenannte Spike-Protein. Dieses Protein nutzt das SARS-CoV-2-Virus, um an menschliche Zellen anzudocken und schließlich einzudringen.

Im Labor kann dieser mRNA-Abschnitt künstlich hergestellt und vervielfältigt werden. Die mRNA wird dann in Nano-Lipidtröpfchen – also eine spezielle Fettschicht – eingebaut und in eine Muskelzelle gespritzt. In den Zellen gibt es sogenannte Ribosomen. Das sind »Fabriken«, in denen Proteine hergestellt werden. Mithilfe der eingeschleusten mRNA erhalten diese Protein-Fabriken den Code, nach dem sie das Spike-Protein der Virushülle (und nur dieses Protein) nachbauen können. Das vom Körper hergestellte Spike-Protein wiederum regt (angeblich) das menschliche Immunsystem an, Abwehrstoffe zu bilden.[6]

Vereinfacht gesagt ist die mRNA-Verabreichung ein gentechnischer Eingriff, weil hier ein Botenstoff (eben die Messenger-RNA bzw. mRNA) in die Zelle direkt eingeschleust wird. Hingegen sind fast alle anderen und lange schon bekannten konventionellen Impfstoffe sogenannte Tot- oder Lebend-Impfstoffe.

Noch nie wurden mRNA-Impfstoffe beim Menschen eingesetzt.

Dabei wird eine Art von kontrollierter Infektion mit einem abge-schwächten/abgetöteten oder (in kleinen kontrollierten Dosen) auch lebenden Erreger durchgeführt, um eine herkömmliche, der natürlichen Infektion ähnliche Immunantwort zu erzielen.

Die mRNA funktioniert ganz anders: Sie codiert auf eine völlig neuartige Weise im Bauplan der Zelle eine solche Immunantwort, indem sie die Zelle anregt, selbst das Spike-Protein (das ist der besonders krank machende Teil des SARS-CoV-2-Virus) zu pro-duzieren. Dieses Protein wird dann an der Oberfläche der eigenen Zellen als »Feind« präsentiert und von den Abwehrzellen unseres Immunsystems angegriffen. Diese Art der Immunreaktion verläuft völlig anders als bei den bisher bekannten Impfungen.

VEKTOR-IMPFSTOFFE

Die Impfstoffe von *AstraZeneca* und *Johnson&Johnson* sind soge-nannte Vektor-Impfstoffe. Sie enthalten ähnlich wie mRNA-Impf-stoffe einen Bauplan für das Spike-Protein des Coronavirus. Mit diesem Protein dockt der Erreger SARS-CoV-2 an menschliche Zellen an. Im Fall der Vektor-Impfstoffe handelt es sich aber nicht um mRNA. Die Informationen des Spike-Proteins werden statt-dessen in DNA umgewandelt.

Ein weiterer Unterschied besteht darin, dass der »Träger« ein »natürlicher« Träger ist, nämlich ein anderes Virus, das so bear-beitet wurde, dass es sich selbst nicht mehr vermehren kann. Im Falle des Impfstoffs von *AstraZeneca* wird dieser Träger aus der abgeschwächten Version eines Erkältungsvirus von Schimpansen (ChAdOx1) hergestellt. Dieses Adenovirus verursacht Infektionen bei Schimpansen, wurde aber genetisch so verändert, dass es sich beim Menschen angeblich nicht verbreiten kann.

Im Labor wird dem Erkältungsvirus der DNA-Schnipsel mit den Informationen des Spike-Proteins eingesetzt. Der Virusträger transportiert diesen Schnipsel in den Körper. Gelangt der Vektor-Impfstoff in menschliche Zellen, wird dort die DNA im Zellkern in mRNA umgewandelt. Im Labor kann dieser mRNA-Abschnitt künstlich hergestellt und vervielfältigt werden. Erst dann lesen die Ribosomen wiederum – wie beim mRNA-Impfstoff – den mRNA-Bauplan ab und stellen das Spike-Protein selbst her. Da der Körper das Spike-Protein nicht kennt, regt dieses das Immunsystem des Körpers (angeblich) zu einer Immunantwort an. Es bildet Antikörper.[7]

DIE ALLGEMEINEN GEFAHREN NEUER TECHNIKEN

Wie überall in der Medizin oder in der Technik sind neue Entwicklungen zwar zu begrüßen. Sie bergen jedoch auch aufgrund ihrer Neuartigkeit immanent die Gefahr unerkannter Risiken. Ein Medikament oder ein Flugzeug, das bereits 30 Jahre im Einsatz ist, konnte 30 Jahre lang seine Wirksamkeit und Sicherheit beweisen. Dies ist bei neuen Impfstoffen und dem neuen Einsatz von gentechnisch veränderten Organismen freilich nicht der Fall.

Der Patient muss auch wissen, dass zwar gerade für neue gentechnisch veränderte Impfstoffe im Europäischen Recht umfangreiche Sicherheitsprüfungen zum Schutz der menschlichen Gesundheit und der Umwelt vorgesehen sind. Er muss jedoch vom Arzt zwingend darüber informiert werden, dass die Hersteller der Corona-Impfstoffe im Juli 2020 durch EU-Vorschrift von der Durchführung dieser notwendigen Sicherheitsprüfungen befreit wurden.[8]

> Die Folgen einer neuen Technik müssen stets sorgfältig abgeschätzt werden. Diese Risikoabschätzung fehlt vollkommen bei den neuen gentechnisch veränderten Impfsubstanzen der mRNA- und Vektor-Impfungen.

1 Ausführliche Informationen zur Influenza-Impfung finden sich unter https://www.bmbf.de/de/das-sollten-sie-ueber-impfstoffe-wissen-12724.html

2 https://www.bmbf.de/de/das-sollten-sie-ueber-impfstoffe-wissen-12724.html

3 https://www.bmbf.de/de/das-sollten-sie-ueber-impfstoffe-wissen-12724.html

4 Bis zum Jahr 2009, in welchem die Impfstoffdefinition im Arzneimittelgesetz geändert wurde, enthielt die Definition des § 4 Abs. 4 AMG lediglich den Begriff »Antigene«, vgl. § 4 AMG a.F. bis 23.07.2009 (geändert durch Artikel 1 G. v. 17.07.2009 BGBl. I S. 1990).

5 Eine mRNA oder messenger-RNA (englisch *messenger ribonucleic acid*), zu deutsch Boten-Ribonukleinsäure (auch Boten-RNS oder Boten-RNA), ist eine einzelsträngige Ribonukleinsäure (RNA), die genetische Information für den Aufbau eines bestimmten Proteins in einer Zelle überträgt, vgl. https://de.wikipedia.org/wiki/MRNA

6 https://projekte.focus.de/mrna-und-vektorimpfstoff-erklaert

7 https://projekte.focus.de/mrna-und-vektorimpfstoff-erklaert

8 Vgl. hierzu Kapitel 7.4

6 KENNTNIS DES ARZTES ÜBER DAS ZULASSUNGSVERFAHREN

Da sich die Zulassung aller vier eingesetzten Corona-Impfstoffe fundamental von der bislang üblichen Zulassung von Impfstoffen unterscheidet, muss der Arzt seine Patienten auch über die hieraus resultierenden besonderen Risiken und Gefahren aufklären. Der Arzt muss daher im Großen und Ganzen wissen, wie ein normales Zulassungsverfahren für Arzneimittel (und damit auch für Impfstoffe) abläuft – und was der Unterschied bei der Zulassung der Corona-Impfungen ist.[1]

6.1 NORMALES ZULASSUNGSVERFAHREN FÜR ARZNEIMITTEL

Das Zulassungsverfahren wird auf der Homepage des Bundesgesundheitsministeriums (www.zusammengegencorona.de) wie folgt beschrieben:

> »Vor der Zulassung muss ein Impfstoffkandidat alle Phasen der Arzneimittelentwicklung erfolgreich durchlaufen. Dies beginnt mit der Isolierung[2] und Charakterisierung des Krankheitserregers und der Identifikation geeigneter Antigene. Denn Antigene sind die Bestandteile des Erregers, die einen Immunschutz hervorrufen sollen.[3] Zunächst wird also der Erreger analysiert und geprüft, auf welche Bestandteile des Virus das Immunsystem des Menschen reagiert und einen Schutz (u.a. Antikörper) aufbauen kann.
> Danach folgt die Entwicklung des Impfstoffdesigns: welche Impfstoff-Plattform ist geeignet und welche Zusatzstoffe

werden benötigt? In Zellkulturen (zum Beispiel mit Immun-
zellen des Menschen) und in Tierversuchen werden sodann
die Wirksamkeit und Verträglichkeit des Impfstoffkandidaten getestet.

Erst nach umfangreichen Untersuchungen und dem Nachweis,
dass der Impfstoff in guter Qualität verlässlich hergestellt
werden kann, wird er in klinischen Prüfungen der Phase 1 bis
Phase 3 an freiwilligen Studienteilnehmenden nach deren Aufklärung erprobt. Liegen alle Ergebnisse der präklinischen und
klinischen Prüfungen vor, kann ein Zulassungsantrag gestellt
werden.[4]

Damit ein Impfstoff eine Zulassung erhalten
kann, muss seine Qualität, Unbedenklichkeit und Wirksamkeit belegt werden.
Zudem muss sein Nutzen gegenüber den
Risiken deutlich überwiegen.«[5]

> Qualität,
> Unbedenklichkeit
> und Wirksamkeit eines
> Impfstoffs müssen belegt sein.
> Der Nutzen der Impfung muss
> gegenüber den Risiken
> deutlich überwiegen.

6.2 DAUER VON KLINISCHEN PRÜFUNGEN AM MENSCHEN

Nach der Entwicklung des Impfstoffkandidaten und den präklini-
schen Untersuchungen folgen die klinischen Prüfungen:
— Phase 1: Immunogenität
— Phase 2: Verträglichkeit, Dosierung
— Phase 3: statistisch signifikante Daten zu Unbedenklichkeit
und Wirksamkeit[6]

Die klinischen Prüfungen am Menschen erfolgen also in sogenannten Phasen. Diese Phasen bauen aufeinander auf und müssen deshalb
zwingend schrittweise erfolgen.

Die klinische Prüfung ist in §4 Abs. 23 Arzneimittelgesetz (AMG)
wie folgt definiert:

Klinische Prüfung bei Menschen ist jede am Menschen durchgeführte Untersuchung, die dazu bestimmt ist, klinische oder pharmakologische Wirkungen von Arzneimitteln zu erforschen oder nachzuweisen oder Nebenwirkungen festzustellen oder die Resorption, die Verteilung, den Stoffwechsel oder die Ausscheidung zu untersuchen, mit dem Ziel, sich von der Unbedenklichkeit oder Wirksamkeit der Arzneimittel zu überzeugen.

Die klinischen Prüfungen haben somit zunächst zum Ziel, die Unbedenklichkeit des Arzneimittels zu prüfen und zu bestätigen. Der Impfstoff darf also keinen Schaden anrichten.

Der gesamte Entwicklungsprozess bei Arzneimitteln inklusive der klinischen Prüfungen dauert normalerweise viele Jahre. Die bisher kürzeste Entwicklungszeit für einen Impfstoff betrug 4 Jahre für den von *Merck, Sharpe & Dome* (MSD) gegen Mumps entwickelten Impfstoff.[7]

Die ansonsten im Zulassungsverfahren für Impfstoffe notwendige Entwicklungszeit ist wesentlich länger. Man geht hier in der Regel von rund 10 bis 15 Jahren aus.[8]

 6.3 ZULASSUNG VON GENTECHNISCH VERÄNDERTEN IMPF-STOFFEN

Alle Impfstoffe, die in Deutschland eingesetzt werden, sind grundsätzlich aus einem der folgenden vier Verfahren hervorgegangen:
— Nationales Zulassungsverfahren nach dem deutschen Arzneimittelgesetz
— Verfahren der gegenseitigen Anerkennung (MRP: *Mutual Recognition Procedure*)
— Dezentralisiertes Verfahren (DCP: *Decentralised Procedure*)
— Zentralisiertes europäisches Verfahren

Die nationale Zulassung in Deutschland wurde allerdings für die neuartigen Corona-Impfstoffe bereits im Jahr 2004 ausgeschlossen. Denn nach europäischem Recht müssen all diejenigen Arzneimittel, die mittels rekombinanter DNA-Technologie hergestellt wurden, sowie solche mit neuen Wirkstoffen für bestimmte Indikationen, die bei Inkrafttreten der Verordnung in Europa noch nicht genehmigt waren, zwingend ein zentrales Verfahren durchlaufen.[9]

Es handelt sich bei allen Impfstoffen um gentechnisch veränderte Impfstoffe, die mittels rekombinanter DNA-Technologie hergestellt wurden[10]. Sie können daher nach europäischem Recht nur das zentralisierte europäische Zulassungsverfahren durchlaufen.

6.4 ZWINGENDE EUROPÄISCHE ZULASSUNG

Die Corona-Impfstoffe wurden somit allesamt zwingend nach Europäischem Zulassungsrecht und nicht nach deutschem Arzneimittelrecht zugelassen. Rechtsgrundlage ist die Verordnung (EG) Nr. 726/2004 des Europäischen Parlaments und des Rates vom 31. März 2004 zur Festlegung von Gemeinschaftsverfahren für die Genehmigung und Überwachung von Human- und Tierarzneimitteln und zur Errichtung einer Europäischen Arzneimittel-Agentur.[11]

In Europa werden die COVID-19-Impfstoffe im zentralisierten Zulassungsverfahren bewertet, das die Europäische Arzneimittel-Agentur (EMA) koordiniert. Der bei der EMA zuständige Ausschuss für Humanarzneimittel (*Committee for Medicinal Products for Human Use*, CHMP) gibt im Falle einer positiven Bewertung eine Stellungnahme mit Zulassungsempfehlung an die Europäische Kommission ab. Die Europäische Kommission entscheidet über die Zulassung eines Impfstoffprodukts in Europa und damit auch in Deutschland. Nach einer Zulassung kann der Impfstoff in den EU-Mitgliedstaaten inklusive der EWR-Staaten vermarktet und allen Bürgerinnen und Bürgern zur Verfügung gestellt werden.[12]

6.5) MÖGLICHKEITEN EINER BESCHLEUNIGTEN ZULASSUNG

In Europa gibt es drei standardisierte Verfahren, die jeweils unter bestimmten Voraussetzungen eine frühzeitige Zulassung ermöglichen:[13]

— das beschleunigte Bewertungsverfahren *(accelerated assessment)*,

— die bedingte Zulassung *(conditional marketing authorisation)*,

— die Zulassung unter außergewöhnlichen Umständen *(authorisation under exceptional circumstances)*.[14]

Im beschleunigten Bewertungsverfahren wird die regulatorische Bewertungszeit von 210 Tagen auf 150 Tage verkürzt. Voraussetzung ist, dass die EMA dem Arzneimittelentwickler eine beschleunigte Beurteilung gewährt.[15]

Dieses Verfahren ist bei Arzneimitteln möglich, die von großem Interesse für die Allgemeinheit *(Public Health)* sind, zum Beispiel weil sie auf eine Erkrankung abzielen, für die es bisher noch keine Behandlungsmöglichkeit gibt und ein besonderer medizinischer Bedarf besteht, der nicht gedeckt ist *(unmet medical need)*.[16]

Um die Zulassung von COVID-19-Impfstoffen in Europa zu beschleunigen, wurde das sogenannte Rolling-Review-Verfahren eingesetzt, welches für die pandemische Gesundheitslage etabliert ist.

Beim Rolling-Review-Verfahren bewerten die federführenden Gutachter aus zwei Mitgliedstaaten (der Rapporteur und der Ko-Rapporteur) des Ausschusses für Humanarzneimittel (CHMP) bei der EMA bereits einzelne eingereichte Datenpakete, sobald sie verfügbar sind, stellen Rückfragen und bewerten die Antworten des Antragstellers. Die erforderlichen Daten für einen vollständigen Zulassungsantrag können so nacheinander und nicht wie üblich als ein einziges, vollständiges Datenpaket eingereicht werden.

> Eine beschleunigte Bewertung von Arzneimitteln ist möglich, wenn es noch keine Behandlungsmöglichkeiten gibt und ein besonderer medizinischer Bedarf besteht.

Das Verfahren dient dazu, den Weg eines COVID-19-Impfstoffkandidaten zur Zulassung zu beschleunigen. Die Bewertung von Datenpaketen der pharmazeutischen und nichtklinischen Entwicklung wird bereits begonnen, bevor klinische Daten für den formalen Antrag auf Zulassung vorliegen.[17]

BEDINGTE ZULASSUNG ALLER VIER IMPFSTOFFE

Eine bedingte Zulassung ist eine Zulassung, bei welcher die Anforderung an klinische Studien deutlich reduziert ist, die aber weiterhin vollständige »präklinische oder pharmazeutische Daten« liefern soll.[18] Sie kann nach der EG-VO 507/2006 vom 29. März 2006 im Interesse der Allgemeinheit für ein Arzneimittel erteilt werden, zur Schließung medizinischer Versorgungslücken im Interesse der öffentlichen Gesundheit:

Dies können jene Arzneimittel sein, die zur Behandlung, Vorbeugung oder ärztlichen Diagnose von zu schwerer Invalidität führenden oder lebensbedrohenden Krankheiten bestimmt sind, oder Arzneimittel, die in Krisensituationen gegen eine Bedrohung der öffentlichen Gesundheit eingesetzt werden sollen, welche entweder von der WHO oder von der EU ordnungsgemäß festgestellt wurde, wenn der Vorteil der sofortigen Verfügbarkeit des Arzneimittels das Risiko weniger umfangreicher Daten als normalerweise erforderlich überwiegt, wenn das CHMP *(Committee for Medicinal Products for Human Use)* der EMA feststellt, dass folgende Anforderung erfüllt ist: eine positive Nutzen-Risiko-Bilanz des Produkts, das heißt, der Nutzen für die öffentliche Gesundheit durch die sofortige Verfügbarkeit des Arzneimittels auf dem Markt überwiegt die Risiken, die aufgrund der vorgesehenen Nachreichung weiterer Daten bestehen.

Der Antragsteller legt umfassende Daten zu einem späteren Zeitpunkt vor.

Von dem Zulassungsinhaber wird verlangt, dass er bestimmte Verpflichtungen (laufende oder neue Studien und in einigen Fällen zusätzliche Aktivitäten) in der vorgegebenen Zeit erfüllt, um umfassende Daten vorlegen zu können, die bestätigen, dass die Nutzen-Risiko-Bilanz weiterhin positiv ist.[19]

Bedingte Zulassungen sind ein Jahr lang gültig und können jährlich erneuert werden. Sie können in eine Vollzulassung übergehen.[20] Sobald umfassende Daten über das Arzneimittelprodukt vorliegen, kann die Zulassung in eine Standardzulassung umgewandelt werden, die keinen spezifischen Verpflichtungen unterliegt. Diese ist zunächst für fünf Jahre gültig, kann aber für eine unbegrenzte Gültigkeit verlängert werden. In Europa ist nach derzeitiger Einschätzung des Paul-Ehrlich-Instituts eine bedingte Zulassung mit Auflagen bei COVID-19-Impfstoffen möglich.[21]

VORAUSSETZUNGEN FÜR BEDINGTE ZULASSUNG LAGEN NIE VOR

Es ist schon höchst fraglich, warum man bei Corona davon ausgeht, dass es »bisher noch keine Behandlungsmöglichkeit« gebe. Corona verläuft fast immer mild und – wie bei allen Infektionskrankheiten – für gefährdete Patientengruppen selten auch einmal schwer. Selbst dann gibt es gute Behandlungsmöglichkeiten, wie in Kapitel 4, S. 73 aufgezeigt wurde. Allein das Abstellen auf eine »epidemische Lage von nationaler Tragweite«, wie sie im März 2020 ohne jedweden wissenschaftlichen Nachweis im § 5 des Infektionsschutzgesetzes (IfSG) auf Weisung der WHO normiert wurde, kann und darf für eine beschleunigte Zulassung nicht ausreichen.

COVID-19 ist schließlich alles andere als eine so dramatische Krankheit wie die Lungenpest oder Ebola, die in § 30 Abs. 1 IfSG als Anordnungsgrund für Quarantäne ausdrücklich genannt sind. Denn es hat sich ja eindeutig anhand der eigenen Zahlen des RKI,

anhand einer völlig üblichen Belegung der Intensivbetten, die nie
an die Kapazitätsgrenze gelangte,[22] und aufgrund der guten Behandlungsmöglichkeiten der Corona-Krankheit gezeigt, dass COVID-19
eben keine lebensbedrohliche Krankheit ist, ganz im Gegenteil.[23]

Auch lagen schon nach eigenen Herstellerangaben zum Zeitpunkt
der bedingten Zulassung keinesfalls »vollständige präklinische oder
pharmazeutische Daten« vor. Genau dies sieht die EG-VO 507/2006
in Absatz 4 der Präambel jedoch vor. Die beschleunigte und bedingte
Zulassung verstößt damit gegen die Prinzipien des Nationalen Impf-
plans aus dem Jahr 2012 zum Schutz der Patienten: Dieser sieht
nämlich gerade bei der Verwendung neuer Trägersubstanzen ein
deutlich aufwendigeres präklinisches Untersuchungsprogramm vor:

»Werden bei der Impfstoffformulierung jedoch neue Substanzen, wie Adjuvanzien oder Trägersubstanzen verwendet …, so
ist der Antragsteller verpflichtet, ein deutlich aufwändigeres
präklinisches Untersuchungsprogramm zu absolvieren, das
den potenziellen Gefahren dieser innovativen Technologien
angemessen Rechnung trägt und damit auch solche Untersuchungen einschließen muss, die für konventionelle Impfstoffe
nicht gefordert werden.«[24]

Die Voraus-
setzungen einer
»beschleunigten bedingten
Zulassung« lagen zu keinem
Zeitpunkt vor. Eine Verlängerung ist zwingend
abzulehnen.

Vor allem zeigen die Herstellerstudien jedoch
gerade kein »positives Nutzen-Risiko-Verhältnis« im Sinne des Absatz 3 Präambel
EG-VO 507/2006.[25]
Die Voraussetzungen für ein »beschleu-
nigtes Bewertungsverfahren und eine
bedingte Zulassung« liegen damit schon
nicht vor – unter keinem wissenschaftlich-
medizinischen Aspekt. Daran kann auch Medien-
und Politikpropaganda nichts ändern. Insbesondere gesunde Kinder
und Jugendliche sind von Corona nicht ernsthaft betroffen.[26]

Für die schwer erkrankten Patienten liegen überhaupt keine Studien vor; die Teilnehmerzahl bei den hochbetagten Menschen war außerordentlich gering.[27] Die EMA hätte daher niemals eine bedingte Zulassung aussprechen dürfen. Und sie darf angesichts der gravierenden Nebenwirkungen für die Zukunft unter keinen Umständen eine Verlängerung aussprechen.

6.6 AUFKLÄRUNG ÜBER DIE BEDINGTE ERTEILUNG DER ZULASSUNG

Der Arzt ist verpflichtet, über die Tatsache aufzuklären, dass der von ihm verabreichte Impfstoff nur einer bedingten Zulassung unterlag. Dies sieht die EU-Verordnung 507/2006 vom 29. März 2006 ausdrücklich vor:

»Die Patienten und im Gesundheitswesen tätigen Fachkräfte sollten deutlich darauf hingewiesen werden, dass die Zulassung nur bedingt erteilt wurde. Daher ist es erforderlich, dass diese Information klar aus der Zusammenfassung der Merkmale des betreffenden Arzneimittels sowie aus seiner Packungsbeilage hervorgeht.«

Patienten müssen die mit der bedingten Zulassung verbundenen besonderen Risiken kennen. Sie müssen wissen, dass die klinischen Prüfungen aufgrund der bedingten Zulassung nicht denselben Bedingungen unterlagen, wie sie sonst für die Zulassung von Arzneimitteln und Impfstoffen vorgesehen sind. Ein Unterlassen dieses Aspekts kann im Rahmen der Impfaufklärung zur Haftung führen.

1 Vgl. hierzu auch den Artikel »Die Zulassung von Impfstoffen – Regelungen und Prozesse auf europäischer Ebene« von M. Schwanig, https://www.rki.de/DE/Content/Infekt/Impfen/Bedeutung/Downloads/ schwanig_zulassung.pdf?_blob=publicationFile

2 Es scheint bis heute unter Fachleuten sogar strittig, ob und inwieweit das SARS-CoV-2-Virus überhaupt als Lebend-Virus isoliert, fotografiert und nachgewiesen wurde. Dies dürfte doch eigentlich nicht so schwer sein, nachdem die gesamte Welt wegen des SARS-CoV-2-Virus auf den Kopf gestellt wurde.

3 https://www.zusammengegencorona.de/impfen/impfstoffe/impfstoffentwicklung-und-zulassung/

4 https://www.zusammengegencorona.de/impfen/impfstoffe/impfstoffentwicklung-und-zulassung/

5 https://www.zusammengegencorona.de/impfen/impfstoffe/impfstoffentwicklung-und-zulassung/

6 https://www.zusammengegencorona.de/impfen/impfstoffe/impfstoffentwicklung-und-zulassung/

7 MSD ist eine der weltweit größten Pharmafirmen und ein bedeutender Impfstoffhersteller, der eigenen Aussagen zufolge von den sieben tatsächlichen Neuentwicklungen bei Impfstoffen in den letzten 25 Jahren lediglich vier zur Zulassung hat bringen können, https://hbswk.hbs.edu/item/merck-ceo-ken-frazier-speaks-about-a-COVID-cure-racism-and-why-leaders- need-to-walk-the-talk

8 www.radiomuenchen.net/podcast-archiv/radiomuenchen-themen/2013-04-04-17-32-41/1880-update-mrna-impfung-wo-sind-die-validen-studien.html; https://reitschuster.de/post/die-impfung-ist-ein-experiment-an-menschen/

9 Art. 3 der VO (EG) Nr. 726/2004/EC

10 Vgl. hierzu Kapitel 5.3

11 Amtsblatt Nr. L 136 vom 30/04/2004, S. 0001 – 0033, https://ec.europa.eu/health/sites/default/files/files/eudralex/vol-1/reg_2004_726/reg_2004_726_de.pdf .Die Verordnung (EG) Nr. 726/2004 vom 31. März 2004 ist eine Verordnung der Europäischen Union, in der das Gemeinschaftsverfahren zur zentralisierten Zulassung und Überwachung von Arzneimitteln in der Europäischen Union geregelt wird.

12 https://www.zusammengegencorona.de/impfen/impfstoffe/impfstoffentwicklung-und-zulassung/

13 https://www.zusammengegencorona.de/impfen/impfstoffe/impfstoffentwicklung-und-zulassung/ Ergänzend zu diesen Verfahren können Arzneimittelentwickler an einem freiwilligen Programm zur Beschleunigung eines Zulassungsprozesses, dem PRIME-Verfahren der Europäischen Arzneimittel-Agentur (EMA), teilnehmen.

14 Fast alle betroffenen Arzneimittel einer Zulassung unter außergewöhnlichen Umständen beziehen sich auf Arzneimittel für seltene Leiden (orphan drugs). Die Zulassung unter außergewöhnlichen Umständen kommt nach Einschätzung des Paul-Ehrlich-Instituts (PEI) nicht für die Zulassung von COVID-19-Impfstoffen infrage, https://www.zusammengegencorona.de/impfen/impfstoffe/impfstoffentwicklung-und-zulassung/ Stand 1. April 2021

15 Nach Art. 14 Abs. 9 EG-VO Nr. 726/2004 vom 31. März 2004

16 https://www.zusammengegencorona.de/impfen/impfstoffe/impfstoffentwicklung-und-zulassung/ Stand 1. April 2021

17 https:// www.zusammengegencorona.de/impfen/impfstoffe/impfstoffentwicklung-und-zulassung/ Stand 1.4.2021

18 EG-VO Nr. 507/2006 vom 29. März 2006 »über die bedingte Zulassung von Humanarzneimitteln, die unter den Geltungsbereich der Verordnung (EG) Nr. 726/2004 des Europäischen Parlaments und des Rates fallen.« Vgl. https://eur-lex.europa.eu/legal-content/DE/TXT/ PDF/?uri=CELEX:32006R0507&from=EN

19 Präambel Abs. 5 EG-VO 507/2006

20 Präambel Abs.9 EG-VO 507/2006 vom 29. März 2006 i. V. m.EG-VO 726/2004

21 https://www.zusammengegencorona.de/impfen/impfstoffe/impfstoffentwicklung-und-zulassung/ Stand 1. April 2021

22 Vgl. hierzu den Bericht »Analysen zum Leistungsgeschehen der Krankenhäuser und zur Ausgleichspauschale in der Corona-Krise« des Leibniz-Instituts für Wirtschaftsforschung im Auftrag des Bundesministeriums für Gesundheit vom 30. April 2021 unter https://www.bundesgesundheitsministerium.de/fileadmin/Dateien/3_Downloads/C/Coronavirus/ Analyse_Leistungen_Ausgleichszahlungen_2020_Corona-Krise.pdf

23 Vgl. hierzu Kapitel 4.8

24 Nationaler Impfplan vom 1. Januar 2012, S. 25, https://www.saarland.de/SharedDocs/Downloads/DE/ msgff/tp_gesundheitpr%C3%A4vention/downloads_servicegesundheit/downloads_impfungen/ download_nationalerimpfplan.pdf

25 Vgl. hierzu Kapitel 8.1

26 Vgl. hierzu Kapitel 22

27 Vgl. hierzu Kapitel 24

7 AUFKLÄRUNG ÜBER DIE RISIKEN EINER VERKÜRZTEN ZULASSUNG

Die Entwicklung von Impfstoffen gegen neue Erreger ist ein komplexer und langwieriger Prozess, der mehrere Jahre beansprucht. Dies gilt erst recht für Substanzen, die vollkommen neuartig sind und erstmalig zum Einsatz kommen, wie die mRNA-Impfstoffe und die Vektor-Impfstoffe.

7.1 STUDIENDAUER FÜR CORONA-IMPFUNGEN VON NUR WENIGEN MONATEN

Das Paul-Ehrlich-Institut stellt fest, dass Informationen zur Sicherheit beziehungsweise Verträglichkeit zum Zeitpunkt der Zulassung aller vier Impfstoffe angeblich über einen Zeitraum von mindestens zwei Monaten nach der zweiten Impfung vorlagen.[1] Dieser Zeitraum von nur zwei Monaten ist lächerlich gering im Vergleich zur bislang üblichen Studiendauer von circa acht bis zehn Jahren, dies sind nämlich 96 bis 120 Monate. Die Zulassung eines Impfstoffs dauert normalerweise also mindestens 50-mal so lange.

Noch nie zuvor sind Impfstoffe binnen weniger Monate zugelassen worden, weshalb der Arzt seine Patienten hierüber zwingend aufklären muss. Denn das Überspringen der sonst üblichen Zulassungs- und Prüfungsphasen kann nicht absehbare Gesundheitsrisiken mit sich bringen.

> Die Corona-Impfungen wurden nach zwei Monaten zugelassen. Die Zulassung von Impfstoffen dauert sonst etwa 50-mal so lange.

7.2 ERFAHRUNGEN AUS DER *PANDEMRIX*-IMPFUNG
GEGEN SCHWEINEGRIPPE 2009

Impfstoffe können nicht nur Krankheiten vermeiden, sie können durchaus auch erheblichen Schaden anrichten.[2] Das hatte sich mit aller Deutlichkeit nach der *Pandemrix*-Impfung von *GlaxoSmithKline* gegen die Schweinegrippe H1N1 im Jahr 2009 gezeigt.[3]

Die auch damals medial massiv geschürte Angst[4] vor einer angeblich schweren Pandemie mit angeblich Millionen Toten durch das damals (ebenfalls angeblich neue) Influenzavirus A/H1N1 (Schweinegrippe) hatte 2009 in vielen Ländern zu einer Verstärkung der Impfbemühungen geführt.[5] Auch damals war diese Influenzavirus-Variante wegen ihrer angeblich schnellen weltweiten Ausbreitung von der Weltgesundheitsorganisation (WHO) zur Pandemie erklärt worden.[6] Die skandinavischen Behörden hatten daher (ebenso wie Deutschland) den Impfstoff *Pandemrix* eingekauft, der auch an Kinder und Jugendliche verimpft wurde.

> Noch nie wurde ein neuartiger, gentechnisch veränderter Impfstoff unter Außerachtlassung der bisher üblichen und notwendigen Phasen der klinischen Prüfung in nur wenigen Monaten zugelassen. Über die damit verbundenen Gefahren muss der Arzt aufklären.

DIE SPÄTEN FOLGEN DER SCHWEINEGRIPPE-IMPFUNG

Im August 2010 kam es dann in Schweden, später auch in Finnland, Norwegen und Irland zu Berichten über Narkolepsie-Erkrankungen bei geimpften Kindern und Jugendlichen. Zunächst waren es nur vereinzelte Fälle. Nach den aktuellen Zahlen der EudraVigilance-Datenbank der Europäischen Arzneimittel-Agentur EMA waren bis Januar 2015 mehr als 1.300 Fälle bekannt geworden, darunter auch einige aus Deutschland. Epidemiologische Studien

❼

ermittelten bald einen Zusammenhang mit dem Impfstoff *Pandemrix*, während der Konkurrenz-Impfstoff *Focetria* nicht betroffen war. Da die Narkolepsie eine Autoimmunerkrankung ist, wurde bald darüber diskutiert, dass eine »molekulare Mimikry« der Auslöser sein könnte: *Pandemrix* könnte die Bildung von Antikörpern induziert haben, die nicht nur Bestandteile des Grippevirus erkennen, sondern versehentlich auch Bestandteile des menschlichen Organismus angreifen.[7]

> Der Impfstoff *Pandemrix* gegen die Schweinegrippe hat die Bildung von Antikörpern ausgelöst, die sich gegen den menschlichen Organismus richten.

NARKOLEPSIE IST EIN SCHWERER IMPFSCHADEN

Narkolepsie ist eine Schlaf-Wach-Störung organischer Ursache. Die Symptome sind: exzessive Tagesschläfrigkeit, Einschlafattacken, Kataplexie (akuter, reversibler Verlust des Muskeltonus; typische Auslöser sind Lachen, Freude, Ärger, Furcht), Schlaflähmung, bereits in der Einschlafphase einsetzende lebhafte Traumaktivität (hypnagoge Halluzinationen), fragmentierter Nachtschlaf und automatisches Verhalten.

Es handelt sich um eine lebenslang andauernde Erkrankung mit unterschiedlicher Ausprägung der Symptome, bei der nur eine symptomatische Behandlung, nicht jedoch eine Heilung möglich ist.[8] Narkoleptische und kataplektische Anfälle bergen ein bedeutsames Risiko im Alltag des Patienten. Das Führen von Kraftfahrzeugen, ungesicherte Arbeiten zum Beispiel auf Leitern, Wanderungen in alpinem Gelände etc. können besonders im Rahmen kataplektischer Anfälle gefährlich sein und zu schweren Verletzungen führen. Die Arbeitsfähigkeit ist bei mäßigen bis schweren Verläufen meist nachhaltig eingeschränkt. Auch eine in Deutschland durchgeführte Studie belegte ein erhöhtes Risiko für Narkolepsie nach Impfung gegen die pandemische Influenza A (H1N1) verglichen mit nicht geimpften Kindern und Jugendlichen sowie Erwachsenen.[9] Geimpfte Personen hatten im Vergleich zu nicht geimpften tendenziell ein schwereres Krankheitsbild. Neben der Pandemie-Impfung wurden keine anderen Risikofaktoren für Narkolepsie identifiziert.[10]

 ## 7.3 DIE RISIKEN DES UNTERLASSENS VON LANGZEITSTUDIEN

FEHLENDE SICHERHEITSSTUDIEN

Die Sicherheit von Arzneimitteln und Impfstoffen kann nur beurteilt werden, wenn entsprechende klinische Studien vorliegen – was im Normalfall eine Studiendauer von bis zu zehn Jahren erfordert. Die europäische – enorm beschleunigte – bedingte Zulassung unter »Besonderen Bedingungen« kann solche Sicherheitsstudien freilich nicht bieten. Diese müssen erst bis spätestens Dezember 2023 vorgelegt werden, wie beispielsweise aus der Produktinformation für *Comirnaty*® von *BioNTech/Pfizer* hervorgeht: »Um die Wirksamkeit und Sicherheit von Comirnaty zu bestätigen, sollte der Zulassungsinhaber den endgültigen klinischen Studienbericht für die randomisierte, placebokontrollierte, beobachterblinde Studie C4591001 vorlegen bis Dezember 2023.«[11]

Vor der ersten Anwendung eines Impfstoffs am Menschen müssen normalerweise zunächst umfangreiche präklinische pharmakologische und toxikologische Untersuchungen durchgeführt werden. Erst wenn diese Untersuchungen keine unverhältnismäßigen Gefährdungen erkennen lassen, darf ein Impfstoff erstmalig im Rahmen von klinischen Studien Menschen verabreicht werden.

Der Arzt muss folglich seine Patienten darüber aufklären, dass diese toxikologischen und pharmakologischen präklinischen Untersuchungen zur Sicherheit, Qualität und Wirksamkeit aufgrund der enormen Geschwindigkeit des Zulassungsverfahrens aller vier Impfstoffe weitgehend fehlen.[12] Es kann also nicht sicher ausgeschlossen werden, ob und inwieweit die Impfstoffe toxikologische Folgen haben, ob sie also Vergiftungserscheinungen auslösen oder etwa zur Krebsentwicklung führen können.

AstraZeneca bestätigt in seiner Gebrauchsinformation Stand Juni 2021: »Es sind keine Wechselwirkungsstudien durchgeführt worden. Die gleichzeitige Anwendung von Vaxzevria mit anderen Impfstoffen wurde nicht untersucht.«[13]

Auch *BioNTech* bestätigt die fehlende Überprüfung von Wechselwirkungen mit anderen Arzneimitteln: »Interaction with other medicinal products and other forms of interaction: No interaction studies have been performed.«[14]

BioNTech bestätigt ferner, dass weder Genotoxizität[15] noch Kanzerogenität in Studien untersucht worden sind.[16]

Folgendes ist festzustellen:

— Es gibt noch keine Langzeitstudien, die sich mit den Wechselwirkungen zu anderen Arzneimitteln befassen, die der geimpfte Patient unter Umständen einnimmt.

— Es gibt noch keine Langzeitstudien, die die mögliche Kanzerogenität der Impfstoffe, also ein späteres Krebsrisiko ausschließen.

— Es gibt noch keine Langzeitstudien, die in der Lage sind, die Unbedenklichkeit aller vier verabreichter Impfstoffe mit ausreichender Sicherheit nachzuweisen, noch auch nur ansatzweise in der Lage sind, potenzielle Impfschäden qualitativ und quantitativ zu erfassen.

— Es gibt somit noch keine Langzeitstudien, die die Sicherheit der Impfstoffe belegen.

Hierüber muss der Arzt zwingend aufklären, da mögliche Nebenwirkungen, einschließlich etwaiger Langzeitnebenwirkungen, mangels entsprechender langjähriger Studien schlichtweg nicht bekannt sein können.[17]

> Der Arzt muss den Patienten darüber aufklären, dass für die Corona-Impfung bislang keine Sicherheitsstudien vorliegen.

Die Verabreichung von Substanzen, deren Wirksamkeit und Sicherheit mangels Langzeitstudien nicht ausreichend nachgewiesen sein kann, ist medizinisch unethisch. Dies gilt umso mehr, als diese Impfstoffe ja überwiegend gesunden Menschen verabreicht werden. Gesunde Menschen riskieren also angesichts fehlender Sicherheitsstudien mit der Impfung ihre Gesundheit und ihr Leben.

VERSTOß GEGEN DIE VERORDNUNG DER »GUTEN KLINISCHEN PRAXIS«

Die Art und Weise der Zulassung aller vier Corona-Impfstoffe könnte somit gegen die GCP-Verordnung (Verordnung über die Anwendung der Guten Klinischen Praxis bei der Durchführung von klinischen Prüfungen mit Arzneimitteln zur Anwendung am Menschen)[18] verstoßen. Diese Verordnung wurde zur Umsetzung mehrerer europäischer Richtlinien erlassen. Zweck der Verordnung der »Guten Klinischen Praxis« ist nach § 1 GCP-V der Schutz der Menschen:

1) Zweck dieser Verordnung ist, die Einhaltung der Guten Klinischen Praxis bei der Planung, Durchführung und Dokumentation klinischer Prüfungen am Menschen und der Berichterstattung darüber sicherzustellen. Damit wird gewährleistet, dass die Rechte, die Sicherheit und das Wohlergehen der betroffenen Person geschützt werden und die Ergebnisse der klinischen Prüfung glaubwürdig sind.
2) Bei klinischen Prüfungen mit Arzneimitteln, die aus einem gentechnisch veränderten Organismus oder einer Kombination von gentechnisch veränderten Organismen bestehen oder solche enthalten, bezweckt diese Verordnung darüber hinaus den Schutz der Gesundheit nicht betroffener Personen und der Umwelt in ihrem Wirkungsgefüge.

7

VERSTOß GEGEN DIE PRINZIPIEN DES
NATIONALEN IMPFPLANS VON 2012

Zur Entwicklung und Zulassung von Impfungen enthält auch der Nationale Impfplan Stand 1. Januar 2012 entsprechende Vorgaben, indem es dort (noch) heißt:

»Schutzimpfungen und ihr Einsatz unterscheiden sich ganz erheblich von anderen Arzneimitteln. Impfungen werden in der Regel gesunden Menschen verabreicht. Deshalb werden an die Sicherheit und Verträglichkeit von Impfstoffen besonders hohe Anforderungen gestellt. Dem wird durch einen besonders aufwändigen und sorgfältigen Entwicklungs- und Produktionsprozess, in Verbindung mit einem komplexen rechtlichen Regelwerk (Arzneimittelgesetz – AMG) Rechnung getragen. Impfstoffe sind biologische Arzneimittel,[19] deren Grundlage Mikroorganismen oder deren Bestandteile sind. Dadurch müssen an Impfstoffe – was den Studienumfang vor Zulassung und die pharmazeutische Qualität betrifft – weit höhere Anforderungen gestellt werden, als an klassische Arzneimittel. Die Tatsache, dass Impfstoffe an gesunden Menschen – vielfach an Kindern – angewendet werden, hat zu stetig steigenden Anforderungen an die Zulassung eines Impfstoffs und damit an den Nachweis der Qualität, Wirksamkeit und Sicherheit geführt. Die gleiche Entwicklung zieht auch die fortschreitende Verwendung neuer Technologien nach sich. Das hat unter anderem auch dazu geführt, dass z.B. vor 30 Jahren ein Impfstoff häufig noch auf einer klinischen Datenbasis von 600 Probanden zugelassen wurde und heutige Impfstoffstudien teilweise mehr als 60.000 Teilnehmer für ein Zulassungsverfahren einschließen müssen.«[20]

7.4 AUßERKRAFTSETZUNG ALLER SICHERHEITSVORSCHRIFTEN DURCH DIE EU

Mit der EU-Verordnung 2020/1043 vom 15. Juli 2020 haben das Europäische Parlament und der Europarat[21] die notwendigen Sicherheitsvorkehrungen – insbesondere die bei Einsatz gentechnisch veränderter Organismen zum Schutz der menschlichen Gesundheit erforderlichen Umweltverträglichkeitsprüfungen – für die Corona-Impfungen außer Kraft gesetzt.[22]

Gemäß einer EU-Richtlinie aus dem Jahr 2001 ist für das absichtliche Freisetzen von genetisch veränderten Organismen (GVO) ein umfangreiches Zulassungsverfahren einschließlich einer Umweltverträglichkeitsprüfung erforderlich.[23] Die Umweltverträglichkeitsprüfung wird nach Art. 2 Nr. 8 Richtlinie 2001/18/EG wie folgt definiert:

Bewertung der direkten oder indirekten, sofortigen oder späteren Risiken für die menschliche Gesundheit und die Umwelt, die mit der absichtlichen Freisetzung oder dem Inverkehrbringen von GVO verbunden sein können, und die gemäß Anhang II durchgeführt wird.

Das Ziel der Umweltverträglichkeitsprüfung besteht darin, von Fall zu Fall etwaige direkte, indirekte, sofortige oder spätere schädliche Auswirkungen von genetisch veränderten Organismen (GVO) auf die menschliche Gesundheit, die bei dem absichtlichen Freisetzen oder Inverkehrbringen von genetisch veränderten Organismen auftreten können, zu ermitteln und zu evaluieren. Die Umweltverträglichkeitsprüfung ist durchzuführen, damit festgestellt werden kann, ob ein Risikomanagement notwendig ist und, wenn ja, welches die geeignetsten Methoden sind.[24]

> Der Einsatz gentechnisch veränderter Mikroorganismen durfte nach EU-Recht bislang nur nach strengen Sicherheitsvorkehrungen erfolgen.

Die weitere Richtlinie 2009/41/EG des Europäischen Parlaments und des Rates vom 6. Mai 2009 über die »Anwendung genetisch veränderter Mikroorganismen in geschlossenen Systemen« sieht ebenfalls vor, dass die Mitgliedstaaten alle angemessenen Maßnahmen zu treffen haben, damit die Anwendung von genetisch veränderten Mikroorganismen (GVM) in geschlossenen Systemen keine nachteiligen Folgen für die menschliche Gesundheit und die Umwelt hat. Verfahren der genetischen Veränderung sind danach unter anderem:

DNS-Rekombinationstechniken, bei denen durch die Insertion von Nukleinsäuremolekülen, die auf unterschiedliche Weise außerhalb eines Organismus erzeugt wurden, in Viren, bakterielle Plasmide oder andere Vektorsysteme neue Kombinationen von genetischem Material gebildet werden und diese in einen Wirtsorganismus eingebracht werden, in dem sie unter natürlichen Bedingungen nicht vorkommen, aber vermehrungsfähig sind.[25]

Zum Schutz der menschlichen Gesundheit und der Umwelt müssen entsprechende Bewertungsverfahren durchgeführt werden.[26] Folgende Elemente unterliegen der Bewertung und sind als potenziell schädliche Auswirkung zu betrachten:

— Krankheit bei Menschen, einschließlich allergieauslösende oder toxische Wirkung,
— Krankheit bei Tieren und Pflanzen,
— gefährliche Auswirkungen aufgrund der Unmöglichkeit, eine Krankheit zu behandeln oder eine wirksame Prophylaxe zu bieten,
— gefährliche Auswirkungen infolge der Etablierung oder Verbreitung in der Umwelt,
— gefährliche Auswirkungen infolge der natürlichen Übertragung von inseriertem genetischem Material auf andere Organismen.[27]

Die Sicherheitsprüfungen zum Schutz der menschlichen Gesundheit wurden von der EU am 15. Juli 2020 für alle Corona-Impfstoffe außer Kraft gesetzt.

Diese Sicherheitsprüfungen nach den beiden EU-Vorschriften aus den Jahren 2001 und 2009 beim Einsatz gentechnisch veränderter Organismen und Mikroorganismen zum Schutz der menschlichen Gesundheit wurden durch die EU-Verordnung 2020/1043 vom 15. Juli 2020 außer Kraft gesetzt.

Als Begründung wird angeführt, dass die COVID-19-Pandemie zu einer »beispiellosen gesundheitlichen Notlage« geführt habe, die Tausende Menschen in der Union das Leben gekostet habe und von der insbesondere ältere Menschen und Menschen mit Vorerkrankungen betroffen seien. Darüber hinaus hätten die Mitgliedstaaten äußerst drastische Maßnahmen ergreifen müssen, um die Ausbreitung von COVID-19 einzudämmen, was zu erheblichen Störungen der Volkswirtschaften und der Union insgesamt geführt habe.[28] Die klinischen Prüfungen mit gentechnisch veränderten Organismen seien aufwendig und komplex und die nationalstaatlichen Zulassungsbestimmungen seien uneinheitlich, was einen erheblichen Zeitaufwand bedeute. Angesichts der »beispiellosen gesundheitlichen Notlage« (!) müsse daher bei den COVID-19-Impfstoffen auf die Umweltverträglichkeitsprüfung, die Bewertungsverfahren und die Zustimmung der Nationalstaaten im Zusammenhang mit der Durchführung klinischer Studien verzichtet werden.[29]

Es gibt also keinerlei Sicherheitsprüfung zu den Auswirkungen der vier eingesetzten Corona-Impfstoffe auf die menschliche Gesundheit, sowohl der geimpften als auch der nicht geimpften Personen, sowie auf die Umwelt, etwa die Tiere. Die Hersteller wurden vielmehr – unter Berufung auf die angebliche Notlage durch COVID-19 – von allen bisherigen erforderlichen Standardprüfungen

> Die für alle gentechnisch veränderten (Mikro-)Organismen notwendigen Umweltverträglichkeitsprüfungen, Bewertungsverfahren sowie die erforderliche Zustimmung der Nationalstaaten für die klinischen Prüfungen wurden aufgrund der angeblichen Dringlichkeit der Corona-Impfungen außer Kraft gesetzt.

und der zum Schutze der Gesundheit zwingend erforderlichen Umweltverträglichkeitsprüfung freigestellt. Die Mitgliedstaaten, also die nationalen Parlamente, haben kein Recht, gegen diese Aufhebung nahezu aller Sicherheitsstandards zum Schutz der menschlichen Gesundheit vorzugehen. Die Verordnung gilt so lange, wie die WHO COVID-19 zur Pandemie oder die EU-Kommission eine gesundheitliche Notlage aufgrund von COVID-19 feststellt.[30]

Die damit verbundene Entmachtung aller Mitgliedstaaten und die Aufhebung der Sicherheitsvorkehrungen zum Schutz der Gesundheit der Menschen und der Umwelt sind beispiellos in der Geschichte der EU. Das ist ein ungeheuerlicher Vorgang.

> Die Sicherheit der Corona-Impfstoffe wurde nicht überprüft.

7.5) AUFKLÄRUNG ÜBER TEILNAHME AN KLINISCHER STUDIE UND FORSCHUNG

Alle impfenden Ärzte müssen ihre Patienten somit zwingend darüber aufklären, dass sie Teilnehmer einer groß angelegten Impfstudie sind, nachdem die wesentlichen Sicherheitsprüfungen allesamt nicht durchgeführt wurden. Der Arzt muss unmissverständlich darauf hinweisen, dass sich die Impfungen noch im »Zustand der Forschung und Erforschung« befinden. Die Bundeskanzlerin selbst hatte dies im März 2021 (Wochen nach dem Start der Impfkampagne) treffend formuliert:

> »Alle (...) Impfstoffe haben eine bedingte Zulassung. Im Laufe dieser bedingten Zulassung sammeln wir zum ersten Mal Erfahrungen hinsichtlich der Frage: Was passiert, wenn dieser Impfstoff für Millionen von Menschen angewandt wird?«[31]

Die Aufklärungspflicht über die Teilnahme an dieser Forschung ist in der Deklaration von Helsinki[32] verankert. Diese stellt zunächst klar, dass die Teilnahme an der medizinischen Forschung freiwillig sein muss (vgl. Punkt 25 der Deklaration). Ferner verpflichtet die Deklaration in Punkt 26 die Ärzte ausdrücklich zu einer besonderen Aufklärung:

Bei der medizinischen Forschung an einwilligungsfähigen Personen muss jede potentielle Versuchsperson angemessen über die Ziele, Methoden, Geldquellen, eventuelle Interessenkonflikte, institutionelle Verbindungen des Forschers, den erwarteten Nutzen und die potentiellen Risiken der Studie, möglicherweise damit verbundenen Unannehmlichkeiten, vorgesehene Maßnahmen nach Abschluss einer Studie sowie alle anderen relevanten Aspekte der Studie informiert (aufgeklärt) werden. Die potentielle Versuchsperson muss über das Recht informiert (aufgeklärt) werden, die Teilnahme an der Studie zu verweigern oder eine einmal gegebene Einwilligung jederzeit zu widerrufen, ohne dass ihr irgendwelche Nachteile entstehen.

---

1 https://www.pei.de/DE/service/faq/coronavirus/faq-coronavirus-node.html

2 Vgl. etwa zur Erkrankung an Autismus, welche in Zusammenhang mit der Mehrfachimpfung von Kleinkindern gegen Masern, Röteln, Mumps stehen soll, den Film »Vaxxed – Die schockierende Wahrheit!?«

3 https://www.aerzteblatt.de/nachrichten/63356/Grippeimpfung-Wie-Pandemrix-eine-Narkolepsie- auslöst

4 Vgl. hierzu beispielsweise die sehr sehenswerte *ARTE*-Dokumentation »Profiteure der Angst« aus dem Jahr 2009 unter https://www.youtube.com/watch?v=B0uLDtONHA0

5 Vgl. hierzu auch Engelbrecht/Köhnlein, *Virus-Wahn*, Kapitel 8 (»Der große Schweinegrippe-Schwindel«)

6 https://www.bfarm.de/SharedDocs/Downloads/DE/Arzneimittel/Pharmakovigilanz/Gremien/ RoutinesitzungPar63AMG/80Sitzung/pkt-3-2-3.pdf?_blob=publicationFile&v=2

7 https://www.aerzteblatt.de/nachrichten/63356/Grippeimpfung-Wie-Pandemrix-eine-Narkolepsie-auslöst

8 PEI: Fall-Kontroll-Studie zu Risikofaktoren von Narkolepsie in Deutschland, Blatt 7,

https://www.bfarm.de/SharedDocs/Downloads/DE/Arzneimittel/Pharmakovigilanz/Gremien/

RoutinesitzungPar63AMG/80Sitzung/pkt-3-2-3.pdf?_blob=publicationFile&v=2

9 In die deutschlandweite Studie einbezogen wurden Patienten mit exzessiver Tagesschläfrigkeit, die im

Zeitraum vom 1. April 2009 bis 31. Dezember 2012 zur Abklärung (einschließlich MSLT – multipler

Schlaflatenztest) an ein schlafmedizinisches Zentrum überwiesen worden waren.

10 PEI: Fall-Kontroll-Studie zu Risikofaktoren von Narkolepsie in Deutschland, Blatt 17,

https://www.bfarm.de/SharedDocs/Downloads/DE/Arzneimittel/Pharmakovigilanz/Gremien/

RoutinesitzungPar63AMG/80Sitzung/pkt-3-2-3.pdf?_blob=publicationFile&v=2

11 https://www.ema.europa.eu/en/documents/product-information/comirnaty-epar-product-information_

de.pdf, S. 20

12 Hierauf hatte der Toxikologe und Pharmakologe Prof. Stefan Hockertz verschiedentlich in Interviews

hingewiesen, vgl. etwa https://www.extremnews.com/berichte/gesundheit/c14d17f697cc4ed; ebenso

die Swissmedic am 11. Dezember 2020, vgl. https://www.swissmedic.ch/swissmedic/de/home/news/

coronavirus-COVID-19/zl_impfungen_keine_loesung_ch.html

13 https://www.ema.europa.eu/en/documents/product-information/vaxzevria-previously-COVID-19-

vaccine-astrazeneca-epar-product-information_de.pdf unter Punkt 4.5

14 BioNTech Produktinformation, S. 4, https://www.ema.europa.eu/en/documents/product-information/

comirnaty-epar-product-information_en.pdf

15 Als Genotoxizität bezeichnet man die Wirkungen von chemischen Stoffen, die Änderungen im

genetischen Material (Desoxyribonukleinsäure) von Zellen auslösen,

vgl. https://de.wikipedia.org/wiki/Genotoxizit%C3%A4t

16 BioNTech Produktinformation, S. 10, https://www.ema.europa.eu/en/documents/product-information/

comirnaty-epar-product-information_en.pdf

17 So wurde etwa bei einem Impfstoff gegen HIV, der auf einem Vektor-Adenovirus des Typs V basierte,

festgestellt, dass bei gegen HIV geimpften Männern ein erhöhtes Risiko besteht, sich mit HIV-1 zu

infizieren. Das HIV-Ansteckungsrisiko war innerhalb von 18 Monaten nach der Impfung erhöht.

Es braucht also einen ausreichend langen Zeitraum, um eventuelle Langzeitfolgen feststellen und

bewerten zu können. Vgl. Arvey, Corona-Impfstoffe, S. 68

18 GCP-Verordnung vom 9. August 2004 (BGBI. I S. 2081), die zuletzt durch Artikel 8 des Gesetzes vom

19. Oktober 2012 (BGBI. I S. 2192) geändert worden ist.

19 Die vier bedingt zugelassenen Arzneimittel sind gentechnisch verändert und unterliegen somit aufgrund

ihrer Neuartigkeit noch strengeren Anforderungen.

20 Nationaler Impfplan vom 1. Januar 2012, S. 17, https://www.saarland.de/SharedDocs/Downloads/DE/ msgff/tp_gesundheitpr%C3%A4vention/downloads_servicegesundheit/downloads_impfungen/ download_nationalerimpfplan.pdf

21 »Im Namen des Rates« übrigens vertreten durch »Die Präsidentin J. Kloeckner«

22 Verordnung (EU) 2020 /1043 des Europäischen Parlaments und des Rates vom 15. Juli 2020 über die Durchführung klinischer Prüfungen mit genetisch veränderte Organismen enthaltenden oder aus solchen bestehenden Humanarzneimitteln zur Behandlung oder Verhütung der Coronavirus-Erkrankung (COVID-19) und deren Abgabe, https://eur-lex.europa.eu/legal-content/DE/TXT/ PDF/?uri=CELEX:32020R1043&from=EN

23 Art. 6-11 Richtlinie 2001/18/EG des Europäischen Parlaments und des Rates vom 12. März 2001 über die absichtliche Freisetzung genetisch veränderter Organismen in die Umwelt, https://eur-lex.europa. eu/LexUriServ/LexUriServ.do?uri=CONSLEG:2001L0018:20080321:DE:PDF

24 Anhang II Punkt A Richtlinie 2001/18/EG

25 Anhang I Teil A, Nr. 1 Richtlinie 2009/41/EG des Europäischen Parlaments und des Rates vom 6. Mai 2009 über die Anwendung genetisch veränderter Mikroorganismen in geschlossenen Systemen, https://eur-lex.europa.eu/LexUriServ.do?uri=OJ:L:2009:125:0075:0097:DE:PDF

26 Art. 4 Abs. 1 und Abs. 2 Richtlinie 2009/41/EG

27 Anhang III Teil 1 und B Richtlinie 2009/41/EG

28 Punkt 11 EU-VO 2020 /1043

29 Vgl. Punkte 8-18 und Art. 2 EU-VO 2020 /1043

30 Art. 5 EU-VO 2020 /1043

31 Vgl. Artikel von Boris Reitschuster vom 25. März 2021 unter https://reitschuster.de/post/ die-beunruhigenden-zahlen-zu-impfschaeden-und-das-schweigen-der-medien/

32 Als Deklaration von Helsinki wird eine Deklaration des Weltärztebundes zu Ethischen Grundsätzen für die medizinische Forschung am Menschen bezeichnet. Sie wurde von der 18. Generalversammlung des Weltärztebundes in Helsinki im Juni 1964 verabschiedet und laufend überarbeitet. https://www. bundesaerztekammer.de/fileadmin/user_upload/downloads/pdf-Ordner/International/Deklaration_von_ Helsinki_2013_20190905.pdf

8 AUFKLÄRUNG ÜBER DEN NUTZEN DER CORONA-IMPFUNG

Der Arzt ist nach der sorgfältigen Aufklärung über die Corona-Krankheit, über deren Vorbeugung, über die eigene natürliche Immunität, über die guten Behandlungsmöglichkeiten und über die geringe Risikorate eines schweren oder tödlichen Verlaufs als Nächstes verpflichtet, den Patienten über »den Nutzen der Schutzimpfung« zu informieren.[1] Der Begriff der Schutzimpfung ist in §2 Nr. 9 IfSG definiert wie folgt:

> *Schutzimpfung ist die Gabe eines Impfstoffes mit dem Ziel, vor einer übertragbaren Krankheit zu schützen.*[2]

Der Arzt muss dem Patienten also erklären, wie sich der Nutzen der neuen Corona-Impfungen nach allgemeinem Kenntnisstand darstellt. Für den Begriff »Nutzen« werden in der Wissenschaft auch die Begriffe »Effektivität« oder »Wirksamkeit« gebraucht. Mit Nutzen oder Effektivität oder Wirksamkeit ist die Reduktion des Risikos gemeint, an Corona zu erkranken oder sogar zu versterben. Hierbei ist zwischen der relativen und absoluten Effektivität (Wirksamkeit) der Impfung zu unterscheiden.

8.1 EFFEKTIVITÄT DER IMPFUNG NACH AUSSAGE DES ROBERT KOCH-INSTITUTS (RKI)

Das RKI beschreibt im Mai 2021 die Effektivität aller Impfungen wie folgt:

»In 11 Studien wurde die Effektivität der COVID-19-Impfung zur Verhinderung von Infektionen nach der 1. Impfstoffdosis untersucht. Hier lagen die Effektschätzer zwischen 17 Prozent und 88,7 Prozent, wobei zu berücksichtigen ist, dass der erstgenannte Wert die mit Abstand niedrigste Schätzung im Sinne eines Ausreißers darstellt, während die Mehrzahl der Studien im Bereich zwischen ca. 60 und 70 Prozent lag.«[3]

»Zur Effektivität nach der 2. Impfstoffdosis lagen Daten aus 10 Studien vor. Die Schätzer der Impfeffektivität lagen im Bereich zwischen 64 Prozent und 94,1 Prozent; eine weitere Studie berichtete eine Inzidenzreduktion von 99 Prozent. Auch hier stellt der Wert aus der Studie von Moustsen-Helms et al. aus Dänemark die mit Abstand niedrigste Schätzung dar, während die Mehrzahl der Studien im Bereich zwischen ca. 80 Prozent und 90 Prozent lag.«[4]

Ähnliche Quoten gelten nach Angabe des RKI auch für sogenannte »besorgniserregende« Mutationen.[5]

Nach Aussage des RKI bieten die COVID-19-mRNA-Impfstoffe somit durchschnittlich eine Wirksamkeit von etwa 95 Prozent.

»Die aktuellen Studiendaten zeigen: Die Wahrscheinlichkeit, an COVID-19 zu erkranken, war bei den vollständig gegen COVID-19 geimpften Personen um etwa 95 Prozent geringer als bei den nicht geimpften Personen. Die Wirksamkeit in Bezug auf die Verhinderung einer schweren COVID-19-Erkrankung (also zum Beispiel einer Behandlung im Krankenhaus) war etwa 85 Prozent. Das bedeutet: Wenn eine mit einem COVID-19-Impfstoff geimpfte Person mit dem Erreger in Kontakt kommt, wird sie mit hoher Wahrscheinlichkeit nicht erkranken.«[6]

Das RKI zieht aus den bis dato vorliegenden Daten den Schluss, dass »nach derzeitiger Datenlage« die Impfung gegen COVID-19 unabhängig vom verwendeten Impfstofftyp zu einer deutlichen Reduktion der Corona-Erkrankungen führe. Diese Verringerung liege nach vollständiger Impfserie in den bisher vorliegenden Studien im Bereich zwischen 80 und 90 Prozent und sei damit ähnlich hoch wie die Effektivität der Impfstoffe bei der Verhinderung eines schweren Krankheitsverlaufs.

Weitere Daten würden belegen, dass selbst bei Personen, die trotz Impfung PCR-positiv getestet würden beziehungsweise asymptomatisch infiziert seien, die Viruslast signifikant reduziert und die Virusausscheidung verkürzt sei. In der Gesamtschau – so das RKI – »legen die Daten damit nahe«, dass die Impfung die Übertragungswahrscheinlichkeit in erheblichem Maß reduziere. Die Daten zeigten zudem, dass die oben genannte Reduktion der Infektionswahrscheinlichkeit auch auf Infektionen mit der VOC B.1.1.7 (Alpha-Variante) zutreffe. Für die übrigen Mutationen (VOC)[7] lägen allerdings bisher nur wenige Daten oder nur indirekte Evidenz vor, die auf eine zumindest reduzierte Effektivität gegenüber der VOC B.1.351 (Beta-Variante) schließen lassen.[8]

> Die Impfung reduziert die Gefahr einer Corona-Erkrankung angeblich um circa 80 bis 90 Prozent.

> Gegenüber Virusvarianten scheint die Impfung nach Aussage des RKI weniger wirksam.

WICHTIGE EINSCHRÄNKUNGEN DER RKI-PROGNOSEN DURCH RKI

Das RKI stellt jedoch einschränkend fest, dass nicht ausgeschlossen werden könne, dass weitere Studien auf anderen Servern oder Plattformen veröffentlicht werden, die bisher keinen Eingang in einschlägige Datenbanken gefunden hätten. Zu berücksichtigen sei außerdem, dass die (vom RKI selbst zitierten!) Publikationen (noch) keinen klassischen Peer-Review-Prozess[9] durchlaufen hätten, sodass fehlerhafte Ergebnisse nicht ausgeschlossen werden könnten. Dies könne auch dazu führen, dass zu einem späteren Zeitpunkt abweichende Fassungen derselben Studien veröffentlicht werden, wenn diese nachfolgend zur Publikation in einer medizinischen Fachzeitschrift eingereicht werden und damit einen Peer-Review- und Korrekturprozess durchlaufen haben.[10]

Limitierend wirke auch, dass die vorliegenden Studien überwiegend mit *Comirnaty*® von *BioNTech/Pfizer* geimpfte Personen einschließen. Zu den anderen Impfstoffen ließen sich daher nur in begrenztem Umfang Aussagen treffen. Schließlich müsse berücksichtigt werden, dass die bisher vorliegenden Studien nur vergleichsweise kurze Nachbeobachtungszeiträume nach der Impfung gehabt hätten, sodass über die Dauer des Effekts der COVID-19-Impfstoffe auf die Verhinderung von SARS-CoV-2-Infektionen und Virusübertragung noch keine Aussagen gemacht werden könnten.[11]

> Fehlerhafte Ergebnisse zur Wirksamkeit können nach Aussage des RKI nicht ausgeschlossen werden.

> Das RKI schränkt die mögliche Wirksamkeit der Impfungen selbst ein.

8.2) DÜRRE ZAHLEN DER ASTRAZENECA-STUDIE

Erst wenn man sich die Studienergebnisse selbst einmal ansieht, versteht man, auf welch wackeligen Beinen die Behauptungen zur »Wirksamkeit« der Impfstoffe stehen.

So wurden beispielsweise unter den 10.028 Teilnehmern aller Altersgruppen der Studie von *AstraZeneca* acht COVID-19-Fälle in der *Vaxzevria*-Gruppe berichtet (mindestens 15 Tage nach Dosis 2), die Personen im Alter zwischen 56 und 65 Jahren betrafen – im Vergleich zu neun Fällen in der Kontrollgruppe (das heißt Teilnehmer, die nicht geimpft wurden). Zwei Fälle von COVID-19 wurden für Teilnehmer im Alter von über 65 Jahren in der *Vaxzevria*-Gruppe berichtet (mindestens 15 Tage nach Dosis 2) im Vergleich zu sechs Fällen in der Kontrollgruppe.[12]

In der Altersgruppe der 56- bis 65-Jährigen zeigte die Impfstudie von Astra-Zeneca fast keinerlei Nutzen.

Die Wirksamkeit des Impfstoffs von *Astra-Zeneca* ist somit alles andere als beeindruckend. Denn in der mittleren Altersgruppe zwischen 56 und 65 Jahren gab es bei den nicht geimpften Teilnehmern neun COVID-19-Fälle, bei den geimpften Teilnehmern hingegen nur einen Fall weniger. Das ist wirklich in keinerlei Hinsicht überzeugend, zumal die Altersgruppe der 18- bis 64-Jährigen im Hinblick auf schwere oder tödliche Corona-Erkrankungen sowieso nicht besonders gefährdet ist. Allerdings gehört sie bei den schweren Impfnebenwirkungen nachweislich zur Hauptrisikogruppe.[13]

Ein positives Nutzen-Risiko-Verhältnis des *AstraZeneca*-Wirkstoffs ist für die Personengruppe bis 65 Jahren schlichtweg nicht nachgewiesen.

8.3 WENIG AUSSAGEKRÄFTIGE ZAHLEN DER BIONTECH/PFIZER-STUDIE

Die Zahlen aus der Studie von *BioNTech/Pfizer*, die aufgrund der angeblichen Wirksamkeit des Impfstoffs zur bedingten Zulassung von *Comirnaty*® führten, sind ebenfalls nicht besonders beeindruckend. Auf ihrer Homepage begründet die Europäische Arzneimittel-Agentur (EMA) die Zulassung des Impfstoffs von *BioNTech* auf Basis der *BioNTech/Pfizer*-Studie wie folgt:

»Eine sehr große klinische Studie zeigte, dass Comirnaty wirksam war zur Prävention von COVID-19 bei Personen ab 16 Jahren. Die Studie umfasste etwa 44.000 Personen insgesamt. Die Hälfte erhielt den Impfstoff und der anderen Hälfte wurde eine »Pseudoinjektion« verabreicht. Die Wirksamkeit wurde bei ca. 36.000 Personen über 16 Jahren berechnet (einschließlich Personen über 75 Jahren), die keine Zeichen einer vorausgegangenen Infektion hatten. Die Studie zeigte eine 95 Prozent Reduktion in der Anzahl der symptomatischen COVID-19 Fälle bei den Personen, die die Impfung erhalten haben (8 Fälle von 18.198 bekamen COVID Symptome) verglichen mit Personen, die die Pseudoinjektion erhielten (162 Fälle von 18.325 bekamen COVID Symptome). Das bedeutet, dass die Impfung eine 95%-ige Wirksamkeit in der klinischen Studie zeigte.«[14]

 ## 8.4 WIRKSAMKEIT BEDEUTET »RELATIVE RISIKOREDUKTION«

INTERPRETATION DER BIONTECH/PFIZER-STUDIE

Eine statistisch korrekte Interpretation dieser Zahlen der *BioNTech/ Pfizer*-Studie ist bei Weitem nicht so überzeugend wie die behauptete Wirksamkeit des Impfstoffs von 95 Prozent: Vergleicht man die Anzahl von acht Erkrankungen bei geimpften Personen mit der Anzahl von 162 Erkrankungen bei ungeimpften Personen, ergibt sich tatsächlich zunächst eine Wirksamkeit von 95 Prozent. Allerdings ergibt sich aus der Studie zum einen nicht, ob die 162 nicht geimpften Personen milde, schwere oder sehr schwere Symptome beziehungsweise Krankheitsbeschwerden entwickelt hatten.

Zum anderen ist festzustellen, dass der Anteil von 162 Fällen in der Kontrollgruppe von 18.325 ungeimpften Teilnehmern enorm niedrig ist. Tatsächlich haben nämlich offensichtlich überhaupt nur 0,9 Prozent, also weniger als 1 Prozent aller nicht geimpften Studienteilnehmer Symptome entwickelt. Demgegenüber betrug der Anteil der Teilnehmer, die trotz Impfung Symptome entwickelten, 0,04 Prozent.

Insgesamt liegt das Risiko, überhaupt Corona-Symptome (welcher Art auch immer) zu entwickeln, auch bei Ungeimpften unter 1 Prozent.

INTERPRETATION DER ASTRAZENECA-STUDIE

Eine statistisch korrekte Interpretation der Zahlen der *AstraZeneca*-Studie zeigt noch sehr viel ernüchterndere Ergebnisse: Denn beispielsweise bei der Altersgruppe zwischen 56 und 65 Jahren beträgt die relative Risikoreduktion lediglich 17 Prozent (acht COVID-19-Fälle bei Geimpften im Vergleich zu neun Fällen in der Kontrollgruppe).

Auch hier ist jedoch der Anteil von neun Fällen in der Kontrollgruppe von über 5.000 nicht geimpften Teilnehmern enorm niedrig. Tatsächlich haben sich offensichtlich sogar noch weniger nicht geimpfte Personen als in der *BioNTech/Pfizer*-Studie angesteckt, nämlich nur 0,2 Prozent, dies sind 2 von 1.000.[15] Auch aus dieser Studie geht allerdings nicht hervor, ob diese neun infizierten Personen lediglich einen positiven PCR-Test mit Virusnachweis hatten oder ob sie Symptome entwickelt haben und wenn ja, wie schwer.

8.5 IRREFÜHRENDER FOKUS AUF DIE RELATIVE RISIKO-REDUKTION

Dies zeigt die Notwendigkeit der Unterscheidung zwischen sogenannter relativer und absoluter Wirksamkeit der Impfung.[16] Denn die Wirksamkeit der Impfungen wird üblicherweise als sogenannte relative Risiko-Reduktion (RRR) dargestellt. Darunter versteht man das Verhältnis der Erkrankung mit und ohne Impfung. Danach ergeben sich angeblich folgende relative Risiko-Reduktionen:

— 95 Prozent für *Comirnaty®* von *BioNTech/Pfizer*,
— 94 Prozent für *Spikevax®* von *Moderna* (vorher *Moderna®*),
— 67 Prozent für *COVID-19 Vaccine Janssen®* von *Johnson&Johnson*,
— 67 Prozent für *Vaxzevria®* von *AstraZeneca* (vorher *AstraZeneca®*).[17]

Diese Zahlen klingen zunächst einmal viel-versprechend und erfreulich. Nach richtiger Interpretation der Studienergebnisse muss die relative Risiko-Reduktion allerdings vor dem Hintergrund des Risikos gesehen werden, über-haupt infiziert und an COVID-19 zu erkranken,

> Es muss unbedingt zwi-schen relativer und absoluter Risiko-Reduk-tion unterschieden werden.

was innerhalb einer Bevölkerungsstruktur und je nach Land, Jahreszeit und Altersgruppe sehr unterschiedlich sein kann. Denn die relative Risiko-Reduktion bezieht sich nur auf solche Teil-nehmer, die aufgrund eines individuellen Risikos von der Impfung profitieren können. Dies sind bekanntlich vor allem hochbetagte und vorerkrankte Menschen.

Das RKI schreibt selbst richtig, dass eine geimpfte Person mit hoher Wahrscheinlichkeit nicht erkranken werde, wenn sie »mit dem Erreger in Kontakt kommt« (siehe S. 124). Und hier kommt die absolute Risiko-Reduktion ins Spiel, die das Risiko der gesam-ten Bevölkerung betrachtet, überhaupt mit dem Erreger in Kontakt kommen, also überhaupt eine Infektion zu riskieren und in deren Folge eine schwere Erkrankung zu erleiden.

8.6) DIE ABSOLUTE RISIKO-REDUKTION BETRÄGT NUR 1 PROZENT

Die absolute Risiko-Reduktion wird hierbei gerne verschwiegen, weil sie sehr viel weniger beeindruckend ist als die relative Risiko-Reduk-tion: Die absolute Risiko-Reduktion durch die Impfung beträgt nämlich durchschnittlich nur circa 1 Prozent, wie Wissenschaftler in einem Artikel in der renommierten Fachzeitschrift *The Lancet Microbe* 2021 darlegten:

— 1,3 Prozent für *Vaxzevria®* von *AstraZeneca* (vorher *AstraZeneca®*),
— 1,2 Prozent *Spikevax®* von *Moderna* (vorher *Moderna®*),
— 1,2 Prozent für *COVID-19 Vaccine Janssen®* von *Johnson&Johnson*,
— 0,84 Prozent für *Comirnaty®* von *BioNTech/Pfizer*.[18]

Um die Bedeutung und den Aussagewert der absoluten Risiko-Reduktion zu veranschaulichen, nehmen wir als Beispiel eine Gelbfieberimpfung: Die Impfung kann das Risiko einer Erkrankung an Gelbfieber zwar relativ gesehen möglicherweise um 95 Prozent reduzieren, wenn tatsächlich eine Infektion erfolgt. Für das absolute Risiko einer Gelbfieberinfektion macht es jedoch einen erheblichen Unterschied, ob die Impfung für einen Aufenthalt in Deutschland erfolgt oder für einen Aufenthalt im tropischen Afrika oder im nördlichen Südamerika. Denn in Deutschland ist die Chance, durch einen Mückenstich an Gelbfieber zu erkranken, gleich null,[19] in manchen tropischen Ländern und Regionen indessen deutlich erhöht. Wer sich in Deutschland gegen Gelbfieber impfen lässt, ohne in ein entsprechendes Land zu reisen, hat daher eine nur minimale (absolute) Reduktion seines Erkrankungsrisikos zu erwarten, da es in Deutschland die Mücke nicht gibt und somit das Risiko, in Deutschland überhaupt eine Gelbfieberinfektion zu erleiden, schlichtweg null ist.[20]

Die absolute Risiko-Reduktion kann auch an einem ganz anderen Beispiel erklärt werden: Stellen Sie sich vor, Ihnen wird ein Regenschutz angeboten, der Sie zu 95 Prozent vor Nässe und Durchfeuchtung schützen soll. Wenn Sie allerdings im Sommer in ein heißes, sonniges Land fahren, in dem es fast nie regnet, dann haben Sie ein äußerst geringes Risiko, überhaupt nass zu werden. Das Risiko einer Durchnässung aufgrund des gut wirksamen Regenschutzes wird somit nur um 1 Prozent absolut reduziert. Sie könnten also genauso gut auf die Mitnahme des Regenschutzes verzichten, es sei denn, Sie wollen für den höchst unwahrscheinlichen Fall eines ordentlichen Regengusses dennoch gewappnet sein.

> Bezogen auf das Risiko, überhaupt schwer an Corona zu erkranken, beträgt die absolute Risiko-Reduktion durchschnittlich nur 1 Prozent.

Das Risiko einer schweren Corona-Erkrankung ist auch in Deutschland sehr gering. Es betrifft vorwiegend vorerkrankte und

hochbetagte Menschen, die aufgrund ihrer verminderten Immunabwehr für jede Form von Infektion besonders anfällig sind.

Die *BioNTech/Pfizer*-Studie zeigt dies ganz deutlich: Denn in der
Kontrollgruppe von 18.325 Teilnehmern ohne Impfung haben nur
162 Teilnehmer Symptome (welcher Art auch immer) entwickelt.
Das sind lediglich 0,9 Prozent aller ungeimpften Personen, während
99,1 Prozent der Teilnehmer auch ohne Impfung gesund blieben.

Nur eine für den Patienten schwere, lebensbedrohliche Erkrankung kann (eventuell) überhaupt Grund sein, über eine Impfung
nachzudenken, da die vom RKI benannten leichten und mittelschweren Symptome behandelbar und gut heilbar sind und allein
schon deshalb keine Indikation für eine Impfung besteht. In Betracht
kommt daher eine Impfung allenfalls für die gefährdete Personengruppe, für die (aufgrund der verkürzten Zulassung) allerdings wie
für alle anderen keine Langzeitstudien vorliegen.[21]

1 § 1 Abs. 2 Nr. 1 CoronaImpfV

2 Die übertragbare Krankheit ist eine durch Krankheitserreger oder deren toxische Produkte, die

unmittelbar oder mittelbar auf den Menschen übertragen werden, verursachte Krankheit (§ 2 Nr. 3 IfSG.)

3 RKI, *Epidemiologisches Bulletin,* Nr. 19/2021, 12. Mai 2021, S. 17

4 RKI, *Epidemiologisches Bulletin,* Nr. 19/2021, 12. Mai 2021, S. 17

5 RKI, *Epidemiologisches Bulletin,* Nr. 19/2021, 12. Mai 2021, S. 19

6 RKI, Aufklärungsmerkblatt, Stand 20. Juli 2021, https://www.rki.de/DE/Content/Infekt/Impfen/

Materialien/Downloads-COVID-19/Aufklaerungsbogen-de.pdf?_blob=publicationFile

7 VOC steht als Abkürzung für »Variant(s) of Concern«, besorgniserregende Virus-Mutation(en),

insbesondere beim Coronavirus SARS-CoV-2.

8 RKI, *Epidemiologisches Bulletin,* Nr. 19/2021, 12. Mai 2021, S. 20

9 Ein oder eine Peer-Review (englisch *peer*, Gleichrangiger, und *review*, Begutachtung, seltener deutsch:

Kreuzgutachten) ist ein Verfahren zur Qualitätssicherung einer wissenschaftlichen Arbeit oder eines

Projektes durch unabhängige Gutachter aus dem gleichen Fachgebiet. Peer-Review gilt im heutigen

Wissenschaftsbetrieb als eine sehr wichtige Methode, um die Qualität von wissenschaftlichen

Publikationen zu gewährleisten, vgl. https://de.wikipedia.org/wiki/Peer-Review.

10 Weitere Limitationen resultieren nach Erklärung des RKI daraus, dass die derzeit vorliegenden Studien nur

aus einer vergleichsweise kleinen Anzahl von Ländern stammten, darunter v. a. solche, in denen bereits

seit längerer Zeit ein COVID-19-Impfprogramm implementiert sei. In diesem Zusammenhang sei insbe-

sondere bei der Bewertung der Studien aus Israel zu beachten, dass nicht auszuschließen sei, dass in

diesen Studien teilweise überlappende Kohorten analysiert wurden, sodass die Effektschätzer ggf. keine

komplett voneinander unabhängigen Stichproben darstellen. Aus diesem Grund erfolge für die vorliegende

Auswertung auch zunächst keine statistische Zusammenfassung der Ergebnisse im Sinne einer Meta-Analyse.

11 RKI, *Epidemiologisches Bulletin,* Nr. 19/2021, 12. Mai 2021, S. 20

12 *AstraZeneca* Produktinformation, S. 10, https://www.ema.europa.eu/en/documents/product-

information/vaxzevria-previously-COVID-19-vaccine-astrazeneca-epar-product-information_de.pdf

13 Vgl. Tagesreport vom 23. Juli 2021, S. 14, https://www.impfnebenwirkungen.net/report.pdf

14 Bericht der EMA vom 21. Dezember 2020 über die Zulassung des Impfstoffs von *BioNTech/Pfizer*, https://

www.ema.europa.eu/en/news/ema-recommends-first-COVID-19-vaccine-authorisation-eu

15 https://www.ema.europa.eu/en/documents/product-information/vaxzevria-previously-COVID-19-

vaccine-astrazeneca-epar-product-information_de.pdf

16 Vgl. hierzu auch Karten Montag, »Zur Wirksamkeit von Influenza- und Corona-Schutzimpfungen«.

In: *Multipolar*, 12. Juni 2021, https://multipolar-magazin.de/artikel/wirksamkeit-von-impfungen

17 Piero Olliaro et al., »COVID-19 vaccine efficacy and effectiveness – the elephant (not) in the room«. In: *The Lancet Microbe*, 20. April 2021, https://doi.org/10.1016/S2666-5247(21)00069-0; vgl. auch: RKI, *Epidemiologisches Bulletin*, Nr. 19/2021, 21. Mai 2021, S. 15 ff. Tatsächlich gibt *AstraZeneca* in seiner Produktinformation die relative Wirksamkeit mit nur 59,5 % (!) an, https://www.ema.europa.eu/en/documents/product-information/vaxzevria-previously-COVID-19-vaccine-astrazeneca-epar-product-information_de.pdf, S. 9

18 Piero Olliaro et al., »COVID-19 vaccine efficacy and effectiveness – the elephant (not) in the room«. In: *The Lancet Microbe*, 20. April 2021, https://doi.org/10.1016/S2666-5247(21)00069-0

19 Gelbfieber wird durch tagstechende Aedes-Mücken übertragen. Das Virus zirkuliert normalerweise zwischen Mücken und Affen in den Regenwaldregionen, https://www.rki.de/DE/Content/Infekt/EpidBull/Archiv/2018/Ausgaben/15_18.pdf?_blob=publicationFile, S. 147

20 Seit 1999 hatten sich nur drei Deutsche nach einem Aufenthalt im brasilianischen Regenwald mit Gelbfieber infiziert, eine Person starb, https://www.rki.de/DE/Content/Infekt/EpidBull/Archiv/2018/Ausgaben/15_18.pdf?_blob=publicationFile, S. 147

21 Vgl. hierzu Kapitel 7

9 RISIKEN UND NEBENWIRKUNGEN DER CORONA-IMPFUNG

§ 1 Abs. 2 Nr. 4 CoronaImpfV verpflichtet den Arzt ausdrücklich zur Aufklärung über mögliche Nebenwirkungen und Komplikationen der Schutzimpfung. Die Pflicht zur Aufklärung besteht nach der jahrelangen und gefestigten Rechtsprechung des Bundesgerichtshofes auch dann, wenn Risiken und Nebenwirkungen selten oder gar sehr selten sind.

Die Impfung soll übertragbare Krankheiten vermeiden. Hierbei kann es allerdings grundsätzlich nur darum gehen, schwere Krankheiten mit schweren Folgen zu vermeiden. Denn Krankheiten, die meist nur leichte und milde Symptome nach sich ziehen, wie etwa die typischen Erkältungskrankheiten, zu denen auch die Corona-Erkrankung zählt, sind behandelbar und haben nur selten schwere und nur sehr seltene tödliche Auswirkungen. Demgegenüber bergen Impfungen jedweder Art Risiken und Nebenwirkungen, die vergleichbar oder schwerer sein können als die Folgen der Krankheit. Dies gilt insbesondere dann, wenn die Krankheit selbst einerseits meist milde verläuft und nur selten eine Lungenentzündung hervorruft, die Impfung andererseits indessen sehr schwerwiegende Folgen hervorrufen kann, die einen erheblichen Einfluss auf das weitere Leben der zuvor gesunden Person haben können.

9.1 DER UNTERSCHIED ZWISCHEN IMPFREAKTION UND IMPFKOMPLIKATION

Im Hinblick auf die Risiken und Nebenwirkungen einer Impfung wird zwischen sogenannten Impfreaktionen und sogenannten Impfkomplikationen unterschieden.

Impfreaktionen sind das übliche Ausmaß nicht überschreitende, vorübergehende Lokal- und Allgemeinreaktionen, die als Ausdruck der Auseinandersetzung des Organismus mit dem Impfstoff anzusehen sind. Impfreaktionen sind nicht meldepflichtig. Impfkomplikationen sind über typische Impfreaktionen – wie beispielsweise Schmerzen an der Einstichstelle oder erhöhte Temperatur – hinausgehende Folgen einer Impfung, die den Gesundheitszustand der geimpften Person deutlich belasten.[1]

> Der Arzt muss über Nebenwirkungen auch dann aufklären, wenn diese sehr selten sind.

AUFKLÄRUNG ÜBER IMPFREAKTIONEN

Wie bei allen anderen Impfstoffen kann es auch nach einer Verabreichung von Corona-Impfstoffen zu Impfreaktionen kommen. Diese sind zwar nicht meldepflichtig, der Arzt muss aber im Vorfeld dennoch über alle bekannten Impfreaktionen aufklären, denn der Patient muss »im Großen und Ganzen« wissen, was mit der Impfung auf ihn zukommt. Als Zeichen der Auseinandersetzung des Körpers mit dem Impfstoff können folgende vorübergehende Reaktionen auftreten: Rötung, Schwellung und Schmerzen an der Einstichstelle, Müdigkeit, erhöhte Temperatur, Frösteln, Fieber, Gelenkschmerzen, Kopfschmerzen und grippeähnliche Beschwerden.[2]

Beim Impfstoff von *BioNTech/Pfizer* traten gelegentlich (zwischen 0,1 Prozent und 1 Prozent) ferner Lymphknotenschwellungen, Schlaflosigkeit, Schmerzen in Arm oder Bein, Unwohlsein und Juckreiz an der Einstichstelle auf.[3] Solche Reaktionen entwickeln sich meist innerhalb von zwei Tagen nach der Impfung und halten in der Regel nur wenige Tage an. Impfreaktionen können bei allen aktuell erhältlichen Impfstoffen auftreten.[4]

Das RKI stellt zutreffend fest, dass ja auch die Corona-Erkrankung selbst meist milde verläuft und genau solche Beschwerden

9

hervorrufen kann, die den üblichen Impfreaktionen entsprechen. Jede Person kann daher in Kenntnis der möglichen Impfreaktionen entscheiden, ob sie entweder die mit 0,9 Prozent festgestellten sehr geringen Risiken einer eventuell später erworbenen (meist) milden Corona-Erkrankung oder die (möglicherweise um ein Vielfaches höheren) typischen Impfreaktionen der Impfung in Kauf nimmt. Es ist – wie gelegentlich bei leichten Corona-Erkrankungen – auch bei diesen Impfreaktionen damit zu rechnen, dass nach der Impfung einige Tage Bettruhe erforderlich sind und die geimpfte Person daher nicht arbeitsfähig ist.

AUFKLÄRUNG ÜBER IMPFKOMPLIKATIONEN

Der Impfarzt muss ebenfalls zwingend über alle bislang bekannt gewordenen Impfkomplikationen aufklären. Unterlässt er dies und es kommt – trotz ordnungsgemäßer Impfung – zu einer schweren Impfkomplikation, muss der Arzt damit rechnen, dass er vom geimpften Patienten, der zuvor gesund war und jetzt krank ist, auf Schadensersatz und Schmerzensgeld verklagt wird.

Die Impfkomplikation wird zutreffend auch als Impfschaden bezeichnet, der im Infektionsschutzgesetz in § 2 Nr. 11 definiert ist. Danach ist ein Impfschaden

(...) die gesundheitliche und wirtschaftliche Folge einer über das übliche Ausmaß einer Impfreaktion hinausgehenden gesundheitlichen Schädigung durch die Schutzimpfung; ein Impfschaden liegt auch vor, wenn mit vermehrungsfähigen Erregern geimpft wurde und eine andere als die geimpfte Person geschädigt wurde.

9.2 DEFINITION DES BEGRIFFS »NEBENWIRKUNGEN«

Darüber hinaus findet sich noch der Begriff »Nebenwirkungen«, der im Arzneimittelgesetz definiert ist. Impfstoffe fallen unter die Arzneimittel im Sinne des Arzneimittelgesetzes (AMG), weshalb nachfolgend anstelle des Begriffs »Impfkomplikation« entsprechend der Terminologie des Paul-Ehrlich-Instituts (PEI) und der EMA der Begriff »Nebenwirkung« verwendet wird.

Nach §4 Abs. 13 AMG unterscheidet man zwischen »einfachen«, »schwerwiegenden« und »unerwarteten« Nebenwirkungen:

Nebenwirkungen sind bei Arzneimitteln, die zur Anwendung bei Menschen bestimmt sind, schädliche und unbeabsichtigte Reaktionen auf das Arzneimittel. (...)
Schwerwiegende Nebenwirkungen sind Nebenwirkungen, die tödlich oder lebensbedrohlich sind, eine stationäre Behandlung oder Verlängerung einer stationären Behandlung erforderlich machen, zu bleibender oder schwerwiegender Behinderung, Invalidität, kongenitalen Anomalien oder Geburtsfehlern führen. 5 (...)
Unerwartete Nebenwirkungen sind Nebenwirkungen, deren Art, Ausmaß oder Ergebnis von der Fachinformation des Arzneimittels abweichen.

Die inzwischen zahlreich gemeldeten Nebenwirkungen der Corona-Impfung werden in den folgenden Kapiteln dargestellt.

1 Siehe Bundeszentrale für gesundheitliche Aufklärung (BZgA), https://www.infektionsschutz.de/
coronavirus/schutzimpfung/risiken-und-nebenwirkungen.html#c15566

2 Vgl. auch https://www.zusammengegencorona.de/impfen/logistik-und-recht/impfkomplikation-das-
koennen-sie-tun/

3 Vgl. auch https://www.zusammengegencorona.de/impfen/logistik-und-recht/impfkomplikation-das-
koennen-sie-tun/

4 BZgA, https://www.infektionsschutz.de/coronavirus/schutzimpfung/risiken-und-nebenwirkungen.html

5 Ebenso die Definition nach § 3 Abs. 8 GCP-V

⑩ GEMELDETE NEBENWIRKUNGEN IN EUROPA

⑩.1) DIE DATENBANK DER EMA (EUDRAVIGILANCE)

Meldungen von Nebenwirkungen der COVID-19-Impfungen im europäischen Raum können an die Europäische Arzneimittel-Agentur (EMA) übersandt werden.[1] Die EMA betreibt die »Europäische Datenbank gemeldeter Verdachtsfälle von Arzneimittelnebenwirkungen« namens EudraVigilance.[2] Die dort auf der Homepage angeblich verzeichneten Daten zu gemeldeten Nebenwirkungen[3] sind allerdings nicht oder nur schwer auffindbar – jedenfalls für »Laien«, die sich mit solchen Datenbanken nicht auskennen und nur gerne eine erste, transparente Übersicht über die gemeldeten Nebenwirkungen in Europa wünschen.

Die an EudraVigilance gemeldeten Fälle sind angeblich in mehrere Tausend medizinische Einzelbeschreibungen untergliedert, was zu völliger Unübersichtlichkeit und damit zugleich zu Intransparenz führt. Dies ist vollkommen inakzeptabel und eine Zumutung sowohl für die Ärzteschaft als auch für die interessierten Laien.

> Die von der EMA geführte Datenbank EudraVigilance ist schwer zugänglich und unübersichtlich. Für den Laien finden sich keine Übersichten zu Nebenwirkungen der Corona-Impfungen.

⑩.2) »TAGESREPORT SCHWERWIEGENDER NEBENWIRKUNGEN«

Eine sehr hilfreiche Übersicht über diese undurchsichtige Datenbank gibt zum Glück der »Tagesreport schwerwiegender Nebenwirkungen der COVID-19-Impfungen«, der in jeweils aktuellstem Update als PDF im Internet abrufbar ist.[4]

Der »Tagesreport« ist eine sorgfältige regelmäßige Auswertung derjenigen Daten, die europaweit an die unübersichtliche »Europäische Datenbank gemeldeter Verdachtsfälle« übermittelt werden. Die fast wöchentliche Zusammenfassung dieser Daten ist daher eine unabdingbare Datengrundlage, die der Arzt stets auf dem neuesten Stand kennen und parat haben muss.

Im »Tagesreport« werden die gemeldeten Verdachtsfälle in unterschiedliche Kategorien unterteilt, die auf Angaben der jeweiligen Meldung beruhen. Die differenzierte Aufbereitung der Daten ermöglicht ein übersichtliches und strukturiertes Bild der gemeldeten Nebenwirkungen.

ANZAHL DER BETROFFENEN UND DER NEBENWIRKUNGEN IN EUROPA

Insgesamt wurden von 27. Dezember 2020 (Impfbeginn) bis zum 20. August 2021 – also im Zeitraum von gut acht Monaten – an die EMA bereits ca. 3,3 Millionen Nebenwirkungen zu Corona-Impfungen gemeldet. Betroffen waren Stand 20. August 2021 etwa 850.000 Personen. Die Meldungen verzeichneten pro Person durchschnittlich vier Nebenwirkungen.

DATENSTAND 20.8.2021	Alle
Gemeldete Nebenwirkungen	3.297.138
Betroffene Personen	850.359
Anzahl Nebenwirkung pro Person	4

Von den rund 850.000 Personen war die Altersgruppe der 18- bis 64-Jährigen besonders betroffen. Es sind auch sehr viel mehr Frauen betroffen, nämlich zwischen 70 und 75 Prozent.

DATENSTAND 20.8.2021	Alle
Schwerwiegende Nebenwirkungen	244.362
Lebensbedrohliche Zwischenfälle	18.566
Fälle mit bleibenden Schäden	17.247
Erforderliche Hospitalisierungen	71.375
Todesfälle	13.432
Schwere Folgen gesamt	364.982

Die schweren Nebenwirkungen und Folgen verteilen sich wie folgt auf die vier Impfstoffe, wobei aus dem »Tagesreport« die Anzahl der zum Zeitpunkt der Erstellung verimpften Impfdosen nicht hervorgeht.

DATENSTAND 20.8.2021	Alle	BioNTech	AstraZeneca	Moderna	Janssen
Schwerwiegende Nebenwirkungen	244.362	106.816	93.322	37.021	7.203
Lebensbedrohliche Zwischenfälle	18.566	7.357	6.723	3.615	871
Fälle mit bleibenden Schäden	17.247	5.778	10.647	740	82
Erforderliche Hospitalisierungen	71.375	32.084	22.004	14.475	2.812
Todesfälle	13.432	6.698	3.058	3.289	387
Schwere Folgen gesamt	364.982	152.035	132.696	55.851	10.968

Nachfolgend eine tabellarische Übersicht nach Organklassen und Funktionssystemen, die von der Autorin auf Basis des »Tagesreports« vom 20. August 2021 nach der Anzahl der schwerwiegenden Nebenwirkungen sortiert wurde:

»Tagesreport schwerwiegender Nebenwirkungen der COVID-Impfungen« in Europa.
Übersicht auf Basis der EMA-Datenbank EudraVigilance

DATENSTAND 20.8.2021	gemeldete Fälle	davon Todesfälle	davon nicht genesen
Störungen des Nervensystems	410.611	2.687	109.515
Erkrankungen des Muskel-Skelett-Systems	302.516	341	86.502
Gastrointestinale Störungen	199.297	964	43.628
Erkrankungen der Haut und des Unterhautgewebes	100.981	179	29.091
Erkrankungen Atemwege und Brustkorb	83.697	2.519	23.935
Infektionen und Infektionskrankheiten	60.257	1.760	15.215
Vaskuläre Störungen	56.134	1.129	14.566
Störungen des Herzens	47.405	2.947	10.759
Erkrankungen des Blutes und lymphatischen Systems	40.321	420	14.451
Psychiatrische Störungen	39.139	296	10.363
Erkrankungen der Augen	34.849	63	11.779
Erkrankungen des Reproduktionssystems und der Brust	27.864	9	13.266
Erkrankungen des Ohres und des Labyrinths	26.070	8	11.108
Störungen des Stoffwechsels und der Ernährung	20.559	410	5.424
Störungen des Immunsystems	15.605	94	2.096
Nieren- und Harnwegserkrankungen	8.054	330	2.149
Soziale Umstände	3.885	37	1.369
Chirurgische und medizinische Eingriffe	2.669	133	683
Leber- und Gallen-Erkrankungen	2.185	129	594
Schwangerschaft, Entbindung und Wochenbett	1.801	46	260
Neoplasmen (Intel. Zysten und Polypen)	1.310	98	418
Endokrine Störungen	1.258	11	517
Produktbezogene Probleme	328	1	74

35 KRANKHEITSBILDER DURCH DIE CORONA-IMPFUNG

Aus dem »Tagesreport« Stand 20. August 2021[5] ergeben sich derzeit 35 unterschiedliche Krankheitsbilder als Folge der Impfungen, die nachfolgend von der Autorin alphabetisch sortiert wurden:

GEMELDETE NEBENWIRKUNGEN IN EUROPA

DATENSTAND 20.8.2021	gemeldete Fälle	davon Todesfälle	davon nicht genesen
Akute Herzerkrankung	30.765	202	6.938
Atemnot und Atmungsinsuffizienz	38.398	1.500	10.390
Beeinträchtigung der weiblichen Fortpflanzungsorgane	1.024	0	369
Bewusstseinsstörung	245.894	700	47.531
Bewusstseinsverlust	22.081	586	2.089
Blutungsstörung	21.048	784	7.251
Covid-19	16.295	1.086	2.444
Diarrhöe	29.923	151	6.824
Enzephalitis und Meningitis (Hirnhautentzündung)	839	28	229
Erblindung	1.536	5	530
Erbrechen	33.657	324	4.292
Gehörverlust	2.766	0	1.555
Grippeähnliche Erkrankung	330.250	735	49.597
Herzinfarkt	7.331	2.646	994
Hoden- und Hodensackentzündung	249	1	97
Impfstoff-Allergie	8.146	45	531
Infarkt (ohne Herzinfarkt)	566	48	154
Influenza	11.429	2	2.243
Kammerflimmern	3.962	139	1.155
Kreislaufkollaps	843	99	125
Lähmung	12.252	116	4.978
Lungenerkrankung	4.578	270	1.284
Menstruationsstörung	16.835	0	8.313
Myelitis, Neuritis	3.015	32	1.370
Myokarditis und Perikarditis	552	84	1.647
Nierenschaden	3.427	255	983
Pneumonie	3.209	555	704
Schlaganfall	10.905	865	2.767
Schwangerschaftsunterbrechung	1.457	39	189
Sepsis	961	287	192
Störung der Blutgerinnung	8.301	376	2.474
Thrombose und Embolie	26.234	1.333	8.472
Tremor und Krämpfe	30.752	174	5.615
Unerwarteter Tod	4.685	4.685	
Vaskuläre Okklusion	766	10	432

> Bei 32 Krank-
> heitsbildern kam
> es auch zum Tod der
> geimpften Person.

Von diesen 35 Krankheitsbildern hatten nur drei nicht auch tödliche Verläufe, nämlich »Beeinträchtigung der weiblichen Fortpflanzungsorgane«, »Gehörverlust« und »Menstruationsstörungen«.

Es reicht nicht aus, dass der Arzt die möglichen Krankheitsbilder als mögliche Impffolge vorliest oder aufzählt. Es ist vielmehr zwingende Aufgabe des Arztes, diese Krankheitsbilder seinem Patienten auch in den möglichen Auswirkungen auf das künftige Leben und die Lebensführung »im Großen und Ganzen« klar und deutlich vor Augen zu führen. Der Arzt muss also darauf hinweisen, dass manche der Nebenwirkungen dauerhafte Beeinträchtigungen der Gesundheit und damit der Lebensführung zur Folge haben können – sogar bis hin zum Tod.

Diese Pflicht des Arztes zur schonungslosen Aufklärung darüber gilt jedenfalls für alle diejenigen Krankheitsbilder, deren weitere Auswirkungen sich nicht klar und eindeutig für den Patienten ergeben, wie etwa Erblindung oder Gehörverlust. Denn gerade Menschen, die keine medizinischen Kenntnisse haben, werden die meisten Beschreibungen vermutlich nicht besonders ernst nehmen und davon ausgehen, dass schon alles wieder gut werde. Nur der Arzt kann und muss darlegen, dass dies keinesfalls zwingend der Fall ist – so gut die Medizin und das Gesundheitswesen und der behandelnde Arzt auch sein mögen.

Es wird in diesem Buch allerdings auf weitere medizinische Erläuterungen der beschriebenen Krankheitsbilder verzichtet, da dies ärztliche Aufgabe und Kompetenz ist.

> Der Arzt muss
> den Patienten klar und
> schonungslos auch über die
> Folgen der bekannt geworde-
> nen Krankheitsbilder für seine
> weitere Lebensführung
> aufklären.

10.3 NEUE NEBENWIRKUNGEN GEMELDET

Die Europäische Arzneimittel-Agentur (EMA) untersucht angeblich neue mögliche Nebenwirkungen der Corona-Impfung der mRNA-Imfpstoffe von *BioNTech/Pfizer* und *Moderna*.

Zum einen wurden Fälle von Nierenfunktionsstörungen nach der Impfung gemeldet. Beobachtet wurden Entzündungen der Nierenkörperchen (Glomerulonephritis) und des nephrotischen Syndroms, bei dem die Filterleistung der Nieren gestört ist und zu viel Protein mit dem Urin ausgeschieden wird. Als mögliche Symptome werden blutiger oder schaumiger Urin genannt sowie Ödeme an Augenlidern, Füßen oder Bauch.

Als weitere mögliche Nebenwirkung wurde eine Form der allergischen Reaktion genannt, die zur Schädigung von Haut und Schleimhäuten führt und auch die inneren Schleimhäute der Körperhöhlen betreffen kann. Der Name für das Symptom lautet »Erythema multiforme«.[6]

Auch Zyklusstörungen, die nach der Corona-Impfung mit mRNA-Impfstoffen beobachtet worden waren, will die EMA weiter untersuchen. Weltweit berichten Frauen von schweren vaginalen Blutungen und Zyklusstörungen nach der Corona-Impfung, teilweise sogar bei Frauen, die bereits seit Langem in den Wechseljahren sind. Ein Zusammenhang sei noch nicht erwiesen, auch hierzu habe man weitere Daten von den Herstellern angefordert.[7]

1 Die Europäische Arzneimittel-Agentur (European Medicines Agency) ist eine Agentur der Europäischen Union, die für die Beurteilung und Überwachung von Arzneimitteln zuständig ist.

2 https://eudravigilance.ema.europa.eu/human/index.asp

3 http://www.adrreports.eu/de/search_subst.html

4 https://www.impfnebenwirkungen.net/report.pdf. Der »Tagesreport« ist auch abrufbar im sozialen Netzwerk *Telegram* unter https://t.me/AnalyseSterbedatenDeutschland.

5 https://www.impfnebenwirkungen.net/report.pdf

6 Vgl. Artikel vom 12. August 2021, https://www.rnd.de/gesundheit/corona-impfung-ema-untersucht-neue-nebenwirkungen-von-mrna-impfstoffen-JKEWGNMZJRBIZMB7X2GBH3QK2E.html

7 https://www.rnd.de/gesundheit/vaginale-blutungen-nach-corona-impfung-mehr-aufklaerung-gefordert-FFKNRUN3JNAGPPHNCKFYRJNMP4.html

11 GEMELDETE NEBENWIRKUNGEN IN DEUTSCHLAND

11.1 ERFASSUNG DURCH DAS PAUL-EHRLICH-INSTITUT (PEI)

In Deutschland werden die Verdachtsmeldungen vom Paul-Ehrlich-Institut gesammelt und ausgewertet. Als Bundesinstitut für Impfstoffe und biomedizinische Arzneimittel ist es eine Bundesoberbehörde im Geschäftsbereich des Bundesministeriums für Gesundheit (BMG). Auf der Homepage des PEI erfährt man:»Das Institut mit Sitz in Langen bei Frankfurt am Main erforscht und bewertet biomedizinische Human-Arzneimittel und immunologische Tierarzneimittel und lässt diese Arzneimittel zu. Es ist für die Genehmigung klinischer Prüfungen sowie die Pharmakovigilanz (Erfassung und Bewertung möglicher Nebenwirkungen) zuständig.«[1]

Die Kernaufgaben des Paul-Ehrlich-Instituts sind nach eigenen Angaben folgende:

— die Zulassung von Impfstoffen und biomedizinischen Arzneimitteln
— die Genehmigung klinischer Prüfungen
— die vom Hersteller unabhängige staatliche experimentelle Chargenprüfung und Chargenfreigabe
— die wissenschaftliche Beratung im Vorfeld von Zulassungsanträgen oder Anträgen auf Genehmigung klinischer Prüfungen
— die Erfassung und Bewertung von Nebenwirkungen (Pharmakovigilanz)
— die Durchführung und Koordination notwendiger Maßnahmen zur Verhütung einer Gefährdung der Gesundheit von Mensch und Tier
— prüfungsbegleitende, Grundlagen- und angewandte Forschung

Das PEI prüft und bewertet Impfstoffe und biomedizinische Arzneimittel mit dem Ziel, ein positives Nutzen-Risiko-Verhältnis der Arzneimittel, die auf dem deutschen und europäischen Markt verfügbar sind, sicherzustellen. Diese Prüfung erfolgt nicht allein auf der Grundlage von Unterlagen, sondern das Institut führt auch eigene experimentelle Prüfungen durch – insbesondere im Rahmen der staatlichen Chargenfreigabe – oder nimmt Inspektionen bei den Zulassungsinhabern vor.[2]

11.2) INFORMATIONEN ÜBER IMPFNEBENWIRKUNGEN

Mit großem Erstaunen ist festzustellen, dass es – entgegen der zuvor dargestellten »Kernaufgabe« der »Erfassung und Bewertung von Nebenwirkungen« – auf der Homepage des Paul-Ehrlich-Instituts nur schwer auffindbare Informationen über die Nebenwirkungen der Corona-Impfung gibt.

Insbesondere sind die so bedeutenden Sicherheitsberichte über »Verdachtsfälle von Nebenwirkungen und Impfkomplikationen nach Impfung zum Schutz vor COVID-19 seit Beginn der Impfkampagne am 27.12.2020«[3] auf der Homepage des PEI nur schwer auffindbar. Wer sich also als Bürger mit normaler Medienkompetenz und normalem Verstand auf der Homepage der hierfür zuständigen Behörde informieren möchte, kommt nur mit Mühe weiter.

Schneller geht es mit diesem Link: https://www.pei.de/DE/newsroom/dossier/coronavirus/arzneimittelsicherheit.html. Dort findet man den jeweils aktuellen Sicherheitsbericht und sodann im »Archiv« die vorherigen Sicherheitsberichte.

Der erste Sicherheitsbericht wurde bereits am 4. Januar 2021 erstellt, also wenige Tage nach dem Impfbeginn am 27. Dezember 2020. Bis zum 21. August 2021 hat das PEI insgesamt 13 Sicherheitsberichte veröffentlicht.

> Auskünfte zu Nebenwirkungen der COVID-Impfungen sind auf der Homepage des PEI nur schwer auffindbar.

Die dort seit sieben Monaten beschriebenen Nebenwirkungen werden in den öffentlich-rechtlichen Medien kaum publiziert. Und in den ärztlichen Fachzeitschriften finden sich eher beschwichtigende Artikel zu den Impfnebenwirkungen.[4]

Selbst das »Bulletin zur Arzneimittelsicherheit – Informationen aus BfArM und PEI«[5] vom Juni 2021 enthält auf 52 Seiten keinen einzigen Bericht über die Nebenwirkungen der Corona-Impfungen der vergangenen Monate![6] Das ist nicht begreiflich und veranlasst zur Vermutung, dass die Regierung und das PEI Nebenwirkungen unter Verschluss halten wollen. Eine solche Intransparenz trägt freilich zur Unkenntnis und bewussten Irreführung sogar der Ärzteschaft bei. Wie sollen Ärzte über Nebenwirkungen aufklären, wenn sie selbst kaum Informationen darüber erhalten? Dies befreit die Ärzteschaft allerdings nicht von ihrer eigenen Verpflichtung, sich aktiv um entsprechende Kenntnisse zu bemühen und sich nicht auf die offensichtlich unzutreffende Aussage auf der Homepage des PEI zu verlassen, die da lautet: »Vier zugelassene COVID-Impfstoffe: Sicher & wirksam«[7].

Denn sie, die Ärzte, sind es, die etwaige Nebenwirkungen hautnah in ihren Praxen erleben und bewerten müssen; sie sind es, die um die Schweinegrippe-Panikmache[8] und um die *Pandemrix*-Impfungen[9] sowie deren Spätfolgen wissen; sie, die Ärzte, sind es, die die Impfungen verabreichen und die eventuellen Folgen möglicherweise persönlich verantworten müssen.

(11.3) VERDACHTSMELDUNGEN IN DEUTSCHLAND NACH PEI

Das Paul-Ehrlich-Institut hatte im 13. Sicherheitsbericht (19. August 2021) bis zum 31. Juli 2021 – also binnen sieben Monaten seit Beginn der Impfungen in Deutschland – folgende Zahlen und Daten veröffentlicht:

— 131.671 Meldungen zu Verdachtsfällen von Nebenwirkungen oder Impfkomplikationen im Zusammenhang mit der Impfung mit allen vier in Deutschland eingesetzten Impfstoffen,
— 14.027 schwerwiegende unerwünschte Reaktionen,
— 1.254 Todesfälle im zeitlichen Zusammenhang mit der Impfung.[10]

Während im 11. Sicherheitsbericht die Todesfälle noch in einem eigenen Kapitel beschrieben waren (Seite 12), fanden sich die 1.028 Todesfälle im 12. Sicherheitsbericht nur noch im Fließtext unter dem Kapitel »Schwerwiegende unerwünschte Reaktionen (Seite 12). Im 13. Sicherheitsbericht erhielten die 1.254 Todesfälle auf Seite 13 immerhin wieder ein eigenes kleines Kapitel.[11]

Erstmalig berichtet das Paul-Ehrlich-Institut seit dem Beginn der Impfungen für die 12- bis 15-Jährigen ab 31. Mai 2021 auch über die gemeldeten Nebenwirkungen bei dieser Altersgruppe. Bis 31. Juli 2021 wurden 731 Nebenwirkungen gemeldet, davon 116 schwerwiegende. Die häufigste schwerwiegende Reaktion war eine Myo-/Perikarditis bei 22 männlichen und 2 weiblichen Jugendlichen. Diese Zahl liegt um etwa das Dreifache höher, als statistisch zufällig erwartet worden wäre. Ein 15-jähriger Junge – angeblich mit schweren Vorerkrankungen – ist verstorben.[12]

11.4 VERDOPPELUNG DER MELDUNG SCHWERWIEGENDER NEBENWIRKUNGEN

Bis zum 1. August 2021 wurden laut Angaben des Robert Koch-Instituts 92.376.787 Impfungen durchgeführt, davon 68.962.481 Impfungen mit *Comirnaty*® (ehemals *BioNTech*®), 8.506.260 Impfungen mit *Spikevax*® (ehemals *Moderna*®), 12.491.937 Impfungen mit *Vaxzevria*® und 2.416.109 Impfungen mit *COVID-19 Vaccine Janssen*®.

Die insgesamt 131.671 Verdachtsmeldungen verteilen sich wie folgt:

— 67.165 Verdachtsfälle wurden zur Impfung mit *Comirnaty*® gemeldet,

— 19.962 Verdachtsfälle zu *Spikevax*®,

— 40.368 Verdachtsfälle zu *Vaxzevria*® und

— 3.628 Meldungen zu *COVID-19 Vaccine Janssen*®

— in 548 gemeldeten Verdachtsfällen wurde der COVID-19-Impfstoff nicht spezifiziert.

Unter den 131.671 Verdachtsmeldungen waren 14.027 gemeldete schwerwiegende unerwünschte Reaktionen. Als schwerwiegende Reaktionen gelten solche, bei denen die Personen im Krankenhaus behandelt werden müssen, oder solche, die als medizinisch bedeutsam eingeordnet wurden.

8.248 dieser Verdachtsfälle traten nach Impfung mit *Comirnaty*®, 944 nach Impfung mit *Spikevax*®, 4.406 nach Impfung mit *Vaxzevria*® und 255 nach Impfung mit *COVID-19 Vaccine Janssen*® auf. In 548 Verdachtsfällen wurde der Name des Impfstoffs nicht angegeben.[13]

Die Melderate betrug für alle Impfstoffe zusammen 1,4 pro 1.000 Impfdosen, für Meldungen über schwerwiegende Reaktionen sind es 0,2 pro 1.000 Impfdosen gesamt.[14] Demgegenüber betrug die Melderate für schwerwiegende Reaktionen einen Monat zuvor nach dem 12. Sicherheitsbericht vom 15. Juli 2021 lediglich 0,1 pro 1.000 Impfdosen.[15]

Damit hat sich allein binnen eines Monats die Zahl der Meldungen schwerwiegender Reaktionen verdoppelt.

> Seit Beginn der Impfkampagne wurden dem Paul-Ehrlich-Institut im Zeitraum von sieben Monaten 14.027 Verdachtsfälle von schwerwiegenden unerwünschten Reaktionen gemeldet.

VERGLEICH DER SCHWERWIEGENDEN REAKTIONEN MIT DEM INZIDENZWERT

Hochgerechnet entspricht die Melderate von 0,2 pro 1.000 Impf-dosen an gemeldeten schwerwiegenden Reaktionen der Zahl 20/100.000. Diese Zahl entspricht der mittleren »Sommer-Inzi-denz« in Deutschland, die sich in den Sommermonaten zwischen 0/100.000 bis ca. 40/100.000 bewegte. Der große Unterschied ist hierbei allerdings, dass die Berechnung der Inzidenz allein auf dem PCR-Test beruht, der grundsätzlich zwar eine nobelpreisgekrönte Diagnosemethode ist, jedoch für den alleinigen Nachweis einer akuten Infektion völlig ungeeignet ist und vom Erfinder des PCR-Tests hierfür auch nie gedacht war.[16]

Bis 31. Dezember 2020 waren dem RKI ca. 1,7 Millionen »bestätigte Fälle« gemeldet worden, also positive PCR-Testergebnisse.[17] Demgegen-über berichtet das RKI über lediglich 10.436 Pneumonien (Lungen-entzündungen) bis Stand 8. Dezember 2020,[18] dies sind 0,6 Prozent aller positiv Getesteten. Die in dieser Statistik fehlenden dreieinhalb Wochen bis 31. Dezember 2020 werden auf 1 Prozent hochgerechnet, entsprechend der Zahl, die auch vom RKI genannt wird.[19]

Bei den Verdachtsmeldungen mit einem Anteil von 20/100.000 an schwerwiegenden Corona-Impfreaktionen (0,2 je 1.000 Impfdosen) handelt es sich um schwere, bleibende oder gar tödliche Nebenwir-kungen, die sicherlich mit einer Lungenentzündung vergleichbar sein dürften.

Es braucht damit einen Inzidenzwert von 2.000/100.000, um die gleiche Zahl an Lungenentzündungen zu erreichen wie die Zahl derjenigen schweren Impfnebenwirkungen, die bereits jetzt an das Paul-Ehrlich-Institut gemeldet wurden. Denn von den 2.000 positiv getesteten Personen entwickelt laut RKI nur 1 Prozent eine Lungen-entzündung, also nur 20 Personen. Dies entspricht genau der gemel-deten Zahl schwerwiegender unerwünschter Impfnebenwirkungen von 0,2 je 1.000 Impfdosen.

Hierbei ist jedoch Folgendes zu beachten: Die dem RKI gemeldete Zahl von 10.436 Lungenentzündungen ist nachweislich gesichert, da die Kliniken allesamt an das sogenannte Intensivregister angeschlossen sind und dort alle Corona-bedingten Erkrankungen melden müssen.[20]

> Erst bei einer Inzidenz von mindestens 2.000 / 100.000 ist die Anzahl der schweren Corona-Erkrankungen mit der Anzahl der schwerwiegenden Impfnebenwirkungen vergleichbar. Die geringe Meldequote ist hierbei noch nicht berücksichtigt.

Demgegenüber ist bei den Verdachtsmeldungen der Corona-Impfnebenwirkungen von einer enorm hohen Dunkelziffer auszugehen. Die vermutete Meldequote beträgt nur etwa 5 Prozent, im aktuellen Fall der Corona-Impfnebenwirkungen möglicherweise sogar noch sehr viel weniger, vielleicht sogar nur 1 Prozent.[21]

Bei einer Meldequote von 5 Prozent müsste also die Zahl der schwerwiegenden unerwünschten Nebenwirkungen mit dem Faktor 20 multipliziert werden. Dies ergäbe anstelle einer Rate von 0,2 je 1.000 Impfdosen eine Rate von 4 je 1.000 Impfdosen und entspricht hochgerechnet einer Zahl von 400 je 100.000 Impfdosen. In diesem Fall müsste sogar eine Inzidenz von 40.000/100.000 erreicht werden, um die Zahl der (tatsächlichen) Impfnebenwirkungen zu erreichen. Denn nur 1 Prozent der positiven PCR-Fälle riskieren eine Lungenentzündung, dies sind genau die 400 Personen, die bei Hochrechnung der schwerwiegenden Impfnebenwirkungen auf Basis einer angenommenen reellen Meldequote von nur 5 Prozent aufgrund der Impfung erkranken könnten.

ANTEIL DER GEMELDETEN TODESFÄLLE IN DEUTSCHLAND

In 1.254 der insgesamt gemeldeten 131.671 Verdachtsfälle wurde Stand 31. Juli 2021 vom PEI über einen tödlichen Ausgang in unterschiedlichem zeitlichem Abstand zur Impfung berichtet.[22]

Angesichts der geringen Meldequote, die sich zwischen geschätzten nur 1 Prozent bis circa 5–6 Prozent bewegen dürfte,[23] könnte die Anzahl der Todesfälle allerdings 20- bis 100-mal höher sein. Dies würde bedeuten, dass im Zeitraum von sieben Monaten allein in Deutschland nicht nur 1.254 Personen im Zusammenhang mit der Impfung gestorben sein könnten, sondern ein weit höherer Anteil zwischen 25.000 und 125.000 Menschen. Die Sterbestatistiken werden dies (hoffentlich) nicht zeigen.

> 1.254 Todesfälle wurden in Deutschland innerhalb von sieben Monaten im Zusammenhang mit Corona-Impfungen gemeldet.

Das Paul-Ehrlich-Institut erklärt in seinem 13. Sicherheitsbericht übrigens, dass es von den 1.254 gemeldeten Todesfällen lediglich in 48 Fällen »einen ursächlichen Zusammenhang mit der jeweiligen Covid-19-Impfung für möglich oder wahrscheinlich« hält.[24] Hier fließt möglicherweise die neueste absurde Klassifizierung der »Geimpften« ein, die nach einer neuen Zählung des CDC angeblich erst 14 Tage nach ihrer zweiten Impfung als »geimpft« und zuvor als »ungeimpft« gelten.[25]

11.5 VERDACHTSMELDUNGEN BEI CORONA-IMPFUNGEN MINDESTENS 20-MAL HÖHER

Beim Paul-Ehrlich-Institut wurden innerhalb von 21 Jahren von 1. Januar 2000 bis 31. Dezember 2020 für alle durchgeführten Impfungen insgesamt 54.488 Verdachtsfälle gemeldet, hiervon 456 Todesfälle.[26]

Eine Auswertung des Impfstoffverbrauchs für den Jahreszeitraum von 2003 bis 2019 (17 Jahre) ergab eine Anzahl von insgesamt 625.500.000 Millionen Impfdosen,[27] dies sind durchschnittlich 36.790.000 Millionen Impfdosen pro Jahr. Zur Vergleichbarkeit des Anteils der Nebenwirkungen, die binnen 21 Jahren vom 1. Januar 2000 bis zum 31. Dezember 2020 gemeldet wurden, ist zunächst eine Hochrechnung der Impfdosen auf 21 Jahre erforderlich. Damit ergibt sich bei der Multiplikation von ca. 36.790.000 Millionen Impfdosen mal 21 Jahre eine Zahl von ca. 772.670.000 Millionen Impfdosen insgesamt.

Demgegenüber stehen 92.376.787 Millionen Corona-Impfdosen, die seit 27. Dezember 2020 bis 31. Juli 2021 verimpft wurden und bei denen bis dahin 131.671 Verdachtsmeldungen und 1.254 Todesfallmeldungen eingingen.

Ein Vergleich der Verdachts- und Todesfallmeldungen zwischen den bisherigen gängigen Impfungen in den Jahren 2000 bis 2020 und den neuartigen Corona-Impfungen zeigt einen 20-fach höheren Faktor an Verdachtsmeldungen und sogar einen 23-fach höheren Faktor an Todesfallmeldungen nach den Corona-Impfungen. Hierbei ist allerdings anzumerken, dass etwaige Nebenwirkungen der Corona-Impfungen, die bis 31. Juli 2021 verabreicht wurden, schon aus zeitlichen Gründen noch gar nicht erfasst sein können, da diese oft erst nach Wochen oder Monaten, eventuell erst nach Jahren auftreten können. Dies könnte den Faktor noch erheblich erhöhen, während bei den gängigen Impfungen aufgrund des langen Erfassungszeitraums die allermeisten Impfnebenwirkungen erfasst (im Rahmen der geringen Meldequote) gemeldet und erfasst sein dürften.

Für die Corona-Impfungen wurden in den ersten 7 Monaten seit Impfbeginn 20-mal mehr Nebenwirkungen und etwa 23-mal mehr Todesfälle gemeldet als für alle Impfungen zusammen in den vergangenen 21 Jahren.

1 https://www.pei.de/DE/institut/institut-node.html

2 https://www.pei.de/SharedDocs/Downloads/DE/institut/paul-ehrlich-institut-im-profil.pdf?_
   blob=publicationFile&v=3

3 https://www.pei.de/DE/newsroom/dossier/coronavirus/arzneimittelsicherheit.html

4 Vgl. etwa den Artikel »PEI-Sicherheitsbericht: Schwere Nebenwirkungen weiterhin selten«.
   In *Ärztezeitung*, 24. März 2021, https://www.aerzteblatt.de/nachrichten/122061/PEI-
   Sicherheitsbericht-Schwere-Nebenwirkungen-weiterhin-selten Bis dahin wurden allerdings nach
   knapp drei Monaten seit Beginn der Impfung immerhin bereits 351 Todesfälle gemeldet!

5 BfArM = Bundesinstitut für Arzneimittel und Medizinprodukte. Das Bulletin erscheint vierteljährlich.

6 PEI-Sicherheitsbericht vom 10. Juni 2021, https://www.pei.de/SharedDocs/Downloads/DE/newsroom/
   bulletin-arzneimittelsicherheit/2021/2-2021.pdf?_blob=publicationFile&v=3

7 https://www.pei.de/DE/newsroom/dossier/coronavirus/coronavirus-inhalt.html?nn=169730&cms_
   pos=2. Dies ist ein Hohn angesichts der Sicherheitsberichte des PEI.

8 Vgl. die ARTE-Dokumentation »Profiteure der Angst« aus dem Jahr 2009 über die Panikmache und die
   Impfkampagne bei der Schweinegrippe, https://www.youtube.com/watch?v=0RmI0oXAmTc

9 Vgl. hierzu Kapitel 7.2

10 PEI-Sicherheitsbericht vom 19. August 2021, S. 7 und S. 13, https://www.pei.de/SharedDocs/Downloads/
   DE/newsroom/dossiers/sicherheitsberichte/sicherheitsbericht-27-12-bis-31-07-21.pdf?_
   blob=publicationFile&amp%3Bv=4

11 Seit dem 12. Sicherheitsbericht ist darüber hinaus der Name des Impfstoffs von BioNTech/Pfizer in
   Comirnaty® geändert und der Impfstoff von Moderna® in Spikevax® umbenannt worden.

12 PEI-Sicherheitsbericht vom 19. August 2021, S. 8 ff.

13 PEI-Sicherheitsbericht vom 19. August 2021, S. 7

14 PEI-Sicherheitsbericht vom 19. August 2021, S. 1, https://www.pei.de/SharedDocs/Downloads/DE/
   newsroom/dossiers/sicherheitsberichte/sicherheitsbericht-27-12-bis-31-07-21.pdf?_
   blob=publicationFile&amp%3Bv=4

15 PEI-Sicherheitsbericht vom 15. Juli 2021, S. 1, https://www.pei.de/SharedDocs/Downloads/DE/
   newsroom/dossiers/sicherheitsberichte/sicherheitsbericht-27-12-bis-30-06-21.pdf?_
   blob=publicationFile&v=5

16 Vgl. zusammenfassend ILLA, *Das PCR-Desaster. Zur Genese und Evolution des »Drosten-Tests«*

17 https://www.rki.de/DE/Content/InfAZ/N/Neuartiges_Coronavirus/Situationsberichte/Dez_2020/2020-
   12-31-de.pdf?_blob=publicationFile

18 RKI, *Epidemiologisches Bulletin,* Nr. 2/2021, 14. Januar 2021, S. 15, vgl. https://www.rki.de/DE/Content/

Infekt/EpidBull/Archiv/2021/Ausgaben/02_21.pdf?_blob=publicationFile

19 RKI, *Epidemiologisches Bulletin,* Nr. 2/2021, 14. Januar 2021, S. 15

20 https://www.intensivregister.de/#/index; basierend auf der DIVI-IntensivRegister-Verordnung vom

8. April 2020, zuletzt geändert am 28. Mai 2021, vgl. https://www.gesetze-im-internet.de/diviintregv/

DIVIIntRegV.pdf

21 Vgl. hierzu Kapitel 15.2

22 PEI-Sicherheitsbericht vom 19. August 2021, S. 13

23 Vgl. hierzu Kapitel 15

24 PEI-Sicherheitsbericht vom 19. August 2021, S. 13

25 https://newsrescue.com/trust-science-cdc-counts-people-who-died-within-14-days-of-jab-as-

unvaccinated/

26 http://52625146fm.pei.de/fmi/webd/#UAWDB. Es braucht hier jedoch weitere Klicks, bis man die

UAW-Datenbank unter dem Menüpunkt »Auswertung« findet.

27 https://de.statista.com/statistik/daten/studie/467046/umfrage/impfstoffverbrauch-in-deutschland/

⑫ WARNUNG DES PAUL-EHRLICH-INSTITUTS VOR SPEZIELLEN NEBENWIRKUNGEN

Vom Paul-Ehrlich-Institut (PEI) wurden »ausgewählte unerwünschte Ereignisse von besonderem Interesse« (*Adverse Events of Special Interest*, AESI) ausgewertet. Es handelt sich um folgende Krankheitsbilder:

⟨12.1⟩ THROMBOZYTOPENIE (TTS) ALS NEUES SYNDROM

Das Paul-Ehrlich-Institut beschreibt ein neuartiges Syndrom, das die neuen Impfstoffe (insbesondere *Vaxzevria®* bzw. *AstraZeneca®*, aber auch mRNA-Impfstoffe) offensichtlich auslösen können.

»Ein neues Syndrom, das durch venöse und/oder arterielle Thrombosen in Kombination mit einer Thrombozytopenie (Thrombosen mit Thrombozytopenie-Syndrom, TTS) charakterisiert ist und das mit Blutungen einhergehen kann, wird sehr selten als schwerwiegende Nebenwirkung des COVID-19-Impfstoffs Vaxzevria beobachtet, wobei die Thrombosen oftmals an ungewöhnlichen Lokalisationen wie beispielsweise zerebrale Hirnvenen oder Portal-, Leber- oder Mesenterialvenen auftreten. Andere Fälle imponieren durch tiefe Beinvenenthrombosen, Lungenembolien und akute arterielle Thrombosen.
Bei mehreren der betroffenen Patientinnen und Patienten wurden hohe Konzentrationen von Antikörpern gegen Plättchenfaktor 4 (PF4) sowie eine starke Aktivierung von Thrombozyten in entsprechenden Tests nachgewiesen.

Die meisten bisher berichteten TTS-Fälle traten innerhalb von drei Wochen nach Impfung auf. Nach bisherigen internationalen Daten sind am häufigsten Frauen unter 60 Jahren betroffen. Bislang konnten keine spezifischen Risikofaktoren für die Entstehung von TTS identifiziert werden. TTS ist eine schwerwiegende Nebenwirkung, die in einigen Fällen tödlich verlief. Daher ist die frühzeitige Diagnose und Behandlung wichtig.«[1]

67 Prozent der Meldungen eines TTS bezogen sich hierbei auf Hirnvenenthrombosen mit Thrombozytopenie. Tödliche Verläufe waren überwiegend mit Hirnvenenthrombosen und Hirnblutung als Komplikation einer Hirnvenenthrombose assoziiert. Die Häufigkeit tödlicher Verläufe bei Personen, die eine Hirnvenen-/Sinusvenenthrombose entwickelten, ist mit 28,3 Prozent höher als in der Literatur für ungeimpfte Personen beschrieben.[2]

Bei TTS nach *Vaxzevria® (AstraZeneca®)* handelt es sich nach Aussage des Paul-Ehrlich-Instituts angeblich um eine sehr seltene Nebenwirkung. Die Melderate in Deutschland für TTS variiere je nach Altersgruppe und Geschlecht zwischen 0,2 und 2,2 auf 100.000 Impfdosen (Auswertung Meldungen und Impfquoten bis 11. April 2021).

Allerdings weist das Paul-Ehrlich-Institut selbst darauf hin, dass bei so schwerwiegenden Nebenwirkungen wie TTS eine Dunkelzifferrate anzunehmen sei, was zu einer Unterschätzung des Risikos führen würde.[3] Über die geringe Melderate (»Underreporting«) und die Hochrechnung der Nebenwirkungen wird in Kapitel 15 berichtet.

12.2 EXKURS: ERHEBLICHE GEFAHR VON BLUTGERINNSELN

Tatsächlich scheint die Gefahr der Blutgerinnsel um ein Vielfaches höher zu sein, wie auch der Mediziner Prof. Sucharit Bhakdi auf der Website *report24.news* warnt:

»Die Blutgefäßwände (Endothelzellen) beginnen nach der Impfung gegen COVID-19, Spike-Proteine zu produzieren. Nicht eines, sondern Millionen. Wo diese Vorgänge stattfinden werden, ist nicht bekannt, weil Untersuchungen dazu fehlen. Die Angst, dass es dadurch zu Störungen der Blutgerinnung kommen wird, so Bhakdi, hat sich als berechtigt herausgestellt. (...) *Was passiert, wenn das zweite Mal geimpft wird?* Die Spike-Proteine gelangen wieder in die Blutbahn. Dort warten jetzt allerdings nicht nur die Killerlymphozyten, sondern auch das Komplementsystem und die Antikörper.«[4]

Und in seinem mit Karina Reiß verfassten Buch *Corona unmasked* heißt es weiter:

»Die Entstehung eines Blutgerinnsels in den Gehirnvenen kann jedes erdenkliche Symptom entstehen lassen. Die Symptome sind ganz unterschiedlich.

Das erste Symptom eines sich im Gehirn bildenden Blutgerinnsels sind sehr starke Kopfschmerzen. Weitere sind Übelkeit und Erbrechen, Schwindel, Bewusstseinstrübungen, Schwerhörigkeit, verschwommene Sicht, Lähmung. Auch Zuckungen, unkontrollierbare Bewegungen der Gliedmaßen etc. zählen zu den möglichen Beschwerden.«[5]

»Diese Problematik«, so heißt es weiter in dem Beitrag auf *report24.news*, »existiert bei allen genbasierten Impfstoffen, weil Gene in das Blutsystem eingebracht werden und diese letzten Endes von den Endothelzellen (jene Zellen, welche die Blutgefäße auskleiden) aufgenommen werden.

Die Person erhält den Impfstoff via Injektion in den Muskel. Die injizierten Gene erreichen zuerst die Lymphknoten, anschließend gelangen sie in den Blutkreislauf. Dort werden sie von jenen Zellen aufgenommen, mit denen sie in Kontakt kommen – besagte

Endothelzellen, welche die Blutgefäße wie eine Art Wandtapete auskleiden. Zu erwarten ist, dass diese Aufnahme vor allem dort geschieht, wo das Blut besonders langsam fließt – beispielsweise in den Kapillaren des Gehirns.

Sind nun die Impfstoff-Gene von den Endothelzellen aufgenommen worden, werden sie dort mittels verschiedener Proteinsynthese-Prozesse in Spike-Proteine umgewandelt. Es findet ein Übersetzungsprozess vom Gen zum Spike-Protein statt. Dieses Spike-Protein wird nun gemeinsam mit den Abfallprodukten der Proteinsynthese-Prozesse aus der Endothelzelle hinausbefördert, sozusagen vor die Zellentür gestellt. Dadurch würden sowohl das Spike-Protein als auch die Abfallprodukte dem Blutkreislauf und mit ihm dem Immunsystem präsentiert.

Aus dieser Situation entstehen laut Prof. Bhakdi zwei Gefahren:

Zum einen aktivieren die Spike-Proteine in dem Augenblick, in dem sie mit den Blutplättchen/Thrombozyten in Kontakt kommen, die Blutgerinnung, die Bildung von Blutgerinnseln ist die Folge.[6]

Zum anderen werden die Abfallprodukte der Proteinsynthese-Prozesse vom körpereigenen Immunsystem, konkret von den Killerlymphozyten, erkannt. Diese machen sich nun, ihrer Aufgabe entsprechend, daran, jene (Endothel-)Zellen zu zerstören, welche die Spike-Proteine produzieren.«[7]

Auch der erfahrene kanadische Arzt Dr. Charles Hoffe bestätigte, dass Blutgerinnsel bei Geimpften entgegen medialer Behauptungen keine Seltenheit seien:[8] Untersuchungen der D-Dimere[9] zeigten bei 62 Prozent seiner geimpften Patienten Gerinnungsstörungen auf. »Das bedeutet, dass die meisten Menschen Blutgerinnsel bekommen, von denen sie keine Ahnung haben, dass sie sie haben.«

Der Mediziner bestätigt damit die Warnungen von Prof. Bhakdi: Der Großteil der gespritzten RNA-Moleküle zirkuliere durch den Blutkreislauf und lande in den winzigen Kapillargefäßen, woraufhin dort eine große Zahl von Spike-Proteinen gebildet werde. Es könnten sich um Trillionen von Spike Proteinen handeln, die Teil des Gefäßendothels werden. Das führe aufgrund der Beschaffenheit der Proteine zwangsweise zu etlichen mikroskopischen Blutgerinnseln im Kapillarnetzwerk. Es gebe einige Gewebe im Körper wie Darm, Leber und Nieren, die sich zu einem guten Grad regenerieren könnten. Aber Gehirn und Rückenmark und Herz, Muskel und Lunge würden dies nicht tun. Wenn sie beschädigt seien, sei es dauerhaft.[10]

Auch der Pneumologe Dr. Wolfgang Wodarg geht davon aus, dass die Impfungen gegen COVID-19 zahlreiche Nebenwirkungen haben würden, die aktuell noch nicht abschätzbar seien. Hingegen sei in der Wissenschaft seit vielen Jahren bekannt, dass im Blut befindliche Spike-Proteine von Coronaviren Blutgerinnsel auslösen würden.[11] Blutgerinnsel seien immer lebensgefährlich. Ob sie stark wachsen und dann ganze große Gefäße dicht machen oder ob sie nur kleine Bereiche im Gewebe zerstören, spiele eine große Rolle, weil sich danach natürlich die Symptomatik richte.

>>Da wir aber nicht wissen, wo sich diese Gerinnsel bilden, haben wir keine einheitliche Symptomatik. Der eine hat Bauchschmerzen, der andere kann nicht mehr hören, der dritte hat Kopfschmerzen, dem anderen wird schwindlig – wir haben so viele verschiedene Symptome, je nachdem, wo Teile unseres Körpers außer Funktion gesetzt werden.<<[12]

12.3) BLUTUNGEN UND ZYKLUSSTÖRUNGEN

Das Paul-Ehrlich-Institut hat als weiteres >>unerwünschtes Ereignis von besonderem Interesse<< das Krankheitsbild >>Blutungen<< gesondert dargestellt. Diese Blutungen umfassen auch Meldungen über Zyklusstörungen, zum Beispiel starke Menstruationsblutung, vaginale Blutung, Zwischenblutungen, aber auch Dysmenorrhoe (Regelschmerzen) und postmenopausale Blutungen. Aufgrund der

»Spontanmeldungen«[13] und unter Berücksichtigung der Impfquote sah das PEI im 12. Sicherheitsbericht vom 15. Juli 2021 aber kein Risikosignal.[14] Im 13. Sicherheitsbericht ist den Zyklusstörungen bei Frauen ein eigenes Kapitel gewidmet. Das PEI hält die Zahl der Meldungen jedoch weiterhin nicht für ungewöhnlich hoch, wenngleich es immerhin feststellt, dass vermutlich viele, insbesondere vorübergehende Zyklusstörungen, nicht berichtet würden.[15]

Interessanterweise findet sich eine Vielzahl dieser Beschreibungen auch in Berichten von ungeimpften Frauen, die mit geimpften Personen in näherem Kontakt waren. Darauf wird in Kapitel 20 näher eingegangen.

12.4 ANAPHYLAKTISCHE REAKTION

Nach Impfung mit beiden mRNA-Impfstoffen sowie nach Impfung mit *Vaxzevria®* wurden ebenfalls anaphylaktische Reaktionen berichtet.[16] Das Paul-Ehrlich-Institut hat daher gemeinsam mit dem Robert Koch-Institut (RKI) und in enger Zusammenarbeit mit den allergologischen Fachgesellschaften Deutschlands einen Algorithmus entwickelt. Darin werden sowohl das mögliche Vorgehen nach anaphylaktischer Reaktion auf die bislang zugelassenen COVID-19-mRNA-Impfstoffe als auch Empfehlungen zur Vorgehensweise bei jeglicher Allergie in der Anamnese dargestellt.[17]

Diese Empfehlungen muss der Arzt unbedingt kennen und beachten! Denn es ist seine Pflicht, jedwede bekannt gewordene Impfkomplikation zu kennen und umgehend die notwendigen medizinischen Sicherheitsmaßnahmen zur Behandlung und Vorbeugung weiterer Gesundheitsgefährdungen einzuleiten.

Nun ist sogar der Arzt, der selbst gar nicht geimpft hat, in einem erheblichen Haftungsrisiko: Muss er nämlich wissen, dass die vom Patienten geschilderten Beschwerden eine

Der Arzt muss wissen, wie er bei schweren allergischen und anaphylaktischen Reaktionen handeln muss.

typische Impffolge sein können, dann muss er auch entsprechend handeln und behandeln. Andernfalls riskiert er den Vorwurf eines Behandlungsfehlers. Der Arzt sollte sich also nicht auf die Aussagen der Medien und Politiker verlassen, dass die Impfstoffe sicher seien und Beschwerden im zeitlichen Zusammenhang einer Impfung überhaupt nichts mit der Impfung zu tun haben könnten. Der Arzt muss selbst urteilen, indem er zunächst grundsätzlich nach einer Impfung fragt, wenn er sie nicht ohnehin selbst verabreicht hat. Er muss sodann auch eine Impfkomplikation in Betracht ziehen und im Hinblick auf Diagnose und Behandlung die richtigen Schlüsse daraus ziehen.

12.5 GUILLAIN-BARRÉ-SYNDROM

Das Paul-Ehrlich-Institut teilt mit, dass mehr Fälle eines Guillain-Barré-Syndroms (GBS) nach *Vaxzevria® (AstraZeneca®)* in Deutschland gemeldet worden seien, als aufgrund der Anzahl geimpfter Personen statistisch zufällig erwartet würde, was auf ein Risikosignal hinweise.[18]

Das GBS ist eine akute Entzündung des peripheren Nervensystems und der Nervenwurzeln (Polyradikuloneuritis) mit der Folge einer aufsteigenden Lähmung. In den meisten Fällen bildet sich die Symptomatik angeblich zurück. Allerdings kommt es bei manchen Patienten zu einem verlängerten Krankheitsverlauf, neurologischen Restsymptomen oder relevanten bleibenden Schädigungen. Auch Todesfälle können vorkommen.

Das Miller-Fisher-Syndrom (MFS) ist eine seltene Variante des GBS und charakterisiert durch Ataxie (Störung der Bewegungskoordination), Augenmuskellähmung und Verlust/Abschwächung der Muskeleigenreflexe.

Bis zum 31. Juli 2021 wurden dem Paul-Ehrlich-Institut 84 Fälle eines GBS sowie eines MFS nach Impfung mit *Vaxzevria® (AstraZeneca®)*

gemeldet. In zwei Fällen war der Ausgang tödlich und in zwei Fällen zum Berichtszeitpunkt noch unbekannt.[19]

Auch die US-Arzneimittelbehörde FDA hat vor einem »erhöhten Risiko« einer seltenen Nervenerkrankung bei einer Impfung mit dem Corona-Vakzin des Pharmakonzerns Johnson&Johnson (*Janssen*®) gewarnt. Die FDA aktualisierte ihren Warnhinweis, nachdem Dutzende Fälle des sogenannten Guillain-Barré-Syndroms gemeldet worden waren. Nach Angaben aus informierten Kreisen gibt es 100 vorläufige Berichte über ein Auftreten der neurologischen Krankheit mit Lähmungserscheinungen – bei rund 12,5 Millionen verabreichten *Janssen*®-Impfdosen. In 95 Fällen mussten die Patienten ins Krankenhaus eingeliefert werden. Ein Mensch starb.[20]

(12.6) MYOKARDITIS UND PERIKARDITIS

Das Paul-Ehrlich-Institut beschreibt als weitere unerwünschte Nebenwirkung die Krankheitsbilder Myokarditis und Perikarditis.

Myokarditis ist eine Entzündung des Herzmuskels, die sich mit Brustschmerzen, Herzklopfen, Herzrhythmusstörungen bis hin zum Herzversagen äußern kann.[21] Sie kann bei Kindern und Erwachsenen auftreten und ist bei jungen Männern häufiger als bei jungen Frauen, typischerweise innerhalb von 14 Tagen nach der Impfung mit den Vakzinen von *BioNTech* und *Moderna*.[22] Inzwischen seien bereits Fallserien[23] einer Myokarditis aus den USA und Israel publiziert worden.[24]

In den meisten Fällen bilde sich die akute Myokarditis angeblich innerhalb kurzer Zeit von allein oder mithilfe medikamentöser Behandlung und körperlicher Schonung schnell zurück. Komplikationen können jedoch anhaltende kardiale Dysfunktion und dilatative Kardiomyopathie sein.[25]

Die Perikarditis ist eine Entzündung des Herzbeutels. Männer zwischen 20 und 50 Jahren scheinen das höchste Risiko zu haben.[26]

Dem Paul-Ehrlich-Institut wurden seit Beginn der COVID-19-Impfungen am 27. Dezember 2020 bis 31. Juli 2021 insgesamt 399 Fälle gemeldet, in denen die Diagnose einer Peri-, Perimyo- und/oder Myokarditis im zeitlichen Zusammenhang mit einer Impfung gegen COVID-19 gestellt wurden.[27]

12.7 KAPILLARLECKSYNDROM

Es wurden nach der Impfung mit *COVID-19 Vaccine Janssen®* sehr selten Fälle des Kapillarlecksyndroms (*Capillary Leak Syndrome*, CLS) berichtet mit einer geschätzten Meldequote von einem Fall auf ungefähr sechs Millionen verimpfter Dosen. In mindestens einem Fall wurde in der Vorgeschichte über ein Kapillarlecksyndrom berichtet.

CLS ist eine seltene Erkrankung und charakterisiert durch eine dysfunktionale Entzündungsreaktion, endotheliale Dysfunktion und Extravasation von Flüssigkeit aus dem Gefäßraum in den interstitiellen Raum. Dies kann zu Schock, Hämokonzentration, Hypoalbuminämie und potenziell in der Folge zum Organversagen führen. Personen könnten eine schnelle Schwellung der Arme und Beine zeigen, plötzliche Gewichtszunahme und Schwächegefühl aufgrund niedrigen Blutdrucks.[28]

12.8 WEITERE NEUE VERDACHTSMELDUNGEN

Im 13. Sicherheitsbericht werden zwei weitere neue Nebenwirkungen gemeldet: »Erythema multiforme«, eine akute Entzündung der Haut, sowie Glomerulonephritis/nephrotisches Syndrom, eine entzündliche »Reaktion der Glomeruli, die beide Nieren befällt«.

Das Paul-Ehrlich-Institut konnte unter Berücksichtigung der Zahl geimpfter Personen auf der Basis der Spontanmeldungen jedoch kein Risikosignal erkennen.[29]

12.9 EXKURS: ROTE-HAND-BRIEFE DER HERSTELLER

Sämtliche Produktinformationen über die vier eingesetzten Impf-stoffe sind inzwischen auf der Homepage des Paul-Ehrlich-Instituts abrufbar.[30] Die Ärzte müssen diese Produktinformationen zwingend lesen und kennen.

Darüber hinaus ist inzwischen für alle vier Impfstoffe auch ein sogenannter Rote-Hand-Brief eingestellt, der sich an Ärzte wendet.

Der Rote-Hand-Brief ist eine Risikoinformation für Arzneimittel, die vom pharmazeutischen Unternehmen selbst herausgegeben wird. Die Pflicht zur Versendung von Rote-Hand-Briefen basiert auf § 11a Abs. 2 des Arzneimittelgesetzes:

> *Der pharmazeutische Unternehmer ist verpflichtet, die Änderungen der Fachinformation, die für die Therapie relevant sind, den Fachkreisen in geeigneter Form zugänglich zu machen. Die zuständige Bundesober-behörde kann, soweit erforderlich, durch Auflage bestimmen, in welcher Form die Änderungen allen oder bestimmten Fachkreisen zugänglich zu machen sind.*

Durch die Rote-Hand-Briefe sollen die Fachkreise vor allem über neu erkannte, bedeutende Arzneimittelrisiken und Maßnahmen zu deren Vermeidung informiert werden. Rote-Hand-Briefe werden in Absprache mit den jeweils zuständigen Bundesoberbehörden, dem Bundesinstitut für Arzneimittel und Medizinprodukte (BfArM) oder dem Paul-Ehrlich-Institut (PEI) verbreitet.[31]

Es gibt drei Rote-Hand-Briefe von *BioNTech/Pfizer* und *Moderna*[32], von *AstraZeneca*[33] und von *Johnson & Johnson*[34].

1   PEI-Sicherheitsbericht vom 15. Juli 2021, S. 4, https://www.pei.de/SharedDocs/Downloads/DE/

    newsroom/dossiers/sicherheitsberichte/sicherheitsbericht-27-12-bis-30-06-21.pdf?_

    blob=publicationFile&v=3

2   PEI-Sicherheitsbericht vom 15. Juli 2021, S. 17

3   PEI-Sicherheitsbericht vom 7. Mai 2021, S. 4, https://www.pei.de/SharedDocs/Downloads/DE/

    newsroom/dossiers/sicherheitsberichte/sicherheitsbericht-27-12-bis-30-04-21.pdf?_

    blob=publicationFile&v=5

4   Siri Sanning, »Prof. Bhakdi korrigiert sich: COVID-19-Impfreaktionen gravierender als gedacht«. In:

    Report 24, 12. Juli 2021, https://report24.news/prof-bhakdi-korrigiert-sich-COVID-19-impfreaktionen-

    gravierender-als-gedacht/

5   Reiß/Bhakdi, *Corona unmasked*, S. 159

6   Vgl. hierzu das ausführliche Interview mit Prof. Bhakdi in Englisch unter https://report24.news/prof-dr-

    sucharit-bhakdi-zu-impfungen-wir-steuern-auf-eine-katastrophe-zu/

7   https://report24.news/prof-bhakdi-korrigiert-sich-COVID-19-impfreaktionen-gravierender-als-gedacht/

8   https://www.lifesitenews.com/news/canadian-doctor-warns-the-worst-is-yet-to-come-from-blood-

    clotting-damage-linked-to-COVID-19-shots

9   Vgl. hierzu Kapitel 32.1

10 https://www.lifesitenews.com/news/canadian-doctor-warns-the-worst-is-yet-to-come-from-blood-

    clotting-damage-linked-to-COVID-19-shots; https://report24.news/gerinnsel-nach-impfung-naechster-

    mediziner-warnt-das-schlimmste-kommt-erst-noch/?feed_id=3992

11 Vgl. Artikel »Thrombosen, Herzinfarkte und Hirnblutungen sind nach allen Corona Gen-Impfungen

    möglich« vom 15. März 2021 mit weiteren wissenschaftlichen Nachweisen unter www.wodarg.com

12 https://report24.news/dr-wodarg-zu-impf-thrombosen-solches-mittel-duerfte-nicht-am-markt-sein/

13 Das PEI erläutert nicht, was eine Spontanmeldung sein soll und worin der Unterschied zu einer normalen

    Verdachtsmeldung besteht.

14 Vgl. PEI-Sicherheitsbericht vom 15. Juli 2021, S. 21, »Im Rahmen der Erkennung möglicher neuer Signale

    führt das Paul-Ehrlich-Institut fortlaufend eine sogenannte ›observed-to-expected‹ (O/E)-Analyse durch.

    Dabei wird die Häufigkeit der dem Paul-Ehrlich-Institut nach Impfung gemeldeten unerwünschten

    Ereignisse mit den statistisch zufälligen und zu erwartenden Häufigkeiten in einer vergleichbaren (nicht

    geimpften) Bevölkerung unter Berücksichtigung verschiedener Zeitfenster verglichen. Ergibt sich eine

    signifikant höhere Melderate für ein Ereignis nach Impfung, als es statistisch zufällig in einer vergleich-

    baren Population zu erwarten wäre, geht das Paul-Ehrlich-Institut von einem Risikosignal aus, das dann

    durch zusätzliche, zumeist epidemiologische Studien weiter untersucht werden sollte.« (S. 31 m. w. N.

15 PEI-Sicherheitsbericht vom 19. August 2021, S. 24 f.

16 PEI-Sicherheitsbericht vom 7. Mai 2021, S. 5

17 www.pei.de/DE/newsroom/hp-meldungen/2021/210409-was-bei-positiver-allergieanamnese-impfung-COVID-19-beachten.html

18 Aufgrund der Meldungen aus Deutschland und anderen Ländern sei beschlossen worden, einen entsprechenden Warnhinweis in die Produktinformation aufzunehmen. Vgl. PEI-Sicherheitsbericht vom 15. Juli 2021, S. 6

19 PEI-Sicherheitsbericht vom 19. August 2021, S. 32, und vom 15. Juli 2021, S. 25 f.

20 »In den USA gibt es jährlich zwischen 3.000 und 6.000 Fälle des Guillain-Barré-Syndroms. Die entzündliche neurologische Erkrankung führt zu Muskelschwäche bis hin zu Lähmungen. Die meisten Patienten erholen sich wieder. Auch bei einigen Grippe-Impfungen wurde ein Auftreten des Syndroms beobachtet.« Vgl. Artikel in *Epoch Times*, 13. Juli 2021, https://www.epochtimes.de/politik/ausland/us-behoerde-warnt-vor-erhoehtem-risiko-von-nervenerkrankung-bei-jj-corona-impfung-a3555145.html?telegram=1

21 Die diagnostische Abklärung kann kardiale Biomarker wie Troponin, NT-proBNP und Serumkreatininkinase, EKG, Echokardiografie, kardiovaskuläre Magnetresonanztomografie und Endomyokardbiopsie (diagnostischer Goldstandard) umfassen.

22 PEI-Sicherheitsbericht vom 15. Juli 2021, S. 2

23 Eine Fallserie ist eine Art von Beobachtungsstudie in der Medizin. Bei ihr wird eine Gruppe von Patienten mit einer bestimmten Krankheit betrachtet, ohne dass dabei im Rahmen der Studie spezielle Maßnahmen, wie z. B. eine studienspezifische Therapie, erfolgen (nicht-interventionelle Studie), vgl. https://de.wikipedia.org/wiki/Fallserie

24 »Ätiologisch kommen Infektionen (am häufigsten viral), Autoimmunerkrankungen (z. B. systemischer Lupus erythematodes, rheumatoide Arthritis) und Medikamente (z. B. einzelne Zytostatika) oder Toxine in Betracht.« PEI-Sicherheitsbericht vom 15. Juli 2021, S. 13 m. w. N.

25 PEI-Sicherheitsbericht vom 15. Juli 2021, S. 13 m. w. N.

26 Ebd., S. 13: »Die Diagnose einer akuten Perikarditis wird gestellt, wenn mindestens zwei der folgenden Kriterien erfüllt sind: 1. Perikardialer Brustschmerz, 2. perikardiales Reiben bei der Auskultation, 3. EKG-Veränderungen, 4. perikardialer Erguss. Die Ätiologie bleibt bei 40-85 % der Patienten mit Perikarditis unbekannt, kann aber infektiös (am häufigsten viral, weniger häufig bakteriell), autoimmun oder neoplastisch sein. Sie kann selbstlimitierend sein oder durch Perikarderguss und Verengung (Tamponade) kompliziert werden.«

27 PEI-Sicherheitsbericht vom 19. August 2021, S. 16

28 https://www.pei.de/SharedDocs/Downloads/DE/newsroom/veroeffentlichungen-arzneimittel/
    rhb/21-07-19-COVID-19-vaccine-janssen.pdf?_blob=publicationFile&v=4

29 PEI-Sicherheitsbericht vom 19. August 2021, S. 27 f.

30 https://www.pei.de/DE/arzneimittel/impfstoffe/COVID-19/COVID-19-node.html

31 Die einheitliche Aufmachung der Rote-Hand-Briefe ist im Kodex des Bundesverbandes der
    Pharmazeutischen Industrie (BPI) verankert. Die Briefe tragen sowohl auf dem Umschlag als auch
    auf dem Briefbogen das Symbol einer roten Hand, in deren Handfläche der Text »Wichtige
    Mitteilung über ein Arzneimittel« steht.

32 https://www.pei.de/SharedDocs/Downloads/DE/newsroom/veroeffentlichungen-arzneimittel/
    rhb/21-07-19-COVID-19-comirnaty-und-spikevax.pdf?_blob=publicationFile&v=5

33 https://www.pei.de/SharedDocs/Downloads/DE/newsroom/veroeffentlichungen-arzneimittel/
    rhb/21-06-23-COVID-19-vaccine-vaxzevria.pdf?_blob=publicationFile&v=2

34 https://www.pei.de/SharedDocs/Downloads/DE/newsroom/veroeffentlichungen-arzneimittel/
    rhb/21-07-19-COVID-19-vaccine-janssen.pdf?_blob=publicationFile&v=4

13 GEMELDETE NEBENWIRKUNGEN AN DIE WHO

Auch an die Weltgesundheitsorganisation (WHO) werden Impf-nebenwirkungen gemeldet. Diese Meldungen werden in der Vigi-Access-Datenbank der WHO an der University of Uppsala gesammelt und verarbeitet. Seit dem 27. März 2021 analysiert ein unabhängiges Gremium diese Daten, seit dem 18. Mai im wöchentlichen Abstand.[1]

Laut Berichterstattung Stand 14. Juli 2021 ist die Zahl der täglichen Toten im Vergleich zur Vorwoche deutlich angestiegen. Lag die Zahl der täglich gemeldeten Todesfälle bei etwas über 70, ist sie nun auf fast 100 Tote täglich angestiegen. Beobachtet wurden in diesen Wochen zuvor einerseits weniger Meldungen über Neben-wirkungen nach COVID-19-Impfungen insgesamt, dafür aber mehr Meldungen von Todesfällen. Insgesamt findet sich Stand 14. Juli 2021 die beeindruckende Zahl von 1.417.553 Meldungen über Neben-wirkungen nach COVID-19-Impfungen in der Datenbank der WHO, 9.028 Fälle betreffen den Tod eines Menschen.

In der letzten Zeit sind verstärkt Herzleiden in den Fokus der Berichterstattung gelangt, namentlich Mykoarditis und Perikarditis.[2] Bevor am 11. Juni 2021 bekannt wurde, dass die US-amerikanische Behörde Centers of Disease Control and Prevention (CDC), alarmiert von den vermehrten Fällen, eine genauere Untersuchung begonnen hat,[3] waren in der Datenbank VigiAccess der WHO lediglich 713 Fälle von Myokarditis und 588 Fälle von Perikarditis verzeichnet. Im Verlauf von etwas mehr als einem Monat haben sich beide Fallzahlen nahezu verdreifacht. Erfasst sind nunmehr 2.213 Fälle von Myokarditis und 1.695 Fälle von Perikarditis.[4]

> An die Datenbank der WHO wurden zwischenzeitlich fast 100 Todesfälle täglich im Zusammenhang mit Impfungen gemeldet.

1   https://sciencefiles.org/2021/07/14/tod-nach-COVID-impfung-sprunghafter-anstieg-analyse-der-who-datenbank/

2   Vgl. hierzu Kapitel 12.6

3   https://sciencefiles.org/2021/06/11/myokarditis-und-perimyokarditis-risse-im-marmor-des-impf-tempels/

4   https://sciencefiles.org/2021/07/14/tod-nach-COVID-impfung-sprunghafter-anstieg-analyse-der-who-datenbank/

14 AUFKLÄRUNG ÜBER DAS TODESFALLRISIKO DURCH IMPFUNG

Sowohl aus den Meldungen an das Paul-Ehrlich-Institut und an die Europäische Arzneimittel-Agentur (EMA) als auch aus den Meldungen an die WHO und die *Centers of Disease Control and Prevention* (CDC, das amerikanische Pendant zum RKI) wird deutlich, dass bei den meisten Nebenwirkungen im Zusammenhang mit der Impfung auch das Risiko des Versterbens besteht.

14.1 ÜBER 1.254 GEMELDETE TODESFÄLLE IN DEUTSCHLAND

In Deutschland wurden Stand 31. Juli 2021 bereits 1.254 Todesfälle im zeitlichen Zusammenhang mit der Impfung gemeldet.[1] Es kann nicht nachvollzogen werden, ob und inwieweit diese Zahl vollständig in der Datenbank der EMA erfasst ist, da gerade Deutschland erhebliche Meldeverzüge vorweist.[2]

14.2 13.432 GEMELDETE TODESFÄLLE IN EUROPA

TODESFÄLLE INSGESAMT (STAND 20. AUGUST 2021)

Laut »Tagesreport schwerwiegender Nebenwirkungen der COVID-19-Impfungen«[3] wurden in Europa mit Datenstand 20. August 2021 insgesamt 13.432 Todesfälle gemeldet. Im Zusammenhang mit den Impfungen entfallen auf die jeweiligen Impfstoffe die Zahlen wie folgt:

DATENSTAND 20.8.2021	Alle	BioNTech	AstraZeneca	Moderna	Johnson & Johnson
Gemeldete Todesfälle	13.432	6.698	3.058	3.289	387

Von den 35 genannten Nebenwirkungen aus den Meldungen an die Datenbank EudraVigilance der EMA waren lediglich drei gemeldete Nebenwirkungsvarianten nicht tödlich (Beeinträchtigung der weiblichen Fortpflanzungsorgane, Gehörverlust und Menstruationsstörung). Selbst wenn das Todesfallrisiko im Einzelfall noch so gering und selten sein mag, hat der Arzt darüber zwingend aufzuklären (siehe Kapitel 3, S. 42).

Folgende Nebenwirkungen führten aufgrund der Corona-Impfung laut »Tagesreport schwerwiegender Nebenwirkungen der COVID-19-Impfungen« bisher in einzelnen Fällen in Europa zum Tode, die nachfolgend anhand der prozentualen Häufigkeit der Todesfälle sortiert sind:

AUFKLÄRUNG ÜBER DAS TODESFALLRISIKO DURCH IMPFUNG

DATENSTAND 20.8.2021	gemeldete Fälle	davon Todesfälle	Anteil Todesfolge
Unerwarteter Tod	4.685	4.685	100,0 %
Herzinfarkt	7.331	2.646	36,1 %
Sepsis	961	287	29,9 %
Pneumonie	3.209	555	17,3 %
Myokarditis und Perikadritis	552	84	15,2 %
Kreislaufkollaps	843	99	11,7 %
Infarkt (ohne Herzinfarkt)	566	48	8,5 %
Schlaganfall	10.905	865	7,9 %
Nierenschaden	3.427	255	7,4 %
Covid-19	16.295	1.086	6,7 %
Lungenerkrankung	4.578	270	5,9 %
Thrombose und Embolie	26.234	1.333	5,1 %
Störung der Blutgerinnung	8.301	376	4,5 %
Atemnot und Atmungsinsuffizienz	38.398	1.500	3,9 %
Blutungsstörung	21.048	784	3,7 %
Kammerflimmern	3.962	139	3,5 %
Enzephalitis & Meningitis (Hinhautenzündung)	839	28	3,3 %
Schwangerschaftsunterbrechung	1.457	39	2,7 %
Bewusstseinsverlust	22.081	586	2,7 %
Vaskuläre Okklusion	766	10	1,3 %
Myelitis, Neuritis	3.015	32	1,1 %
Erbrechen	33.657	324	1,0 %
Lähmung	12.252	116	0,9 %
Akute Herzerkrankung	30.765	202	0,7 %
Tremor und Krämpfe	30.752	174	0,6 %
Impfstoff-Allergie	8.146	45	0,6 %
Diarrhöe	29.923	151	0,5 %
Hoden- und Hodensackentzündung	249	1	0,4 %
Erblindung	1.536	5	0,3 %
Bewusstseinsstörung	245.894	700	0,3 %
Grippeähnliche Erkrankung	330.250	735	0,2 %
Influenza	11.429	2	0,02 %
Beeinträchtig. d. weibl. Fortpflanzungsorgane	1.024	0	0,0 %
Gehörverlust	2.766	0	0,0 %
Menstruationsstörung	16.835	0	0,0 %

22 TODESFÄLLE BEI KINDERN UND JUGENDLICHEN

Erstmalig am 23. Juli 2021 wurde eine Sonderauswertung schwerwiegender Nebenwirkungen der COVID-19-Impfung für Kinder und Jugendliche veröffentlicht, die in Europa geimpft wurden. Gemeldet wurden insgesamt fast 10.000 Nebenwirkungen bei circa 2.700 betroffenen Minderjährigen, hiervon 1.397 schwere Nebenwirkungen. 15 gemeldete Todesfälle im Zusammenhang mit den Impfungen waren zu beklagen. Eine weitere Auswertung vom 20. August 2021 ergab für 4.318 betroffene Minderjährige die Zahl von 14.113 gemeldeten Nebenwirkungen, davon 1.539 schwerwiegende Nebenwirkungen, davon 22 gemeldete Todesfälle.[4]

Sonderauswertung schwerwiegender Nebenwirkungen der COVID-19-Impfung Kinder und Jugendliche
Übersicht auf Basis der EMA-Datenbank EudraVigilance

DATENSTAND 20.8.2021	Alle
Gemeldete Nebenwirkungen	14.113
Betroffene Personen	4.318
Anzahl Nebenwirkung pro Person	3
Schwerwiegende Nebenwirkungen	1.539
Todesfälle	22

14.3 13.627 TODESFÄLLE IN DEN USA

Auch die Todeszahlen der US-Behörde CDC *(Centers for Disease Control und Prevention)* beeindrucken. In der Datenbank VAERS[5] des CDC werden – freiwillig – Nebenwirkungen von Impfungen eingetragen. Mittlerweile sind nach einem Bericht vom 6. August 2021 dort 13.627 Todesfälle in zeitlicher Nähe zu COVID-19-Impfungen gemeldet worden.[6]

Am 9. Juli 2021 abgefragt, gab die Datenbank nach einem Zeitungsartikel vom 17. Juli 2021 10.991 Todesfälle in zeitlicher Nähe zur COVID-19-Impfung an. Bis Ende November 2020, also vor Beginn der Corona-Impfungen, umfasste die Datenbank angeblich insgesamt 6.255 Todesfälle in zeitlicher Nähe zu einer beliebigen anderen Impfung. Innerhalb von 30 Jahren hätte dies eine jährliche Meldung von etwa 200 Impftodesfällen bedeutet, dies sind etwa 17 Fälle monatlich. Der Zeitraum von November 2020 bis Anfang Juli 2021 umfasst gut sieben Monate, dies wären etwa 122 weitere Impftodesfälle durchschnittlich gewesen. Tatsächlich beträgt nach Aussage des Beitrages die gemeldete Todeszahl innerhalb von sieben Monaten jedoch 4.736 Fälle. Dies sind fast 40-mal so viele Meldungen seit Beginn der Corona-Impfungen im Vergleich zu den Meldungen der vergangenen 30 Jahre seit Gründung der Datenbank. Seit Beginn der Aufzeichnungen wurden somit nicht so viele Todesfälle in zeitlicher Nähe zur Impfung dokumentiert wie in den letzten sieben Monaten.[7]

Die Vorher-Nachher-Zahlen dürften deshalb gut vergleichbar sein, weil sowohl bei den heutigen Meldungen zu den Corona-Impfungen als auch bei den Meldungen zu Impfungen der vergangenen Jahrzehnte nicht abschließend geklärt ist, ob und inwieweit die Impfung kausal für das zeitnahe Ableben der Menschen war. Dieser Unsicherheitsfaktor – ebenso wie eine möglicherweise hohe Dunkelziffer durch »Underreporting«[8] – dürfte heute ebenso gelten wie in den vergangenen Jahrzehnten. Damit ergibt sich im Vergleich zu den bisherigen Impfungen eine beispiellose und enorm erschreckende Zahl an Todesmeldungen im Zusammenhang mit den Corona-Impfungen.

Ein Vergleich der gemeldeten Todesfälle in den USA zeigt, dass die Corona-Impfungen etwa 40-mal so viele Todesfälle verursachen wie die Impfungen jeglicher Art in den letzten 30 Jahren.

14

1 PEI-Sicherheitsbericht vom 15. Juli 2021, S. 12, https://www.pei.de/SharedDocs/Downloads/DE/
  newsroom/dossiers/sicherheitsberichte/sicherheitsbericht-27-12-bis-30-06-21.pdf?_
  blob=publicationFile&v=3

2 https://www.impfnebenwirkungen.net/report.pdf, S. 5 ff.

3 https://www.impfnebenwirkungen.net/report.pdf

4 https://www. impfnebenwirkungen.net/report.pdf

5 VAERS = Vaccine Adverse Event Reporting System. Die Autorin hat sich auch in dieser Datenbank (https://
  wonder.cdc.gov/vaers.html) nicht zurechtgefunden.

6 https://www.medalerts.org/vaersdb/findfield.php?TABLE=ON&GROUP1=CAT&EVENTS=ON&VAX=COVID19

7 https://report24.news/cdc-datenbank-in-7-monaten-mehr-impftote-als-in-120-jahren/

8 Vgl. hierzu Kapitel 15

15 DUNKELZIFFER DURCH »UNDERREPORTING«

Es ist für den normalen Bürger äußerst schwer, sich über gemeldete Impfkomplikationen, anerkannte Impfschäden und eventuell erfolgte Entschädigungen sowie deren Höhe einen Überblick zu verschaffen. Dies ist auch darauf zurückzuführen, dass die Dunkelziffer bei der Meldung von Impfkomplikationen sehr hoch ist, zumal Folgeschäden vonseiten der Ärzte oft gar nicht mit einer Impfung in Zusammenhang gebracht werden.

Sehr auffällig ist dies für die Beschwerden im zeitlichen Zusammenhang mit den Corona-Impfungen. Sowohl die meisten Ärzte als auch die geimpften Personen – oder im Todesfall deren Angehörige – können oder wollen keinerlei Zusammenhang mit der Impfung sehen.[1]

> Ärzte, Patienten und Angehörige bestreiten bei Beschwerden und Todesfällen fast immer einen Zusammenhang zu der vorausgegangenen Impfung.

Eigentlich müsste sofort das Gesundheitsamt informiert werden, wenn Symptome in einem ursächlichen Zusammenhang mit der Impfung stehen könnten und über eine typische Impfreaktion hinausgehen. Doch die Grenze zwischen Impfreaktion und Impfkomplikation verläuft fließend, sodass die Einstufung nicht selten von der Einstellung des jeweiligen Arztes abhängt.[2]

15.1 MELDUNG IST UNBEZAHLTER ZUSATZAUFWAND FÜR DIE ÄRZTE

Ein weiterer Grund für die vermutete sehr geringe Zahl der Meldungen von Nebenwirkungen könnte der damit verbundene zeitliche Aufwand für Ärzte sein. Es dürften mindestens zehn Minuten je Meldung erforderlich sein, die der Arzt zusätzlich zu seiner Patiententätigkeit aufwenden müsste. Allein fünf bis zehn mögliche Verdachtsmomente pro Tag würden dem Arzt mindestens eine bis zwei Zusatzstunden abfordern – unbezahlt. Denn im Gegensatz zum schnell verdienten Geld durch PCR-Testungen und Impfungen sehen die ärztlichen Gebührenverordnungen keinerlei Vergütung oder Entschädigung für den erheblichen Zeitaufwand einer Verdachtsmeldung vor.

Es ist durchaus anzunehmen, dass sich die Anzahl der Meldungen über Nebenwirkungen der Corona-Impfung deutlich erhöhen würde, wenn nicht nur für die Impfung und die Ausstellung des Impfausweises ein Betrag von derzeit circa 26 Euro je Patient bezahlt würde, sondern in gleicher Höhe auch für die Meldung von Nebenwirkungen. Denn jedem finanziellem Anreiz folgt typischerweise auch der Handlungsanreiz. Hieran scheint die Regierung jedoch kein Interesse zu haben.

> Der Arzt erhält für eine Verdachtsmeldung keine zusätzliche Vergütung. Er hat damit keinen Anreiz für den Zusatzaufwand.

15.3) DIE MELDEQUOTE FÜR ARZNEIMITTELNEBENWIRKUNGEN

»Der größte Nachteil der Spontanerfassung unerwünschter Arzneimittelwirkungen (UAW) besteht darin, dass Aussagen über die Häufigkeit (Inzidenz) von UAW nur sehr begrenzt möglich sind. Schätzungsweise nur fünf Prozent der tatsächlich stattfindenden Ereignisse werden gemeldet und erfasst, man spricht diesbezüglich von ›Underreporting‹.«[3] Diese Aussage stammt von Dr. Klaus Hartmann, der bis 2003 beim Paul-Ehrlich-Institut für die Impfsicherheit zuständig war.

> Es wird geschätzt, dass nur etwa fünf Prozent aller Nebenwirkungen an das Paul-Ehrlich-Institut gemeldet werden.

Wie groß der Anteil unerwünschter Nebenwirkungen ist, die gemeldet werden, ist nur schwer zu bestimmen. Der Verband der pharmazeutischen Industrie Österreichs etwa gab im April 2021 bekannt, dass angeblich nur rund sechs Prozent tatsächlich gemeldet werden.[4] Eine bereits 2017 erschienene Studie hat ebenfalls diese erschreckend geringe Meldequote von circa sechs Prozent ermittelt – jedoch mit zwei Einschränkungen: Einerseits würden schwere Impfnebenwirkungen – hier etwa Kinderlähmung (Poliomyelitis) als Folge der Impfung gegen Kinderlähmung – deshalb überwiegend gemeldet, weil Impfstoffe an gesunde Menschen gegeben werden, was bei schweren Nebenwirkungen zu vermehrter Meldung motiviere. Andererseits würden Nebenwirkungen bei Arzneimitteln, die als sicher und gut verträglich gelten, weniger häufig gemeldet werden als etwa bei biologischen Arzneimitteln.[5]

> Gelten Arzneimittel als »sicher und gut verträglich«, werden weniger Nebenwirkungen gemeldet.

Die Autoren der dreijährigen amerikanischen Harvard-Pilgrim-Studie, die Ende 2009 vorgestellt wurde, kamen allerdings zu sehr viel erschreckenderen Ergebnissen: Nebenwirkungen durch Medikamente und Impfungen seien zwar häufig, würden aber nicht hinreichend gemeldet. Obwohl 25 Prozent der ambulant behandelten Patienten eine Nebenwirkung erlitten, seien weniger als 0,3 Prozent dieser Nebenwirkungen und nur 1 bis 13 Prozent der ernsten Nebenwirkungen der amerikanischen Arzneimittelbehörde FDA gemeldet worden.[6]

Bei Impfungen wurde sogar weniger als 1 Prozent der Nebenwirkungen gemeldet. Niedrige Melderaten verhindern oder verlangsamen die Identifizierung von »Problemmedikamenten« und »Problemimpfstoffen«, was freilich die öffentliche Gesundheit gefährdet.

Auch das Paul-Ehrlich-Institut selbst weist darauf hin, dass bei so schwerwiegenden Nebenwirkungen wie Thrombozytopenie (TTS) eine Dunkelzifferrate anzunehmen sei, was zu einer Unterschätzung des Risikos führen würde.[7]

15.3 GESCHÄTZTE MELDEQUOTE FÜR NEBENWIRKUNGEN DER CORONA-IMPFUNG

Dies führt im Hinblick auf die Corona-Impfungen zu einer sehr unsicheren Prognose: Die COVID-19-Impfstoffe werden auf allen offiziellen Internetseiten – etwa des RKI oder des Paul-Ehrlich-Instituts – als »sicher und wirksam« beschrieben, was in höchstem Maße erstaunen muss angesichts fehlender normaler Zulassungs- und Langzeitstudien. Die bundesweit lauthals propagierten Impfkampagnen zementieren die Behauptung, die Impfung sei nicht nur dringend nötig, sondern auch sicher und wirksam. Die Corona-Impfung wird darüber hinaus in den Medien als Heilsbringer angepriesen und mit den verschiedensten Maßnahmen – bis hin zur Impfparty – flankiert.[8]

Wer sich nicht impfen lasse, sei unsolidarisch, gefährde die anderen und das Gesundheitssystem und habe kein Recht, die massiv beschnittenen Grund- und Freiheitsrechte wiederzubekommen. Angesichts dieser permanenten Versprechungen und Diskriminierungen werden wohl weder die geimpften Personen noch die impfenden Ärzte auf die Idee kommen, dass etwaige Komplikationen, Schäden oder gar Todesfälle in Zusammenhang mit der Corona-Impfung stehen könnten.[9] Wie könnte die Impfung, mit der man sich, die anderen und die Gesellschaft schützen will, schädlich sein? Es kann nicht sein, was nicht sein darf.

Es ist zu befürchten, dass Verdachtsfälle im Zusammenhang mit Corona-Impfungen nur in 1 Prozent aller Fälle gemeldet werden, da die Impfungen als »sicher und wirksam« gelten und mit großen Kampagnen beworben werden.

Es ist daher sehr realistisch, dass auch und gerade angesichts dieser beispiellosen Medienkampagne, die im Übrigen eine irreführende Werbung nach § 3 Heilmittelwerbegesetz darstellt,[10] die Meldequote tatsächlich im Bereich von nur etwa einem Prozent liegen dürfte.

Dies würde bedeuten, dass nach Hochrechnung der gemeldeten Fälle die tatsächliche Zahl der Nebenwirkungen und Schäden bis zu 100-mal höher wäre, als die Zahlen der EMA, des PEI, der WHO und des CDC aussagen.

15.4 MODELLIERTE HOCHRECHNUNG DER IMPFSCHÄDEN UND TODESFÄLLE

Nachdem die Meldequote von Impf- und Arzneimittelnebenwirkungen schon immer sehr gering war und nur einen Bruchteil der tatsächlich eingetretenen Fälle ausmacht, zeigen die nachfolgenden Tabellen, wie erschreckend die Anzahl der tatsächlich von Nebenwirkungen betroffenen Personen, die Anzahl der schweren Nebenwirkungen und die Anzahl der Todesfälle nach Hochrechnung ist.

Hierbei wird einerseits mit dem relativ gesicherten geringen Meldefaktor von 5 Prozent modelliert, die Hochrechnung erfolgt also mit dem Faktor 20.

Alternativ wird mit dem – wie zuvor dargestellt – durchaus reellen, allerdings noch sehr viel geringeren Meldefaktor von nur 1 Prozent kalkuliert, der bei Hochrechnung mit dem Faktor 100 freilich sehr bedrückende Zahlen ausweist.

Die Hochrechnungen sind eine »Modellierung« des tatsächlichen Impfschadens, nachdem seit Einführung der »epidemischen Lage« in § 5 IfSG sowohl das RKI als auch seine Berater sowie die Politik und die Gerichte die gesamten Corona-Maßnahmen sowie die Impfkampagne ja ausschließlich auf »Modellierungen« und »Hochrechnungen« stützen und begründen (und zu keinem Zeitpunkt auf evidenzbasierten wissenschaftlichen Zahlen). Es ist also davon auszugehen, dass das Modell der »Modellierung und Hochrechnung« im Zusammenhang mit der Corona-Pandemie für

> Modellierungen und Hochrechnungen sind seit dem Ausbruch des SARS-CoV-2-Virus das neue Maß aller Dinge.

alle Berechnungen die akzeptierte Vorgehensweise ist. Denn nur so können auch die schwerstmöglichen Auswirkungen dargestellt werden, wie uns dies seit März 2020 im Hinblick auf die angeblichen Auswirkungen der Corona-Krankheit ja täglich in den Medien demonstriert wurde, selbst wenn diese nicht eintreten sollten.

Dieselben Kriterien dürfen und müssen freilich auch für die Auswirkungen der neuen, unerprobten und nicht hinreichend auf Sicherheit getesteten Corona-Impfungen gelten.

HOCHRECHNUNG DER IMPFNEBENWIRKUNGEN FÜR EUROPA

Für Europa mit einer Bevölkerung von etwa 513 Millionen Bürgern[11] (einschließlich Großbritannien) würden sich nach den an die EMA gemeldeten Nebenwirkungen[12] Stand 20. August 2021 bei einer Hochrechnung auf Basis einer Meldequote von 5 Prozent folgende Zahlen ergeben:[13]
— Etwa 17 Millionen Personen wären von Impfnebenwirkungen betroffen.
— Etwa 66 Millionen Nebenwirkungen insgesamt wären zu verzeichnen, davon
— etwa 5 Millionen schwere Nebenwirkungen,
— etwa 370.000 lebensbedrohliche Zwischenfälle,
— etwa 345.000 Fälle mit dauernden Folgeleiden,
— etwa 1,4 Millionen Hospitalisierungen,
— 270.000 Tote wären zu beklagen.
— Insgesamt ergäbe dies etwa 7,3 Millionen schwere Folgen in Europa.

Bei einer Hochrechnung auf Basis einer Meldequote von nur 1 Prozent würden sich folgende Zahlen ergeben:
— Etwa 85 Millionen Personen wären von Impfnebenwirkungen betroffen.

— Etwa 330 Millionen Nebenwirkungen insgesamt wären zu
verzeichnen, davon
— etwa 24 Millionen schwere Nebenwirkungen,
— etwa 1,8 Millionen lebensbedrohliche Zwischenfälle,
— etwa 1,7 Millionen Fälle mit dauernden Folgeleiden,
— etwa 7 Millionen Hospitalisierungen,
— etwa 1,3 Millionen Tote wären zu beklagen.
— Insgesamt ergäbe dies etwa 36,5 Millionen schwere Folgen in
Europa.

Tagesreport EMA schwerwiegender Nebenwirkungen

DATENSTAND 20.8.2021	An EMA gemeldete Nebenwirkungen	Hochrechnung bei Meldequote 5% (Faktor 20)	Hochrechnung bei Meldequote 1% (Faktor 100)
Betroffene Personen	850.359	17.007.180	85.035.900
Alle Nebenwirkungen	3.297.138	65.942.760	329.713.800
Schwerwiegende Nebenwirkungen	244.362	4.887.240	24.436.200
Lebensbedrohliche Zwischenfälle	18.566	371.320	1.856.600
Fälle mit bleibendem Schaden	17.247	344.940	1.724.700
Erforderliche Hospitalisierungen	71.375	1.427.500	7.137.500
Todesfälle	13.432	268.640	1.343.200
Schwere Folgen gesamt	364.982	7.299.640	36.498.200

HOCHRECHNUNG DER IMPFNEBENWIRKUNGEN FÜR DEUTSCHLAND

Für Deutschland mit einer Bevölkerung von etwa 83 Millionen
würden sich bei einer Hochrechnung der bis 31. Juli 2021 an das
Paul-Ehrlich-Institut gemeldeten Nebenwirkungen[14] auf Basis einer
Meldequote von 5 Prozent folgende Zahlen ergeben, obwohl noch
längst nicht die gesamte Bevölkerung geimpft ist:
— Etwa 2,6 Millionen Nebenwirkungen, davon
— etwa 280.000 schwere Nebenwirkungen,
— etwa 25.00 Tote wären zu beklagen.

Bei einer Hochrechnung auf Basis einer Meldequote von nur
1 Prozent würden sich folgende Zahlen ergeben:
— Etwa 13 Millionen Nebenwirkungen insgesamt, davon
— etwa 1,4 Millionen schwere Nebenwirkungen,
— etwa 125.00 Tote wären zu beklagen.

13. Sicherheitsbericht Paul-Ehrlich-Institut (PEI) DATENSTAND 31.7.2021	An PEI gemeldete Nebenwirkungen	Hochrechnung bei Meldequote 5 % (Faktor 20)	Hochrechnung bei Meldequote 1 % (Faktor 100)
Nebenwirkungen insgesamt	131.671	2.633.420	13.167.100
Schwerwiegende Nebenwirkungen	14.027	280.540	1.402.700
Todesfälle	1.254	25.080	125.400

ERHÖHTER FAKTOR VON COVID-19-TOTEN SEIT BEGINN DER IMPFUNG

Die Hochrechnungen mit einem Faktor von mindestens 20 sind offensichtlich nicht unrealistisch, ganz im Gegenteil: So ergab die Auswertung des Programmierers Martin Adam auf Basis von Daten des RKI, dass in den ersten beiden Monaten Januar und Februar 2021 – also seit Beginn der Impfungen in Deutschland am 27. Dezember 2020 – mehr Menschen mit oder an Corona starben als im gesamten Jahr 2020. In manchen Landkreisen war die Zahl der Todesfälle in diesen beiden Monaten bis zu 60-mal höher im Vergleich zum Jahr 2020.[15]

Der Programmierer stellte hierbei nach eigenen Aussagen eher zufällig eine Häufung der Todesfälle in der Altersgruppe über 80 fest – also jener Personen, die zuerst geimpft wurden. So war die Anzahl der Verstorbenen im Januar und Februar 2021 in fast allen Landkreisen mindestens so hoch wie in den gesamten zwölf Monaten zuvor. Dies bedeutet also in den beiden ersten Monaten 2021 eine sechsfach höhere Sterbequote im Vergleich zu 2021.

In 51 von 412 Landkreisen war die Sterblichkeit über viermal so hoch wie im gesamten Vorjahr, dies bedeutet eine 24-fach höhere Sterbequote als im Vorjahr. In 22 Landkreisen überstiegen die Sterbezahlen das Sechs- oder sogar das Zehnfache des gesamten Vorjahres, dies bedeutet folglich für diese beiden Monate eine bis zu 60-fach höhere Sterbequote im Vergleich zum Vorjahr.

Seit Beginn der Impfungen ist – im Vergleich zum Vorjahr – in den Monaten Januar und Februar 2021 bundesweit bei den über 80-Jährigen eine durchschnittlich neunmal höhere Sterberate an Corona-Toten zu verzeichnen.

DER PATHOLOGE PROF. PETER SCHIRMACHER FORDERT MEHR OBDUKTIONEN

Zu Recht fordert daher der Direktor des Pathologischen Instituts der Universität Heidelberg, Prof. Peter Schirmacher, viel mehr Obduktionen von Geimpften. Neben Corona-Toten müssten auch die Leichname von Menschen, die im zeitlichen Zusammenhang mit einer Impfung sterben, häufiger untersucht werden. Er warnt gar vor einer hohen Dunkelziffer an Impftoten und beklagt: Von den meisten Patienten, die nach und möglicherweise an einer Impfung sterben, bekämen die Pathologen gar nichts mit.[16]

Der Mediziner will nun verstärkt seltenen, schweren Nebenwirkungen des Impfens – etwa Hirnvenenthrombosen oder Autoimmunerkrankungen – auf den Grund gehen. Das Problem aus seiner Sicht: »Geimpfte sterben meist nicht unter klinischer Beobachtung.« Prof. Schirmacher weiter: »Der leichenschauende Arzt[17] stellt keinen Kontext mit der Impfung her und bescheinigt einen natürlichen Tod und der Patient wird beerdigt. Oder er bescheinigt eine unklare Todesart und die Staatsanwaltschaft sieht kein Fremdverschulden und gibt die Leiche zur Bestattung frei.«

Auch der Bundesverband Deutscher Pathologen dringt auf mehr Obduktionen von Geimpften. Nur so könnten Zusammenhänge zwischen Todesfällen und Impfungen ausgeschlossen oder nachgewiesen werden. Hausärzte und Gesundheitsämter müssten sensibilisiert werden.[18] Die Länder müssten die Gesundheitsämter anweisen, vor Ort Obduktionen anzuordnen.[19]

Diese Forderung ist richtig: Denn die Ursache eines Todesfalles nur wenige Stunden nach einer Impfung kann nur durch eine Obduktion festgestellt werden, wie der Todesfall eines jungen Franzosen zeigt: Dieser war wenige Stunden nach der *BioNTech*-Impfung an einem allergischen Schock gestorben. Während die Familie des 22-jährigen Mannes davon ausgeht, dass die Impfung für dessen Tod ursächlich war, behaupten die Behörden eine tödliche allergische Reaktion auf ein Nahrungsmittel.[20]

> Nur eine Obduktion zeigt, ob der Tod durch allergischen Schock wenige Stunden nach einer Impfung auf der Impfung beruht – oder auf einer Nahrungsmittelallergie.

UMFRAGE EINES ARZTES NACH IMPFNEBENWIRKUNGEN

Der österreichische Neurowissenschaftler und Psychiater Dr. Raphael Bonelli[21] berichtete in einem Video vom 26. Juli 2021[22], er habe nun schon zwei Todesfälle im Bekanntenkreis zu beklagen, die zuvor mit einem COVID-19-Vakzin geimpft worden waren. Dafür kenne er aber niemanden, der an (oder mit) Corona gestorben sei. Ihn störe, dass im Hinblick auf ›Corona-Tote‹ und Impftote öffentlich mit zweierlei Maß gemessen und dass – wie in den beiden ihm bekannten Fällen – bei einem Tod nach der Impfung jedweder Zusammenhang zum Vakzin geleugnet werde. Er wollte daher ein »Sozialexperiment« ohne Anspruch auf Wissenschaftlichkeit starten – und fragte seine Zuschauer: »Wie viele kennen Sie, die an oder mit Corona gestorben sind? Wie viele kennen Sie, die an oder mit der Impfung gestorben sind?«

Seitdem das Video am 26. Juli auf *YouTube* online ging, lief die Kommentarfunktion regelrecht heiß. Stand 27. Juli 16 Uhr waren bereits über 4.000 Kommentare geschrieben worden – und die Erfahrungswerte der Community sind besorgniserregend. Denn während nur sehr wenige von tatsächlichen COVID-19-Toten zu berichten wissen, häufen sich bedrückende Schilderungen von schweren Impfreaktionen und Todesfällen nach den Corona-Impfungen.[23]

Aus dem medizinischen Bereich wird mitgeteilt:

»Ich arbeite in der Notfallmedizin und habe seit Ausbruch der ›Pandemie‹ 1 Erkrankten gesehen, der auch kein Verständnis dafür hatte, ins KH zu müssen. Doch seit Beginn der Impferei hatte ich bisher 17 Patienten mit massiven Nebenwirkungen.«

Aus dem sozialen Bereich folgender Bericht:

»Ein Arbeitskollege von mir, 43 Jahre alt, ohne bekannte Vorerkrankungen, verstarb an einem Hirnschlag unmittelbar (wenige Tage) nach der Zweitimpfung. Es scheint für mich, als wage das Umfeld nicht einmal daran zu denken, dass die Impfung damit in Zusammenhang stehen könnte. Ich arbeite im Sozialbereich mit sogenannten ›Risikopersonen‹ und kenne persönlich niemanden, der an Corona gestorben ist, geschweige denn einen schweren Verlauf gehabt hätte. Leichte/mittlere Verläufe sind mir hingegen zu Ohren gekommen. Eine Bekannte berichtete, die Impfnebenwirkungen seien bei ihr schwerwiegender gewesen als ihre 6 Monate zurückliegende Corona-Erkrankung. So beobachte ich in meinem Arbeitsumfeld denn auch viele recht starke Impfreaktionen; gerade Frauen berichten von verlängerten und massiv stärkeren Regelblutungen. Ich selbst bin nicht geimpft und war anfangs auch nicht besonders ›impf-skeptisch‹, eher abwartend. Inzwischen hätte ich regelrecht Angst vor einer Corona-Impfung und würde eher meine Stelle im Sozialbereich aufgeben, als geimpft zu werden.«

Auch junge Menschen sterben:

»Ja, eine junge Mutter im Alter von 31 Jahren, Sprechstundenhilfe, alle mußten sich impfen lassen. Alle hatten starke Nebenwirkungen, die zurück gegangen sind, nur bei J. kamen sie verstärkt zurück. Sie ist in der Praxis ihres Arbeitgebers zusammengebrochen. Versuch der Wiederbelebung blieb erfolglos. Sofort tot. Ich bin heute noch erschüttert, weil ich sie und ihre beiden Kinder persönlich kannte. Und es hat etwas in mir ausgelöst. Im Gegenzug kenne ich in meinem persönlichen Umkreis niemanden, der an Corona erkrankt ist.«

Eine Bestatterin schreibt:

»Wir, die wir in der Bestattungsbranche arbeiten, erleben in der Tat, dass sowohl fitte und nicht alte als auch ältere nach der Impfung sterben – es wird viel unter vorgehaltener Hand erzählt – auch die Angehörigen trauen sich meist nicht, dem Tod ihrer Lieben nach der Impfung nachzugehen – ein Zusammenhang von ärztlicher Seite mit der Impfung wird meist zurückgewiesen ...«[24]

Ähnlich beunruhigende Berichte finden sich übrigens in dem sozialen Netzwerk *Telegram* zu Impfschäden und -nebenwirkungen.[25]

1 Vgl. hierzu auch Kapitel 15.4

2 Laut Dr. Johann Loibner, selbst Arzt für Allgemeinmedizin und gerichtlich beeideter Sachverständiger, kommt es überaus häufig vor, dass Impfkomplikationen von Ärzten bagatellisiert werden, um am Prinzip der Impfungen keine Zweifel aufkommen zu lassen. Er kritisiert außerdem, dass die Impfindustrie über die Ärztekammern auf solche Ärzte, die öffentlich Kritik am Impfwesen äußern, Druck ausüben. Vgl. https://www.zentrum-der-gesundheit.de/bibliothek/impfen/impfungen/impfschaden

3 https://www.heise.de/forum/Telepolis/Kommentare/Impfpflicht-garantiert-Recht-auf-Gesundheit/ Die-Maer-der-Sicherheit-von-Impfungen/posting-34461948/show/, m. w. N.

4 https://science.orf.at/stories/3206228/

5 Yasser M. Alatawi, Richard A. Hansen, »Empirical estimation of under-reporting in the U.S. Food and Drug Administration Adverse Event Reporting System (FAERS)«. In: *Expert Opinion on Drug Safety*, 9. Mai 2017, http://dx.doi.org/10.1080 /14740338.2017.1323867

6 Lazarus et al., »Electronic Support for Public Health-Vaccine Adverse Event Reporting System (ESP:VAERS)«, S. 6, https://digital.ahrq.gov/sites/default/files/docs/publication/r18hs017045-lazarus-final-report-2011.pdf

7 PEI-Sicherheitsbericht vom 7. Mai 2021, S. 4, https://www.pei.de/SharedDocs/Downloads/DE/newsroom/ dossiers/sicherheitsberichte/sicherheitsbericht-27-12-bis-30-04-21.pdf?_blob=publicationFile&v=5

8 Vgl. hierzu Kapitel 35

9 Vgl. auch Reiß/Bhakdi, *Corona unmasked*, S. 161

10 Vgl. hierzu Kapitel 36

11 https://ec.europa.eu/eurostat/documents/2995521/11081097/3-10072020-AP-DE.pdf/7f863daa-c1ac-758f-e82b-954726c4621f

12 Vgl. hierzu Kapitel 10

13 Diese Zahlen erfassen nur die bereits geimpften Menschen in Europa, die vermutlich zwischen 50 und 70 Prozent europaweit liegen. Je höher die Durchimpfungsquote ist, umso höher werden auch die hochgerechneten Nebenwirkungen und Todesfälle sein.

14 Vgl. hierzu Kapitel 11

15 https://www.epochtimes.de/politik/deutschland/auffaellige-haeufung-der-corona-todesfaelle-nach-impfung-big-data-spezialist-martin-adam-analysiert-rki-zahlen-a3472195.html

16 Vgl. Zeitungsbericht im *Mannheimer Morgen*, 1. August 2021 https://www.mannheimer-morgen.de/ deutschland-welt_artikel,-coronavirus-heidelberger-chef-pathologe-pocht-auf-mehr-obduktionen-von-geimpften-_arid,1831170.html

17 Vgl. zur Leichenschau Kapitel 31

18 Vgl. zur Anordnung von Obduktionen durch die Gesundheitsämter Kapitel 32.3

19 https://www.mannheimer-morgen.de/deutschland-welt_artikel,-coronavirus-heidelberger-chef-pathologe-pocht-auf-mehr-obduktionen-von-geimpften-_arid,1831170.html

20 https://de.rt.com/europa/121562-junger-franzose-stirbt-nach-biontech/

21 https://www.raphael-bonelli.com/lebenslauf/

22 Dieses Video wurde nach zwei Tagen von *YouTube* gelöscht mit der Meldung: »Dieses Video wurde entfernt, weil es gegen die Community-Richtlinien von YouTube verstößt.«

23 https://report24.news/raphael-bonelli-fragt-nach-todesfaellen-mit-impfung-masse-der-rueckmeldungen-schockiert/

24 https://report24.news/raphael-bonelli-fragt-nach-todesfaellen-mit-impfung-masse-der-rueckmeldungen-schockiert/

25 https://t.me/Impfschaden_D_AUT_CH

16 DIE PFLICHT ZUR MELDUNG VON NEBENWIRKUNGEN

16.1 DIE MELDEPFLICHT DER ÄRZTE UND GESUNDHEITSÄMTER

Der Verdacht einer über das übliche Ausmaß einer Impfreaktion hinausgehenden gesundheitlichen Schädigung ist nach dem Infektionsschutzgesetz namentlich meldepflichtig (§6 Abs. 1 Nr. 3 i.V. m. §6 Abs. 1 IfSG). Die Meldung erfolgt von Ärzten und ärztlichen Leitern zunächst an das zuständige Gesundheitsamt. Zuständig dafür ist der feststellende Arzt. In Kliniken und weiteren Gesundheitseinrichtungen ist für die Einhaltung der Meldepflicht neben dem feststellenden Arzt auch der leitende Arzt, in Krankenhäusern mit mehreren selbstständigen Abteilungen der leitende Abteilungsarzt, in Einrichtungen ohne leitenden Arzt der behandelnde Arzt verantwortlich (§23 Abs. 4 S. 1 i.V. m. §8 Abs. 1 Nr. 1 IfSG).

Die Gesundheitsämter sind nun ihrerseits verpflichtet, die an sie gemeldeten Verdachtsfälle unverzüglich der zuständigen Landesbehörde (Gesundheits- oder Sozialministerium) zu melden. Das Gesundheitsamt hat alle notwendigen Informationen weiterzuleiten, sofern es diese Angaben ermitteln kann, wie Bezeichnung des Produkts, Name oder Firma des pharmazeutischen Unternehmers, die Chargenbezeichnung, den Zeitpunkt der Impfung und den Beginn der Erkrankung. Über die betroffene Person sind ausschließlich das Geburtsdatum, das Geschlecht sowie der erste Buchstabe des ersten Vornamens und der erste Buchstabe des ersten Nachnamens anzugeben.

Die zuständige Landesbehörde übermittelt dann die Angaben unverzüglich dem Paul-Ehrlich-Institut (§11 Abs. 4 IfSG). Zuständig für die Entgegennahme, Weiterleitung und Erfassung der Meldung sind somit also drei Behörden!

Ein Verstoß gegen die Meldepflicht stellt einen Verstoß gegen das Infektionsschutzgesetz dar und kann als Ordnungswidrigkeit mit einer Geldbuße bis zu 25.000 Euro geahndet werden (§ 73 Abs. 1a Nr. 2 i.V.m. § 73 Abs. 2 IfSG). Verstöße gegen die gesetzliche Meldepflicht der Ärzte können dem jeweils zuständigen Regierungspräsidium gemeldet werden.

> Die Meldung eines Verdachtsfalls durch Ärzte durchläuft drei Institutionen. Dies birgt die Gefahr von Meldeverzögerungen und Fehlern.

16.2 DIE MELDEPFLICHT NACH ÄRZTLICHEM BERUFSRECHT

Ärzte sind auch nach ärztlichem Berufsrecht verpflichtet, »unerwünschte Nebenwirkungen« zu melden. Dies sind mindestens und in jedem Fall solche Impfkomplikationen und Impfschäden, die über die leichten Impfreaktionen hinausgehen. Diese Meldepflicht ist in der Musterberufsordnung für Ärzte (MBO)[1] geregelt, die von den jeweiligen Landesärztekammern in deren landesweit geltenden Berufsordnungen übernommen wurden.

§ 6 MBO Mitteilung von unerwünschten Arzneimittelwirkungen:

Ärztinnen und Ärzte sind verpflichtet, die ihnen aus ihrer ärztlichen Behandlungstätigkeit bekannt werdenden unerwünschten Wirkungen von Arzneimitteln der Arzneimittelkommission der deutschen Ärzteschaft und bei Medizinprodukten auftretende Vorkommnisse der zuständigen Behörde mitzuteilen.

> Verstöße gegen die Meldepflicht können berufsrechtlich mit Geldbußen bis zu 50.000 Euro geahndet werden.

Ein Verstoß gegen diese ärztliche Berufspflicht kann – je nach der Ausgestaltung der Heilberufe-Kammergesetze des jeweiligen Bundeslandes – im Rahmen eines Berufsgerichtsverfahrens mit Geldbußen bis zu 50.000 Euro geahndet werden.[2]

Entsprechende Verstöße gegen §6 MBO sind der zuständigen Ärztekammer zu melden und dort als Beschwerde einzureichen. Die Ärztekammern sind ihrerseits nun verpflichtet, einer solchen berufsrechtlichen Verfehlung nachzugehen und diese zu ahnden. Denn die Musterberufsordnung verpflichtet nicht nur die Ärzte zur Einhaltung der Berufspflichten, sondern auch die jeweilige Ärztekammer als Aufsichtsbehörde zur Überprüfung und Sanktionierung etwaiger Verstöße gegen die ärztlichen Berufspflichten.

Weitere Regelungen dazu finden sich – je nach Bundesland – in den entsprechenden Heilberufe-Kammergesetzen und in den Berufsgerichtsordnungen.

Besteht also auch nur der geringste Verdacht eines Impfschadens, sollte die betroffene Person dies unbedingt dem zuständigen Arzt melden. Denn dieser ist nicht nur nach dem Infektionsschutzgesetz, sondern auch nach ärztlichem Berufsrecht dazu verpflichtet, etwaige Nebenwirkungen zu melden und an das Gesundheitsamt weiterzuleiten. Man sollte sich weder abwimmeln noch mit den Worten trösten lassen, dass die Impfung damit ganz gewiss nichts zu tun habe. Denn nicht der Arzt, sondern das Paul-Ehrlich-Institut beurteilt, ob ein ursächlicher Zusammenhang mit der Impfung als gesichert, wahrscheinlich, möglich oder unwahrscheinlich eingestuft wird oder ob die Meldung wegen fehlender Daten gar nicht beurteilt werden kann.

Patienten sollten in jedem Fall darauf bestehen, dass Ärzte ihren Verdacht auf eine Impfnebenwirkung an das Gesundheitsamt melden.

1 (Muster-)Berufsordnung für die in Deutschland tätigen Ärztinnen und Ärzte – MBO-Ä 1997 – in der Fassung des Beschlusses des 124. Deutschen Ärztetages vom 5. Mai 2021 in Berlin, https://www.bundesaerztekammer.de/fileadmin/user_upload/downloads/pdf-Ordner/Recht/_Bek_BAEK_MBO-AE_Online_final.pdf

2 Vgl. etwa § 58 Heilberufe-Kammergesetz Baden-Württemberg

17 WEITERE MELDEMÖGLICHKEITEN

17.1 ONLINE-MELDUNG AN DAS PAUL-EHRLICH-INSTITUT

Unabhängig von der Meldepflicht der Ärzte besteht die Möglichkeit, dass Ärzte etwaige Nebenwirkungen online direkt an das Paul-Ehrlich-Institut melden.

Ein Meldeformular mit einer Falldefinition zum Verdacht einer über das übliche Maß einer Impfreaktion hinausgehenden gesundheitlichen Schädigung findet sich auf den Internetseiten des Paul-Ehrlich-Instituts.[1] Der meldende Arzt hat hierbei die Möglichkeit der Beurteilung des Kausalzusammenhangs als

☐ gesichert
☐ wahrscheinlich
☐ möglich
☐ unwahrscheinlich
☐ unbeurteilt
☐ nicht zu beurteilen

Die Direktmeldung sollte per Fax oder E-Mail erfolgen. Nur so kann der Arzt auch sichergehen, dass seine Meldung dort wirklich ankommt.

17.2 ONLINE-MELDUNG VON NEBENWIRKUNGEN DURCH PATIENTEN

Auch Patienten und Verbraucher können eine Nebenwirkung melden. Im Rahmen der aktuellen Nationalen Impfstrategie gegen die COVID-19-Erkrankung bietet das Paul-Ehrlich-Institut hierfür ein spezielles »COVID-19 Meldeformular« an. Die Anleitung zum

Ausfüllen findet sich auf einer anderen Seite des Paul-Ehrlich-Instituts.[2] Es dauert angeblich etwa zehn Minuten, um das Formular auszufüllen, es kann unter Angabe der Kontaktdaten oder auch anonym versendet werden.[3]

17.3 BEFRAGUNG DER GEIMPFTEN MIT DER APP *SAVEVAC*

Das Paul-Ehrlich-Institut führt darüber hinaus eine Befragung (bezeichnet als »Beobachtungsstudie«!) zur Verträglichkeit der COVID-19-Impfstoffe mithilfe einer Smartphone-App – *SafeVac 2.0* – durch. Über diese App sollen möglichst zeitnah quantitative Erkenntnisse zum Sicherheitsprofil der COVID-19-Impfstoffe erhalten werden. Des Weiteren sollen Daten zum Schutz vor COVID-19 bei Geimpften innerhalb von zwölf Monaten erhoben werden.[4]

Mithilfe der App werden die Teilnehmer nach jeder COVID-19-Impfung intensiv nach gesundheitlichen Beschwerden befragt (siebenmal innerhalb von drei Wochen nach der ersten Impfung und achtmal innerhalb von vier Wochen nach der zweiten Impfung). Weitere Befragungen zum gesundheitlichen Befinden erfolgen sechs und zwölf Monate nach der letzten Impfung. Gegenstand der Abfrage ist auch, ob die Impfung vor einer SARS-CoV-2-Infektion geschützt hat oder ob eine Infektion beziehungsweise COVID-19-Erkrankung aufgetreten ist.[5]

An der Befragung mittels *SafeVac*-App zur Überwachung der Sicherheit von COVID-19-Impfstoffen hatten sich bis zum 28. Juni 2021 insgesamt 609.563 Personen mit mindestens einer Impfdosis registriert. Dies entspricht 1,4 Prozent der geimpften Personen bei damals insgesamt 44.608.624 Erstimpfungen (Stand 28. Juni 2021). In 2.042 Meldungen (0,34 Prozent) wurden schwerwiegende Reaktionen berichtet. Die am häufigsten berichteten Beschwerden waren vorübergehende Schmerzen an der

Injektionsstelle, Müdigkeit, Kopfschmerzen, Muskelschmerzen, Unwohlsein, Schüttelfrost, Fieber, Schwindel, Gelenkschmerzen und Schwellung an der Injektionsstelle.[6]

KRITIKPUNKTE DER BEOBACHTUNG PER APP

Das Melden von Verdachtsfällen von Nebenwirkungen ist zwar eine zentrale Säule für die Beurteilung der Sicherheit von Arzneimitteln. Es ist aber nicht klar, bei wie vielen der Geimpften tatsächlich Nebenwirkungen auftreten, da erfahrungsgemäß aus unterschiedlichen Gründen nicht alle Nebenwirkungen gemeldet werden, was zu Verzerrungen und Einschränkung der Aussagekraft führen kann. Voraussetzung ist somit die Teilnahme einer ausreichenden Anzahl an Geimpften, insbesondere wenn es um die Erfassung seltener Nebenwirkungen geht.

Unklar ist dabei zunächst, ob die App von allen Geimpften gleich gut angenommen wird.[7] Der Umgang mit der Technik könnte insbesondere für ältere Menschen eine Barriere darstellen und zu weiteren Verzerrungen führen.

Eine erhebliche und wesentliche weitere Limitation stellt jedoch insbesondere die Tatsache dar, dass es keine ungeimpfte beziehungsweise mit Placebo geimpfte Kontrollgruppe gibt. Somit können keine Bewertungen für relative Risiken von Nebenwirkungen abgegeben werden.[8]

Damit geht die Meldung von Nebenwirkungen durch die App *SafeVac* über eine reine Meldung und Erfassung von Nebenwirkungen zunächst nicht hinaus. Es ist daher schlicht falsch, wenn das Bundesgesundheitsministerium selbst von einer »Beobachtungsstudie« spricht,[9] da im Studiendesign eben maßgebliche Parameter fehlen, vor allem der Vergleich mit ungeimpften Personen.

1 https://www.rki.de/DE/Content/Infekt/IfSG/Meldeboegen/Impfreaktion/impfreaktion_node.html

2 https://nebenwirkungen.bund.de/SiteGlobals/Forms/nebenwirkungen/COVID-19-impfstoff/01-person/

   person-node.html;jsessionid=ECEAD8A3E5C50CF6818D5241472AAA0C.intranet172

3 Deutschland: Paul-Ehrlich-Institut: Paul-Ehrlich-Institut – Meldeformulare / Online Meldung (pei.

   de); Österreich: Bundesamt für Sicherheit im Gesundheitswesen (BASG); Schweiz: Bundesamt für Gesundheit

   (BAG): Impfschaden-Meldung Schweiz

4 Die App wurde als Cross-Plattform-App für die Betriebssysteme iOS (Apple) und Android (Google)

   entwickelt und unterstützt iOS 12-14 sowie Android 5.0-10.0. Bereits vor der COVID-19-Impfung kann

   sie entweder über eine Suchfunktion im App Store, im Google Play Store oder über eine Verlinkung

   (QR-Code) heruntergeladen werden. SafeVac 2.0 ist zweisprachig (deutsch, englisch). Zur Initialisierung

   der App werden folgende Angaben benötigt: Impfstoffname (Handelsname), Chargennummer,

   Dosisnummer, Impfdatum und Indikation.

5 https://www.pei.de/DE/newsroom/hp-meldungen/2020/201222-safevac-app-smartphone-befragung-

   vertraeglichkeit-COVID-19-impfstoffe.html

6 PEI-Sicherheitsbericht vom 15. Juli 2021, S. 28, https://www.pei.de/SharedDocs/Downloads/DE/

   newsroom/dossiers/sicherheitsberichte/sicherheitsbericht-27-12-bis-30-06-21.pdf?_

   blob=publicationFile&v=3

7 Benutzerfreundlichkeit der App und zeitliche Inanspruchnahme spielen ferner hierbei eine große Rolle.

   Für die kontinuierliche Nutzung über eine längere Zeit ist ein gewisses Maß an Motivation und Disziplin

   erforderlich.

8 Das Paul-Ehrlich-Institut plant daher angeblich einen Vergleich mit Hintergrundinzidenzen für

   ausgewählte Nebenwirkungen, die auf Basis von Sekundärdatenanalysen ermittelt wurden.

   Vgl. https://www.pei.de/SharedDocs/Downloads/DE/newsroom/bulletin-arzneimittelsicherheit/

   einzelartikel/2020-safevac-app.pdf?_blob=publicationFile&v=3

9 https://www.zusammengegencorona.de/impfen/logistik-und-recht/impfkomplikation-das-koennen-sie-tun/

18 DAS MELDEDESASTER

18.1 KEINE SYSTEMATISCHE ERFASSUNG VON NEBENWIRKUNGEN

Eine systematische Erfassung von Nebenwirkungen findet bei laufenden Impfprogrammen bisher nur in wenigen EU-Ländern statt. Auch in Deutschland erfolgt für die COVID-19-Impfungen keine systematische und transparente Erfassung nach evidenzbasierten Kriterien. Fachärzte jedweder Art – sowohl niedergelassen als auch im Klinikbereich – einschließlich Zahnärzte vermerken plötzliche unerklärliche Beschwerden ihrer Patienten, die durchaus im Zusammenhang mit den Impfungen stehen könnten. Manche Ärzte und Zahnärzte fragen inzwischen ihre Patienten selbst nach einer vorangegangenen Impfung. Abgesehen von den zuvor genannten Meldemöglichkeiten steht den Ärzten und Zahnärzten jedoch bislang kein System für eine von vornherein systematische Datenerfassung gerade der Corona-Impfungen zur Verfügung.

18.2 KEINE IMPFSURVEILLANCE BEI CORONA-IMPFUNGEN

Bemerkenswert ist insoweit angesichts der inzwischen millionenfach verabreichten Impfungen in Deutschland das offensichtliche Fehlen einer sogenannten Impfsurveillance (Impfüberwachung), auch »Pharmakovigilanz« genannt, obwohl genau dies die Aufgabe des Paul-Ehrlich-Instituts (PEI) ist. Die WHO definiert Pharmakovigilanz als alle Aktivitäten, die sich mit der Aufdeckung, Bewertung, dem Verstehen und der Prävention von Nebenwirkungen oder von anderen Arzneimittel-bezogenen Problemen befassen.[1]

Allerdings werden weder die impfenden Ärzte noch die Hausärzte oder Fachärzte, die etwaige Beschwerden geimpfter Patienten behandeln, nachdrücklich dazu aufgefordert, sich aktiv sowohl an den Verdachtsmeldungen als auch an einer nachfolgenden systematischen Begleitung und Überprüfung etwaiger Impffolgen zu beteiligen. Dies überrascht ganz außerordentlich.

Die Coronavirus-Impfverordnung (CoronaImpfV) enthält in §4 zwar eine Regelung zur »Impfsurveillance«. Danach besteht die »Überwachung« jedoch nur darin, dass die Impfärzte folgende Daten der geimpften Person täglich an das Robert Koch-Institut zu übermitteln haben: Patienten-Pseudonym, Geburtsmonat und Jahr, Geschlecht, fünfstellige Postleitzahl, Kennnummer und Landkreis des Impfzentrums oder des Impfarztes, Datum der Schutzimpfung, Beginn oder Abschluss der Impfserie (Erst- oder Folgeimpfung), impfstoffspezifische Dokumentationsnummer (Impfstoff-Produkt oder Handelsname) sowie die Chargen-Nummer. Eine Unterscheidung findet sich dann noch zwischen Minderjährigen und Personen über 60 Jahren. Sodann enthält die Vorschrift nur noch Regelungen zu der Art und Weise der Datenübermittlung, insbesondere der Nutzung elektronischer Meldesysteme.

§4 Abs. 5 CoronaImpfV beschränkt die Weiterverwendung der erhobenen Daten durch das Robert Koch-Institut zwar auf »Zwecke der Feststellung der Inanspruchnahme von Schutzimpfungen sowie von Impfeffekten«. Die Vorschrift des §4 Abs. 1 sieht jedoch – vermutlich auch in dem elektronisch zu nutzenden Meldesystem – gerade nicht die hierfür erforderliche

> Die Coronavirus-Impfverordnung verpflichtet die Ärzte nicht zur aktiven Teilnahme an einer Impfüberwachung.

vorherige Meldung des Arztes von »Impfeffekten« vor. Eine Meldung von Nebenwirkungen ist daher für die Corona-Impfungen nicht gesondert vorgeschrieben, obwohl es ansonsten im Hinblick auf sämtliche Corona-Maßnahmen eine unüberschaubare Zahl von Hunderten, sich fast wöchentlich ändernden Verordnungen und Regelungen gibt. Man hat von »offizieller« Seite also offensichtlich kein besonderes Interesse an der Erfassung von Nebenwirkungen durch die Corona-Impfungen – und damit ganz offensichtlich kein besonderes Interesse an der Gesundheit und am Leben der Bürger, die nur durch die Erfassung solcher Verdachtsmeldungen geschützt werden können.

18.3) DAS DATENDESASTER DES PAUL-EHRLICH-INSTITUTS

Das Paul-Ehrlich-Institut hat die App *SafeVac* entwickelt, um wesentliche Daten zur Verträglichkeit der COVID-19-Impfstoffe zu erhalten und Nebenwirkungen von Corona-Impfungen zu erfassen. Diese Daten könnten das Bild ergänzen, wie häufig welche Nebenwirkungen bei welchen Wirkstoffen gemeldet werden, abhängig von Alter, Geschlecht, Grunderkrankung der Geimpften – insbesondere auch, wie hoch der Anteil derer ist, die überhaupt keine Nebenwirkungen festgestellt haben. Bis Ende Mai 2021 haben angeblich bereits über 600.000 Menschen die App auf ihr Handy geladen. Doch ein schon lange in Aussicht gestellter Bericht konnte bisher nicht veröffentlicht werden.[2]

Grund hierfür ist angeblich die Überlastung des Paul-Ehrlich-Instituts. Die schon länger geplante Veröffentlichung einer Zwischenauswertung sei »bisher der Vielzahl täglich eingehender Verdachtsfallmeldungen zum Opfer gefallen«, wie das PEI auf Anfrage des ZDF mitteilte. Bis Ende April habe es insgesamt rund 50.000 Verdachtsfallmeldungen gegeben, allein im Mai seien innerhalb eines Monats fast 30.000 neue dazu gekommen, die die PEI-Mediziner abarbeiten würden. Rund 4.000 Meldungen für schwerwiegende Reaktionen seien in nur einem Monat dazugekommen. Die Auswertung dieser Meldungen brauche Zeit, sie würden aber von den Medizinern vorrangig bearbeitet, so das PEI.

Prof. Wolf-Dieter Ludwig, Vorsitzender der Arzneimittelkommission der deutschen

> Das Paul-Ehrlich-Institut verzeichnete allein im Mai 2021 4.000 Meldungen für schwerwiegende Impfreaktionen.

Ärzteschaft, nennt diese Situation ein »Desaster«. »Wir haben eh schon so wenig Daten aus den klinischen Studien. Mit den 500.000 App-Nutzern könnte man sich gezielt Nebenwirkungen in Gruppen anschauen, von denen man noch zu wenig Daten hat, weil sie in den bisherigen Studien unterrepräsentiert waren.«[3]

Eine solche App müsste insbesondere für Ärzte und alle im Gesundheitswesen tätigen Mitarbeiter zur Verfügung gestellt werden und nicht nur den geimpften Personen! Denn Ärzte können freilich wesentlich besser beurteilen, ob Beschwerden im Zusammenhang mit Impfungen stehen könnten. Denn sie, die sogenannten Fachkreise, sind es, die bei ihren eigenen, meist lange bekannten Patienten täglich eine wachsende Zahl an Beschwerden und Erkrankungen sehen und daher systematisch einordnen können. Demgegenüber können die geimpften Menschen als »Laien« dies weder beurteilen noch vergleichen, da sie ja als Individuum nur ihre eigenen Beschwerden haben und nicht erfassen können, ob und wie viele andere Geimpfte ähnliche Symptome haben. Der einzelne Betroffene kann vermutlich nicht einschätzen, ob seine Beschwerden eine Impfnebenwirkung sind.

18.4 DIE INEFFIZIENZ DES MELDESYSTEMS

Das Meldesystem für Verdachtsfälle von Impfkomplikationen ist schon seit Jahren alles andere als effektiv. So heißt es in einem Artikel im »Bundesgesundheitsblatt« aus dem Jahr 2004:

> »Da die Untererfassung der Meldungen von Impfkomplikationen nicht bekannt oder abzuschätzen ist und keine Daten zu verabreichten Impfungen als Nenner vorliegen, kann keine Aussage über die Häufigkeit bestimmter unerwünschter Reaktionen gemacht werden. (...) Es ist zu erwarten, dass die Untererfassung umso höher ist, je größer der Abstand zwischen

der Impfung und dem Auftreten der Nebenwirkung und je bekannter die gemeldete Impfkomplikation ist.[4]

Hier noch zwei weitere Zitate von ausgewiesenen Experten:

»Eine wirklich valide Nutzen-Risiko-Analyse, wie die Impfgegner sie fordern, ist für Deutschland mangels aussagekräftiger Daten (...) nicht möglich.«[5]

Und:

»Eine Aussage zur Häufigkeit von Impfkomplikationen ist mit den derzeitigen Erfassungsstrategien nicht möglich.«[6]

Es ist nach alledem in wissenschaftlicher Hinsicht höchst erstaunlich, irreführend und zuletzt auch absolut unverantwortlich, wenn allgemein versichert wird, die in Deutschland und in der EU zugelassenen Impfstoffe seien sicher und die Risiken der Impfungen kalkulierbar. Zweifel stellen sich freilich erst recht angesichts der völlig neuen, nie zuvor am Menschen erprobten und in wenigen Monaten zugelassenen Impfstoffe gegen COVID-19. Denn ohne eine statistische Kalkulierbarkeit des Impfrisikos ist eine Nutzen-Risiken-Abwägung nicht möglich, weder bei der Zulassung eines Impfstoffs noch bei der Empfehlung durch die Ständige Impfkommission (STIKO) noch durch den impfenden Arzt.[7]

Insgesamt sollten also alle Beteiligten dringend danach streben, ihre »Meldemoral« zu steigern. Sonst mangelt es der »Impfsurveillance« an den entscheidenden Informationen zur weiteren Analyse – und dies kann Menschenleben kosten.

Unterlassene oder verzögerte Verdachtsmeldungen der Ärzte können Menschenleben kosten.

1 https://www.pei.de/DE/arzneimittelsicherheit/pharmakovigilanz/pharmakovigilanz-node.html

2 Vgl. Bericht vom 23. Juni 2021 in *ZDFheute*,https://www.zdf.de/nachrichten/panorama/corona-impfung-nebenwirkungen-pei-daten-100.html

3 Ebd.

4 B. Keller-Stanislawski, N. Heuß, C. Meyer, »Verdachtsfälle von Impfkomplikationen nach dem Infektionsschutzgesetz und Verdachtsfälle von Nebenwirkungen nach dem Arzneimittelgesetz vom 1.1.2001 bis zum 31.12.2003«, Bundesgesundheitsblatt, Dezember 2004, S. 1151, https://www.pei.de/ SharedDocs/Downloads/wiss-publikationen-volltext/bundesgesundheitsblatt/2004/2004-impfkomplikationen-infektionsschutzgesetz-verdachtsfaelle-arzneimittelgesetz-2001-2003.pdf?_ blob=publicationFile&v=2

5 Die *ZEIT* vom 21. September 2006 zitiert hier Prof. Ulrich Heininger, Mitglied der Ständigen Impfkommission (STIKO), http://www.zeit.de/2006/39/MS-Impfen

6 Dr. med. Klaus Hartmann, beim Paul-Ehrlich-Institut (PEI) bis 2003 für die Erfassung und Bewertung von Impfstoffnebenwirkungen zuständig, auf einer Pressekonferenz am 12. Oktober 2006 in München, vgl. https://www.heise.de/forum/Telepolis/Kommentare/Impfpflicht-garantiert-Recht-auf-Gesundheit/ Die-Maer-der-Sicherheit-von-Impfungen/posting-34461948/show/

7 So zutreffend https://www.heise.de/forum/Telepolis/Kommentare/Impfpflicht-garantiert-Recht-auf-Gesundheit/Die-Maer-der-Sicherheit-von-Impfungen/posting-34461948/show/

19 AUFKLÄRUNG ÜBER WEITERE ASPEKTE DER IMPFUNG

19.1 BEGINN, DAUER UND UMFANG DER SCHUTZWIRKUNG

Der Arzt hat ferner über Eintritt und Dauer der Schutzwirkung der Impfung aufzuklären (§ 1 Abs. 2 Nr. 5 CoronaImpfV).

Das Robert Koch-Institut (RKI) schreibt auf seiner Internetseite dazu: »Wie lange der Impfschutz anhält, ist derzeit noch nicht bekannt. Der Schutz setzt auch nicht sofort nach der Impfung ein, und einige geimpfte Personen bleiben ungeschützt.«[1]

Auch die Gebrauchsinformation zum Impfstoff *Vaxzevria®* von *AstraZeneca* Stand Juni 2021 bestätigt: »Die Dauer der Schutzwirkung des Impfstoffs ist nicht bekannt, da sie noch im Rahmen laufender klinischer Studien ermittelt wird.«[2]

Auf der Homepage der EMA findet sich für den Impfstoff *Comirnaty®* zu diesem Punkt folgende Aussage des Herstellers: »It is not currently known how long protection given by Comirnaty lasts. The people vaccinated in the clinical trial will continue to be followed for 2 years to gather more information on the duration of protection.«[3]

Dies bedeutet, dass völlig unklar ist, wann genau der Schutz eintritt und wie lange er tatsächlich anhält. Wir wissen also nicht, ob der Schutz drei Monate, drei Jahre, 30 Jahre oder lebenslang anhält. Nun gut, wie sollte das auch angesichts der fehlenden Langzeitstudien möglich sein?

> Wie lange der Impfschutz anhält, ist bislang noch nicht bekannt.

19.2 IMMUNITÄT DURCH IMPFUNG?

Die Impfung sei »sicher und hochwirksam«, so war es zuletzt wieder im *Epidemiologischen Bulletin* des RKI vom 8. Juli 2021 zu lesen.[4] Die Entscheidung zwischen der behaupteten »Sicherheit« und den zuvor dargestellten Risiken beziehungsweise Nebenwirkungen muss jeder Bürger nach sorgfältiger Aufklärung durch den Arzt für sich persönlich und eigenverantwortlich treffen. Unter dem Begriff »hochwirksam« würde man sich allerdings vorstellen, dass der geimpften Person keine Gefahren durch das SARs-CoV-2-Virus mehr drohen, dass der Schutz lang anhaltend ist und dass der Geimpfte nicht nur sich selbst, sondern freilich auch dritte Personen in seiner Nähe zu schützen vermag. Denn dies verspricht ja die seit Monaten propagierte »Solidarität durch Impfung«. »Hochwirksam« kann die Impfung nach allgemeinem Sprachverständnis eigentlich nur sein, wenn hierdurch eine entsprechende Immunität gegen das Virus erworben wird.

KLINISCHE UND STERILE IMMUNITÄT

Immunität[5] ist das angeborene oder durch Kontakt mit einem Krankheitserreger (Pathogen) oder dessen Giften erworbene Gefeitsein (Unempfindlichkeit oder Unempfänglichkeit) des Organismus gegenüber spezifischen äußeren Angriffen beziehungsweise die Fähigkeit des Organismus, bestimmte Krankheitserreger ohne Symptome zu eliminieren.[6]

Hierbei ist zu unterscheiden zwischen klinischer und steriler Immunität:

— Sterile Immunität bedeutet: Das Virus wird nicht weiterverbreitet.
— Klinische Immunität bedeutet: Die Viruserkrankung hat keinen schweren Verlauf.

Auch wenn ausweislich der Aussagen des RKI das Risiko einer Infektion angeblich deutlich reduziert ist,[7] so handelt es sich nicht um eine sterile Immunität: Es muss vielmehr nach Aussage des RKI davon ausgegangen werden, dass »einige« Menschen nach SARS-CoV-2-Exposition trotz Impfung PCR-positiv getestet werden und potenziell das Virus auch weiterverbreiten können.[8]

VIRUSÜBERTRAGUNG TROTZ IMPFUNG MÖGLICH

Der Arzt muss also darüber aufklären, dass trotz erfolgter Impfung eine Virusübertragung möglich ist. So liegen laut Angaben des RKI Studien vor, wonach Personen trotz Impfung einen positiven PCR-Nachweis hatten. In der Zulassungsstudie zu *Vaxzevria®* von *Astra-Zeneca* wurden Teilnehmer auch auf Viruslast und Dauer der Ausscheidung untersucht. Dabei zeigte sich, dass Personen, die trotz Impfung infiziert wurden, zwar eine signifikant geringere Viruslast (Ct-Shift) und auch eine im Durchschnitt um eine Woche verkürzte Dauer eines Virusnachweises hatten.[9] Aber auch diese geimpften Personen waren offensichtlich »infiziert« und sind damit trotz der Impfung – jedenfalls nach bisheriger Behauptung des RKI aufgrund des positiven PCR-Tests – mögliche Virenüberträger. Dies muss der Patient wissen. Er kann andere Menschen also trotz Impfung offensichtlich nicht sicher schützen.

Da das Risiko des »Spreading«, also der Weiterverbreitung des Virus, nach wie vor besteht, sagt das RKI:

> »Daher ist es trotz Impfung notwendig, sich und seine Umgebung zu schützen, indem die AHA + A + L-Regeln beachtet werden.«[10]

Folglich wird durch die Impfung allenfalls eine sogenannte klinische Immunität erlangt. Klinische Immunität bedeutet, dass Erkrankte aufgrund der Impfung beispielsweise nur Erkältungssymptome wie bei harmloseren Coronaviren bekommen, die Erkrankung somit lediglich abgemildert wird.[11] Es besteht also möglicherweise trotz der vollständigen Impfung weiterhin das Risiko des »Spreading«, also der Weiterverbreitung des Virus. Dies jedenfalls zeigen Daten aus den USA und England, wie der *Spiegel* in einem Artikel vom 6. August 2021 bestätigt.[12]

> Die Impfung schützt offenbar nicht vor Übertragung der Viruslast von Geimpften auf andere Personen.

CORONA-KRANKHEIT MIT TODESFOLGE TROTZ IMPFUNG MÖGLICH

Schließlich ist der Patient vom Arzt darüber aufzuklären, dass er – trotz der Impfung – weiterhin ein Risiko hat, an Corona zu erkranken. Dies ergibt sich aus den Zahlen der Europäischen Arzneimittel-Agentur (EMA) über gemeldete Nebenwirkungen, unter denen auch die Corona-Erkrankung genannt ist, und zwar auch mit Todesfällen (siehe Kapitel 14).

Der Geimpfte hat somit offensichtlich sogar ein Risiko, trotz der Impfung an COVID-19 zu erkranken und zu versterben. So titelte die *FAZ* am 25. Juni 2021 »Gestorben trotz Impfung«[13]. In dem Artikel heißt es: »In Großbritannien sind Patienten trotz Impfung nach einer Infektion mit der Delta-Mutante gestorben. Die englische Gesundheitsbehörde Public Health England hat dazu Zahlen veröffentlicht.«

Eine Auswertung der britischen Gesundheitsbehörde *Public Health England* habe ergeben, dass mehr als die Hälfte aller Personen, die bisher mit der sogenannten Delta-Variante gestorben sind, geimpft waren. Von den 117 Patienten, die zum Zeitpunkt ihres Todes mit der Virus-Variante infiziert waren, hatten 50 Verstorbene zwei Impfstoffdosen erhalten und 20 Verstorbene eine erste Dosis.[14]

Die *Berliner Zeitung* berichtete am 20. Juli 2021, dass 433 Menschen trotz Impfung an COVID-19 erkrankt seien. Es habe auch Todesfälle gegeben,[15] die Zahl der Toten wurde im Artikel allerdings nicht genannt. Erstaunlich ist hierbei die Schlussfolgerung des Stadt-entwicklungssenators Sebastian Scheel (Die Linke): »Das heißt, die Impfung hilft auch wirklich gegen Ansteckungen und gegen die Deltavariante.« Man reibt sich die Augen und fragt sich: Für wie dumm will uns die Politik eigentlich noch verkaufen?

Die *Jerusalem Post* bezeichnet wiederum die israelische Impf- und Coronapolitik als Lektion und abschreckendes Beispiel: Denn – entgegen der Behauptungen des CDC und der US-amerikanischen Main-stream-Medien – sind es nicht die Ungeimpften, die angeblich die größte Bedrohung in der Pandemie darstellen. Vielmehr waren von 143 hospitalisierten Patienten 58 Prozent voll geimpft, 3 Prozent teilweise geimpft und 39 Prozent überhaupt nicht geimpft.[16]

Auch der *Südkurier* titelte am 9. August 2021: »Covid-Tod trotz Impfschutz: Vollständig immunisierter Mann erliegt dem Corona-virus im Schwarzwald-Baar-Klinikum.«[17]

IMPFDURCHBRÜCHE UND REINFEKTIONEN

Impfdurchbrüche, also die Infektion und die Erkrankung an Corona trotz der Impfung, scheinen viel häufiger vorzukommen, als angesichts der Behauptung des RKI, die Impfungen seien »sicher und hochwirksam«, zu vermuten wäre.

Das RKI definiert den Impfdurchbruch wie folgt:

»Ein wahrscheinlicher Impfdurchbruch ist definiert als SARS-CoV-2-Infektion (mit klinischer Symptomatik), die bei einer vollständig geimpften Person mittels PCR oder Erregerisolie-rung diagnostiziert wurde.«[18]

So haben sich laut einer Nachricht des RBB vom 22. Juli 2021 in Brandenburg 669 Menschen trotz einer vollständigen Impfung mit dem Coronavirus infiziert. 18 von ihnen starben mit dem Virus,

81 kamen nach Angaben des Gesundheitsministeriums Brandenburg in ein Krankenhaus.[19]

Nach einer Analyse der *Centers for Disease Control and Prevention* (CDC) waren 74 Prozent der Personen eines COVID-Ausbruchs in Massachusetts voll geimpft, 4 davon mussten ins Krankenhaus.[20]

Auch in England wurde beobachtet, dass Geimpfte, die sich mit Delta infizieren, genauso ansteckend sein könnten wie Ungeimpfte.[21]

In Island sind 93 Prozent der Bevölkerung geimpft. Dennoch wurde eineinhalb Monate nach der Abschaffung aller Maßnahmen in den letzten Wochen eine Rekordzahl an Infizierten diagnostiziert.[22]

Nicht nur in Island, sondern auch in Israel explodieren trotz hoher Impfquote die Zahlen der Neuinfektionen.[23]

Auch in Wiener Senioreneinrichtungen wird von teils schweren COVID-19-Ausbrüchen berichtet, obwohl die meisten Bewohner geimpft waren.[24]

Das RKI selbst spricht in seinem Papier »Vorbereitung auf den Herbst/Winter 2021/22« vom 22. Juli 2021 von einem höheren Anteil an Impfdurchbrüchen oder von Reinfektionen, die den Anteil schwerer Erkrankungen erhöhen könnten.[25]

Deutsche und holländische Wissenschaftler haben bestätigt, dass die Corona-Impfstoffe zwar spezifisch gegen SARS-CoV-2 wirken, zugleich jedoch das Immunsystem schwächen und seine Fähigkeit reduzieren, auf andere Viren angemessen zu reagieren.[26]

All diese Nachrichten sind ernüchternd – und auch die Prognose des RKI lässt nur folgenden Schluss zu: Nämlich dass die Impfungen einen deutlich geringeren Nutzen haben, als uns dies weisgemacht wird. Oder dass die Impfungen vielleicht überhaupt keinen Nutzen haben.

Auch die Auswertungen der EMA-Daten zeigen, dass trotz vollständiger Impfung eine tödliche COVID-19-Erkrankung möglich ist: So waren Stand 20. August 2021 immerhin 16.295 COVID-19-Erkrankungen als Impfnebenwirkung gemeldet worden, davon 1.086 mit tödlichem Ausgang.[27]

Unklar war zunächst die Frage, ob und gegebenenfalls wann Personen mit nachgewiesenermaßen durchgemachter SARS-CoV-2-Infektion eine Impfung angeboten werden sollte. Im März 2021 schrieb die Ständige Impfkommission (STIKO) noch:

> »Da Personen nach durchgemachter labordiagnostisch gesicherter SARS-CoV-2-Infektion einen Schutz vor erneuter moderater oder schwerer COVID-19- Erkrankung aufweisen, der vergleichbar zu Geimpften ist, sollten in Anbetracht des noch bestehenden Impfstoffmangels nach Ansicht der STIKO immun-gesunde Personen, die eine labordiagnostisch bestätigte SARS-CoV-2-Infektion durchgemacht haben, zunächst nicht geimpft werden.«[28]

Damit bestätigt die STIKO zunächst einmal die Erkenntnisse zur körpereigenen Immunität – auch nach Erkrankung (siehe Kapitel 4.4). Die Aussage deutet jedoch zugleich darauf hin, dass die Impfempfehlungen offensichtlich nicht etwa wissenschaftlich geprüft sind, sondern vor allem von der Verfügbarkeit der Impfstoffe abhängen – und nicht etwa vom tatsächlichen Nutzen für bestimmte Personengruppen. Wenige Monate später findet sich im *Epidemiologischen Bulletin* des RKI (Stand 8. Juli 2021) die folgende Aussage:

> »Personen mit gesicherter symptomatischer SARS-CoV-2-Infektion empfiehlt die STIKO eine Impfstoffdosis in der Regel 6 Monate nach der Infektion. In Anbetracht der zunehmend besseren Impfstoffverfügbarkeit und der Unbedenklichkeit einer Impfung nach durchgemachter SARS-CoV-2-Infektion ist die Gabe einer Impfstoffdosis jedoch bereits ab 4 Wochen nach dem Ende der COVID-19-Symptome möglich.«[29]

Obwohl also nach eigener Aussage des RKI Personen mit vorheriger symptomatischer Infektion mindestens sechs Monate lang (tatsächlich vermutlich sogar Jahre und Jahrzehnte)[30] noch eine entsprechende eigene Immunität haben, wird jetzt die Impfung schon nach vier Wochen angeboten! Das Kriterium ist hier auch keinesfalls der Nutzen, sondern einzig die Behauptung, die Impfung sei auch nach durchgemachter SARS-CoV-2-Infektion »unbedenklich«.

Auch diese Aussage befremdet: Denn für den *AstraZeneca*-Impfstoff liegen laut Aussage der STIKO überhaupt keine Daten zur Immunogenität der Impfung bei vormals SARS-CoV-2-Infizierten vor. Die STIKO hält dennoch auch für vektorbasierte Impfstoffe eine einmalige Impfung für Personen nach durchgemachter Infektion für empfehlenswert, wenn auch für ausreichend, da sie davon ausgeht, dass dieselben Immunmechanismen wie bei den mRNA-Impfstoffen zum Tragen kommen.[31]

Dies ist also offensichtlich die »wissenschaftliche« Methode der STIKO: Zwar liegen keinerlei Daten vor, dennoch werden Annahmen getroffen, die grundsätzlich eine Impfung empfehlen. Wird hier einfach mal so gewürfelt? Oder müssen die Impfdosen »auf Teufel komm raus« noch schnell an die Menschen verimpft werden?[32]

Auf der Homepage der EMA findet sich für den Impfstoff *Comirnaty®* von *BioNTech/Pfizer* folgende Aussage des Herstellers:

> »Es gab keine zusätzlichen Nebenwirkungen bei den 545 Personen, die in der Studie die Impfung erhalten haben und zuvor Covid-19 hatten. Es gab nicht genug Daten aus der Studie, um festzustellen, wie gut Comirnaty für Personen wirkt, die schon Covid-19 hatten.«[33]

Das bedeutet: Darüber hinausgehende Nebenwirkungen als diejenigen, die sich auch für geimpfte – aber nicht zuvor infizierte –

Personen gezeigt haben, gab es zwar nicht bei Personen, die zuvor an COVID-19 erkrankt waren. Allerdings ist auch völlig unklar, ob und inwieweit die Impfung einen Nutzen hat.

19.4 DIE IMPFUNG KÖNNTE NEUE VIRUSVARIANTEN FÖRDERN

Der Arzt hat seine Patienten auch darüber aufzuklären, dass die Impfung möglicherweise weitere Varianten des SARS-CoV-2-Virus fördern könnte. So warnte der französische Virologe und Nobelpreisträger Luc Montagnier im Mai 2021 davor, dass durch die COVID-19-Impfung eventuell sogar tödlichere Varianten hervorgerufen werden könnten. Er erklärte:

> »Es sind die vom Virus produzierten Antikörper, die eine Infektion stärker werden lassen. (...) Es ist klar, dass die neuen Varianten (...) durch die Impfung geschaffen werden.«[34]

Der belgische Virologe Geert Vanden Bossche[35] ist gleicher Ansicht: Massenimpfungen inmitten einer Pandemie können neue Varianten hervorbringen. In einem Brief an die Weltgesundheitsorganisation (WHO) skizzierte Bossche die Gefahr wie folgt: Da die COVID-19-Impfstoffe nicht in der Lage seien, das SARS-CoV-2-Virus schnell abzutöten, schaffen sie einen Nährboden für Varianten. Das Virus habe dann Zeit, sich anzupassen und zu mutieren. Und was es nicht schnell abtöte, mache seine Nachkommen stärker. Das führe zu den scheinbar endlosen Varianten, die wir jetzt sehen würden. Dieser Vorgang sei mit einer unvollständigen Antibiotika-Behandlung zu vergleichen, bei der Bakterien nicht vollständig abgetötet werden.[36]

> Einige Experten vertreten die Meinung, dass gerade Geimpfte für Virusvarianten besonders anfällig seien.

Dabei seien die Geimpften besonders gefährdet.[37] Langlebige spezifische Antikörper, die durch die Impfung produziert werden, seien besonders geschickt darin, die allgemeinen Antikörper des Körpers außer Gefecht zu setzen. Hierdurch werde die körpereigene Immunabwehr[38], die jedem gesunden Menschen innewohnt, zerstört.

Diese Befürchtung wurde zwischenzeitlich in einer Studie bestätigt, die am 30. Juli 2021 in der renommierten Zeitschrift *Nature* erschien.[39]

Selbst das RKI warnt in seinem Papier »Vorbereitung auf den Herbst/Winter 2021/22«, dass eine weitere Ausbreitung neuer Varianten mit erhöhter Übertragbarkeit und damit verbundener möglicherweise erhöhter Schwere der Krankheitsverläufe das Infektionsgeschehen entsprechend verschärfen und dass auch das Auftreten einer Variante mit Escape-Mutationen die Dynamik verstärken könnte.[40] Das RKI verschweigt hierbei jedoch die Hypothese, dass diese Varianten und Mutationen durch die Impfung hervorgerufen werden könnten.

19.5 | IMPFSTOFFE GEGENÜBER VARIANTEN WENIGER WIRKSAM

Der Arzt muss seine Patienten ferner darüber aufklären, dass die aktuell verabreichten Corona-Impfstoffe gegenüber neuen Varianten möglicherweise weniger wirksam sind.

Die Theorie, dass Impfstoffe gegenüber Varianten weniger wirksam sind, wurde im Mai 2021 in einer (von Experten noch nicht überprüften) Studie von 14 Forschern an fünf deutschen medizinischen Fakultäten und Universitäten untermauert.[41] Sie fanden heraus, dass die hochübertragbare Delta-Variante B.1.617.2 eher als das ursprüngliche Virus dazu in der Lage sei, Patienten zu infizieren, die zuvor geimpft oder bereits infiziert waren.[42] Die Wissenschaftler kamen zu dem Schluss, dass die Fähigkeit der Delta-Variante, sich spezifischen COVID-19-Antikörpern zu entziehen, »zur schnellen Ausbreitung dieser Variante beitragen könnte«.

Die Forscher stellten fest, dass ein ähnliches Phänomen bei der südafrikanischen Variante B.1.351 und einer brasilianischen Mutation namens P.1 aufgetreten sein könnte, die ebenfalls in Populationen zu gedeihen scheinen, die Immunität gegen SARS-CoV-2 erworben haben. Das bedeutet mit anderen Worten, dass diejenigen, die (angeblich) gegen SARS-CoV-2 immun sind, dennoch anfällig für die übertragbareren und/oder tödlicheren Varianten des Virus sein könnten.

> Die Impfung gegen COVID-19 bietet möglicherweise keinen Schutz vor Virusvarianten.

Eine weitere, noch nicht von unabhängigen Stellen begutachtete Studie, die diese Theorie untermauert, stammt vom israelischen Gesundheitsdienstleister *Clalit Health Services* und der Universität Tel Aviv. Hierbei wurden 800 Menschen untersucht, die mit COVID-19 infiziert waren – 400 von ihnen waren geimpft und 400 ungeimpft. Es stellte sich heraus, dass diejenigen, die mit zwei *BioNTech*-Dosen vollständig geimpft waren, achtmal häufiger mit der südafrikanischen Variante infiziert waren als die Ungeimpften. Die Studie ergab außerdem, dass diejenigen, die eine *BioNTech*-Impfung erhalten hatten, häufiger an der britischen Variante erkrankten als diejenigen, die keine Impfung erhalten hatten.[43]

Weitere Bedenken wurden Anfang des Jahres in einem Artikel der Zeitschrift *Science* mit dem Titel »New mutations raise specter of ›immune escape‹« (Neue Mutationen erwecken das Gespenst der »Immunflucht«) geäußert.[44] Darin wurde beschrieben, wie tödlichere Mutationen lernen könnten, die Immunantwort sowohl bei zuvor genesenen als auch bei geimpften Menschen zu umgehen. Das würde den Mutationen einen Vorteil in Populationen mit hoher Immunität verschaffen.[45] Auch hierüber muss der Arzt den Patienten aufklären!

> Geimpfte haben sich achtmal häufiger als Ungeimpfte mit der südafrikanischen Variante infiziert.

19.6 HINWEISE ZU FOLGE- UND AUFFRISCHIMPFUNGEN

FOLGEIMPFUNGEN

Die Coronavirus-Impfverordnung verpflichtet den Arzt ferner, den Patienten über Folge- und Auffrischimpfungen aufzuklären (§1 Abs. 2 Nr. 6).

So weist das RKI darauf hin, dass der von der STIKO als längst möglich empfohlene Abstand zwischen Erst- und Folge- sowie Auffrischimpfungen eingehalten werden soll. Der empfohlene Abstand zwischen erster und zweiter Impfung variiert je nach Impfstoff:
— *Comirnaty®* von *BioNTech/Pfizer*: 3 bis 6 Wochen
— *Spikevax®* von *Moderna*: 4 bis 6 Wochen
— *Vaxzevria®* von *AstraZeneca*: 9 bis 12 Wochen
— Heterologes Impfschema (1. Impfung mit *Vaxzevria®*/ 2. Impfung mit mRNA-Impfstoff): ab 4 Wochen[46]

Von der Einhaltung des längstmöglichen Abstands könne nach der Coronavirus-Impfverordnung allerdings (im Rahmen der in der Zulassung des jeweiligen Impfstoffs festgelegten Abstände) abgewichen werden, insbesondere wenn dies für eine effiziente Organisation der Schutzimpfungen oder eine zeitnahe Verwendung vorhandener Impfstoffe notwendig sei (§2 Abs. 1 CoronaImpfV). Diese rechtlich vorgesehene Änderungsmöglichkeit erstaunt: Wenn also Impfstoffe aufgrund ihres Verfalls verbraucht werden müssen, dann sind die von den Herstellern empfohlenen Impfabstände irrelevant?

Möglicherweise wurde aus diesem Grund am 1. Juli 2021 die sogenannte Kreuzimpfung (»Heterologes Impfschema«) empfohlen, also die Verabreichung verschiedener Impfstoffe bei der ersten und zweiten Impfung. Eine solche Empfehlung widerspricht eindeutig den Herstellerempfehlungen und hat keinerlei wissenschaftliche Grundlage (siehe dazu ausführlicher Kapitel 21.3).

AUFFRISCHIMPFUNGEN/BOOSTER

Die angeblich gefährlichere Delta-Variante befeuerte im Sommer 2021 die Diskussion um die Wirksamkeit und die Dauer des Schutzes der Impfungen. *Pfizer* und sein deutscher Partner *BioNTech* hatten Mitte Juli 2021 angekündigt, vor dem Hintergrund der »hochansteckenden Deltavariante« bei den Zulassungsbehörden in den USA und Europa innerhalb der nächsten Wochen die Genehmigung einer dritten Dosis als sogenannte Booster-Impfung zu beantragen. Aufgrund der bisherigen Datenlage hält *BioNTech/Pfizer* es für »wahrscheinlich«, dass eine dritte Impfung etwa sechs Monate nach der zweiten Impfung »erforderlich sein wird«, um dem Rückgang der Wirksamkeit vorzubeugen und einen »höchstmöglichen Schutz« auch gegen Varianten bieten zu können.[47]

Die US-Arzneimittelbehörde FDA und die amerikanische Gesundheitsbehörde CDC hatten allerdings bereits erklärt, dass Vollgeimpfte gegenwärtig keine Auffrischimpfung benötigten. Auch das US-Gesundheitsministerium hält eine Corona-Auffrischimpfung bei vollständig Geimpften weiterhin (Stand 13. Juli 2021) nicht für nötig.[48]

Eine »Auffrischimpfung« ist nach Einschätzung der in den USA zuständigen Behörden nicht nötig.

Eine Einschätzung der Europäischen Arzneimittel-Agentur zu möglichen Auffrischimpfungen steht noch aus.[49] In einigen Ländern wurden offensichtlich bereits dritte Impfdosen verabreicht, insbesondere an »vulnerable« Personen und alte Menschen.[50]

Auch in Deutschland ist mit der »dringenden Empfehlung« von Auffrischimpfungen als sogenannte Booster-Impfungen zu rechnen. Diese ist im RKI-Papier »Vorbereitung auf Herbst/Winter 2021/22«[51] tatsächlich bereits enthalten:

»Da im Augenblick noch nicht bekannt ist, wie lange der Impfschutz anhält, ist es sinnvoll, zeitnah reagieren zu können.

›Booster-Impfungen‹ (insbesondere) für Ältere und Risikogruppen sollten jetzt geplant und vorbereitet werden, wie z.B.
die ausreichende Bestellung bzw. Bevorratung an Impfstoffen,
insb. solche, die für die Boosterung besonders geeignet sind
(Wirksamkeit gegen neue Virusvarianten bzw. multivalente
Wirksamkeit). (...) Regelmäßige Boosterimpfungen werden vermutlich in zu bestimmenden Bevölkerungsgruppen und Impf-
abständen erforderlich sein.«[52]

Dabei liegen für eine solche Auffrischimpfung, ihren Nutzen und
die möglichen weiteren Risiken durch eine dritte Impfung (und vermutlich sogar weitere halbjährlich erfolgende Booster-Impfungen)
erst recht keinerlei wissenschaftliche Erkenntnisse vor. Dennoch
hat das RKI in seinem »Aufklärungsmerkblatt« vom 19. August 2021
Folgendes ergänzt:[53]

»Personen, bei denen nach einer vollständigen Impfung möglicherweise keine ausreichende oder eine schnell nachlassende
Immunantwort vorliegt, wird eine Auffrischimpfung bzw. eine
weitere Impfung im Sinne einer gesundheitlichen Vorsorge
angeboten. Zu diesen Personen gehören insbesondere Bewoh-
nerinnen und Bewohner von Pflegeeinrichtungen, Einrichtungen für Menschen mit Behinderungen und weiteren Einrichtungen mit vulnerablen Gruppen, Personen mit einer
Immunschwäche oder Immunsuppression sowie pflegebedürftige Menschen in ihrer eigenen Häuslichkeit und Menschen
ab 80 Jahren.«

Erneut handelt es sich genau um diejenigen
Personengruppen, die nie Teilnehmer einer
Studie waren. Damit ist auch die empfohlene Auffrischimpfung die Fortsetzung einer
experimentellen klinischen Studie.

Evidenzbasierte
wissenschaftliche
Erkenntnisse über Notwen-
digkeit, Nutzen und Risiko
von Auffrischimpfungen
liegen nicht vor.

Wenn die körpereigene Immunität nachweislich sogar noch viele Jahre nach Erkrankung anhält und nachweisbar ist,[54] gibt es keine Erklärung dafür, dass die angeblich einzige Möglichkeit einer »Immunisierung durch Impfung« nur wenige Monate anhalten soll, regelmäßig aufgefrischt werden muss und damit ganz offensichtlich deutlich weniger wirksam ist als die körpereigene zelluläre Immunität.

In jedem Fall dienen die »Booster« allenfalls als »Booster« für die Einnahmen der Pharmahersteller – und belasten zugleich mit weiterer Milliarden Euro den von den Steuerzahlern finanzierten Staatshaushalt, der auch weiterhin die Kosten der Impfungen übernimmt. Und dennoch erklärte die EU-Kommissionspräsidentin Ursula von der Leyen – wenig überraschend – Anfang August 2021: »Wir haben bei Biontech 1,8 Milliarden Dosen bis zum Jahr 2023 bestellt. Das ist der größte Anschlussauftrag weltweit und reicht für mögliche Auffrischungsimpfungen in der EU und Anpassungen an mögliche neue Virusvarianten.«[55]

DIE »SZENARIENMODELLIERUNGEN« DES RKI FÜR HERBST/WINTER 2021/2022

In dem bereits erwähnten zehnseitigen RKI-Papier »Vorbereitung auf den Herbst/Winter 2021/22«[56] werden verschiedene Szenarien modelliert. Das Ziel der infektionspräventiven Maßnahmen sei weiterhin die Minimierung schwerer Erkrankungen durch SARS-CoV-2 unter Berücksichtigung der Gesamtsituation der öffentlichen Gesundheit (Minimierung der Krankheitslast, Verfügbarkeit von ausreichend medizinischen Kapazitäten zur Versorgung der Bevölkerung, Reduktion der langfristigen durch Long-COVID verursachten Folgen sowie non-COVID-19-Effekte).

Dass all dies tatsächlich von Anfang an nie der Fall war, sondern eine ungeheuerliche Falschinformation, die Monat für Monat aufrechterhalten wird, hat eine Vielzahl von Wissenschaftlern und Journalisten hinreichend dargelegt und nachgewiesen.[57]

Eine der Hauptschlussfolgerungen der »modellierten Szenarien« des RKI ist die folgende erstaunliche Aussage:

> »Aktuell sind bereits mehr als 80% der über 60-Jährigen geimpft. Je nach Impfquote, die in den nächsten Monaten u.a. in dieser Altersgruppe erreicht wird, ist von einem mehr oder weniger starken Anstieg der Anzahl der schweren Fälle und ITS-Belegung (Intensivstation) durch SARS-CoV-2 im Herbst bzw. Winter auszugehen.«[58]

Wie bitte? Es sind schon im Juli 2021 mehr als 80 Prozent der über 60-Jährigen geimpft und dennoch rechnet man gerade in dieser Altersgruppe mit einem starken Anstieg der Anzahl schwerer Fälle durch SARS-CoV-2, sogar mit einem starken Anstieg der Intensivbettenbelegung just durch die über 60-jährigen geimpften Personen? Wie passt das zusammen?

Warum rechnet das RKI gerade bei der am meisten geimpften Gruppe der über 60-Jährigen mit einem Anstieg schwerer Erkrankungen? Könnte dies an der Impfung selbst liegen?

Sollte die Impfung denn nicht genau diese »priorisierte« Personengruppe ganz besonders schützen? Ist dann nicht gerade bei dieser Personengruppe – ebenso wie bei allen anderen Geimpften – von einem milden Verlauf im Falle einer eventuellen neuen Infektion mit SARS-CoV-2 oder einer Mutation auszugehen? War es nicht gerade das Versprechen der Pharmahersteller und der Politik, dass die Impfung jedenfalls schwere Krankheitsverläufe deutlich verringere? Und dennoch rechnet das RKI mit genau dem Gegenteil? Wie kann das RKI schon jetzt – im Juli 2021 bei nahezu Null-Inzidenzen bundesweit – eine solch düstere Prognose stellen? Wie kann das RKI überhaupt wissen, ob im kommenden Herbst/Winter eine leichte oder mittlere oder schwere Viruswelle auf uns zukommt?

Und wieso befürchtet das RKI einen Anstieg gerade für die geimpften »Risikogruppen«?

Könnte der schon jetzt prognostizierte Anstieg an schweren Erkrankungen vielleicht mit der Impfung selbst zusammenhängen? Könnte es sein, dass sich die Warnungen einiger – freilich von den Medien diffamierter – Wissenschaftler bewahrheiten und dass es die Impfungen selbst sind, die sogar schlimmere Varianten hervorrufen?[59] Könnte es sein, dass die Inhaltsstoffe der Impfungen – vor allem das Spike-Protein – beim Auftreffen auf das sogenannte Wildvirus oder beim Auftreffen auf Virusvarianten gar einen gegenteiligen Effekt hervorrufen, das Immunsystem zerstören und damit eine noch schlimmere Erkrankung oder gar den Tod bewirken?[60]

Und wieso rechnet das RKI mit einem »wahrscheinlichen Anstieg der Fallzahlen«[61], wenn doch gerade die Impfung eine Infektion verhindern soll und schon jetzt mehr als die Hälfte der Bevölkerung in Deutschland geimpft ist? Es wird eine entsprechende Anfrage an das RKI zu stellen sein, um diese Prognose zu erklären, die jedenfalls für die Autorin unter keinem einzigen medizinischen Aspekt auch nur im Entferntesten plausibel erscheint.

19.7 AUFKLÄRUNG ÜBER VERHALTENSMASSNAHMEN NACH DER IMPFUNG

Die Coronavirus-Impfverordnung verpflichtet den Arzt schließlich zu »Empfehlungen über Verhaltensmaßnahmen im Anschluss an die Schutzimpfung« (§ 1 Abs. 2 Nr. 7). Es handelt sich um die sogenannte Sicherheitsaufklärung, die in Kapitel 3, S. 39 beschrieben ist.

Entsprechende »Empfehlungen für Verhaltensmaßnahmen« nach Impfungen finden sich im »Aufklärungsmerkblatt zur Schutzimpfung gegen COVID-19 – mit mRNA-Impfstoffen« vom 19. August 2021.[62] Dort heißt es unter dem Stichwort »Wie verhalte ich mich vor und nach der Impfung?«:

»Wenn Sie nach einer früheren Impfung oder anderen Spritze ohnmächtig geworden sind oder zu Sofortallergien neigen, teilen Sie dies bitte der Impfärztin /dem Impfarzt vor der Impfung mit. Dann kann sie / er Sie nach der Impfung gegebenenfalls länger beobachten. Zu anderen Impfungen soll ein Abstand von mindestens 14 Tagen eingehalten werden.

Es ist ratsam, in den ersten Tagen nach der Impfung außergewöhnliche körperliche Belastungen und Leistungssport zu vermeiden.[63]

Bei Schmerzen oder Fieber nach der Impfung können schmerzlindernde / fiebersenkende Medikamente eingenommen werden. Ihre Hausärztin / Ihr Hausarzt kann Sie hierzu beraten.«

Im »Aufklärungsmerkblatt zur Schutzimpfung gegen COVID-19 – mit Vektor-Impfstoffen« des RKI vom 9. August 2021 heißt es:[64]

»Wenn nach einer Impfung Symptome auftreten, welche die oben genannten schnell vorübergehenden Lokal- und Allgemeinreaktionen überschreiten, steht Ihnen Ihre Hausärztin / Ihr Hausarzt selbstverständlich zur Beratung zur Verfügung. Bei schweren Beeinträchtigungen, insbesondere Atemnot, Brustschmerzen, Schwellungen der Arme oder Beine, plötzlicher Gewichtszunahme, Schwäche oder Lähmungen der Beine, Arme, Brust oder des Gesichts (diese können beispielsweise Doppelbilder, Schwierigkeiten, die Augen zu bewegen, zu schlucken, zu sprechen, zu kauen oder zu gehen, Koordinationsprobleme, Missempfindungen oder Probleme bei der Blasenkontrolle oder Darmfunktion beinhalten), anhaltenden Bauchschmerzen, Sehstörungen oder Schwächegefühl oder wenn Sie einige Tage nach der Impfung starke oder anhaltende Kopfschmerzen haben oder Blutergüsse oder punktförmige Hautblutungen außerhalb der Einstichstelle auftreten, begeben Sie sich bitte unverzüglich in ärztliche Behandlung.«

(19)

Angesichts der bislang bekannt gewordenen Nebenwirkungen[65] erscheinen diese »Empfehlungen« höchst lückenhaft. So könnte es nach den Impfungen angesichts der erhöhten Thrombosegefahr beispielsweise gefährlich sein, zu fliegen oder lange zu sitzen, worüber der Arzt aufklären muss.

Auch fehlen jedwede Hinweise zu den unerwünschten Nebenwirkungen, die auch bei nicht geimpften Personen nach näherem Kontakt mit frisch geimpften Personen auftreten können.[66] Es ist daher weiterhin fraglich, ob sich frisch geimpfte Personen nicht etwa für 14 Tage in Quarantäne begeben sollten, um ihre unmittelbaren Kontaktpersonen vor diesen Nebenwirkungen zu schützen.

All diese Warnhinweise zu »Verhaltensmaßnahmen im Anschluss an die Schutzimpfung« fehlen in beiden Aufklärungsmerkblättern des RKI.

Der Arzt muss diese Risiken jedoch kennen und den Patienten vor der Impfung auch über solche Gefahren aufklären, die durch bestimmte Verhaltensweisen des Geimpften entstehen können. Der Arzt sollte sich daher in keinem Fall auf die unvollständigen Aufklärungsblätter des RKI verlassen.

19.8 WARNUNG VOR UNVOLLSTÄNDIGEN AUFKLÄRUNGSMERK-BLÄTTERN DES RKI

Die zuvor beschriebenen Nebenwirkungen, Impfreaktionen und Impfschäden sowie die weiteren Aspekte einer korrekten Aufklärung finden sich nur unzureichend in den Aufklärungsmerkblättern des RKI, auch wenn diese alle paar Wochen »aktualisiert« werden.[67] Sie enthalten nur teilweise die von der EMA genannten – inzwischen 35 – gemeldeten Nebenwirkungen, von denen die meisten in einigen Fällen sogar einen tödlichen Ausgang hatten.[68]

Es ist Impfärzten und Hausärzten daher dringend zu raten, sich selbst eigene Aufklärungsbögen zu entwerfen und alle bis zum

Zeitpunkt der Impfung bekannten Impfschäden einschließlich der Todesfälle aufzulisten und hierüber – sowie insbesondere über die Folgen für die weitere Lebensführung – eindringlich und schonungslos mündlich aufzuklären.

Fehlt eine Komplikation im Aufklärungsblatt und tritt dieser Schaden beim Geimpften später ein, wird der Arzt kaum beweisen können, dass er hierüber aufgeklärt hat – er haftet dann selbst und persönlich für die Folgen des Impfschadens und kann sich hierbei nicht auf das RKI berufen, wenn ein Impfschaden eintritt, über den er nicht nachweislich aufgeklärt hat.

> Ärzte dürfen sich nicht auf die unvollständigen Aufklärungsbögen des RKI verlassen.

---

1 https://www.rki.de/SharedDocs/FAQ/COVID-Impfen/FAQ_Liste_Wirksamkeit.html, Stand 23. Juli 2021

2 https://www.ema.europa.eu/en/documents/product-information/vaxzevria-previously-COVID-19-vaccine-astrazeneca-epar-product-information_de.pdf

3 https://www.ema.europa.eu/en/medicines/human/EPAR/comirnaty unter der Frage »How long does protection from Comirnaty last?«

4 https://www.rki.de/DE/Content/Infekt/EpidBull/Archiv/2021/Ausgaben/27_21.pdf?_blob=publicationFile

5 lateinisch *immunitas* für »Freiheit von etwas«, in Bezug auf die Gesundheit »Freiheit von Krankheit«, *immunis* als Eigenschaftswort für »gefeit gegen/frei von«

6 https://de.wikipedia.org/wiki/Immunit%C3%A4t_%28Medizin%29

7 Vgl. hierzu Kapitel 8.1

8 RKI, *Epidemiologisches Bulletin,* Nr. 19/2021, 12. Mai 2021, S. 21

9 RKI, *Epidemiologisches Bulletin,* Nr. 19/2021, 12. Mai 2021, S. 18

10 RKI, Aufklärungsmerkblatt, https://www.rki.de/DE/Content/Infekt/Impfen/Materialien/Downloads-
COVID-19/Aufklaerungsbogen-de.pdf?_blob=publicationFile

11 https://www.cio.de/a/wie-lange-die-COVID-19-impfstoffe-wirken,3647615

12 https://archive.ph/ZRqbj

13 »Gestorben trotz Impfung«. In: *FAZ,* 25. Juni 2021, https://www.faz.net/aktuell/politik/ausland/delta-in-
grossbritannien-gestorben-trotz-impfung-17408275.html

14 Ebd.

15 https://www.berliner-zeitung.de/news/trotz-impfung-433-menschen-in-berlin-an-COVID-19-erkrankt-li.172139

16 *Jerusalem Post* vom 30. Juli 2021, vgl. https://www.jpost.com/opinion/lessons-cautionary-tale-from-
israel-on-the-pandemics-next-stage-675465

17 https://www.suedkurier.de/region/schwarzwald/villingen-schwenningen/covid-tod-trotz-impfschutz-
vollstaendig-immunisierter-mann-erliegt-dem-coronavirus-im-schwarzwald-baar-
klinikum;art372541,10883035

18 Wöchentlicher Lagebericht des RKI zur Coronavirus-Krankheit-2019 (COVID-19) vom 29. Juli 2021, S. 18,
https://www.rki.de/DE/Content/InfAZ/N/Neuartiges_Coronavirus/Situationsberichte/Wochenbericht/
Wochenbericht_2021-07-29.pdf?_blob=publicationFile

19 RBB24 Videotext P 107 107 vom 22. Juli 21, 18:55:54

20 https://www.cnbc.com/2021/07/30/cdc-study-shows-74percent-of-people-infected-in-massachusetts-
covid-outbreak-were-fully-vaccinated.html

21 Vgl. »Viruslast von Geimpften genauso hoch wie von Ungeimpften«. In: *Spiegel,* 6. August 2021,
https://archive.ph/ZRqbj#selection-4587.81-4587.175

22 https://tkp.at/2021/08/10/islands-chef-epidemiologe-herdenimmunitaet-muss-durch-uebertragung-
des-virus-erreicht-werden/

23 https://www.luzernerzeitung.ch/international/impfwirkung-laesst-nach-island-und-israel-ploetzlich-
explodieren-bei-den-impfvorreitern-die-corona-zahlen-ld.2172608

24 Artikel vom 15. August 2021, https://report24.news/obwohl-fast-die-meisten-bewohner-geimpft-
waren-covid-ausbrueche-in-wiener-senioreneinrichtungen/?feed_id=4539

25 https://www.rki.de/DE/Content/InfAZ/N/Neuartiges_Coronavirus/Downloads/Vorbereitung-Herbst-
Winter.pdf?_blob=publicationFile, S. 7

26 Föhse/Gecking et al., »The BNT162b2 mRNA vaccine against SARS-CoV-2 reprograms both adaptive and innate immune responses«, https://www.medrxiv.org/content/10.1101/2021.05.03.21256520v1

27 Vgl. hierzu die Tabelle in Kapitel 10.2

28 RKI, *Epidemiologisches Bulletin*, Nr. 12/2021, 25. März 2021, S. 22, https://www.rki.de/DE/Content/Infekt/EpidBull/Archiv/2021/Ausgaben/12_21.pdf?_blob=publicationFile

29 https://www.rki.de/SharedDocs/FAQ/COVID-Impfen/FAQ_Genesene_Impfdosis.html (Stand 15. Juli 2021)

30 Vgl. hierzu Kapitel 4.4

31 RKI, *Epidemiologisches Bulletin*, Nr. 12/2021, 25. März 2021, S. 22, https://www.rki.de/DE/Content/Infekt/EpidBull/Archiv/2021/Ausgaben/12_21.pdf?_blob=publicationFile

32 Vgl. zur weiteren Kritik an den »Empfehlungen« der STIKO allgemein Kapitel 21.3 und zu den STIKO-Empfehlungen für Kinder Kapitel 22.3

33 https://www.ema.europa.eu/en/medicines/human/EPAR/comirnaty unter der Frage »Can people who have already had covid-19 be vaccinated with Comirnaty?

34 https://rairfoundation.com/bombshell-nobel-prize-winner-reveals-COVID-vaccine-is-creating-variants/

35 Bossche war unter anderem für *GSK Biologicals, Novartis Vaccines, Global Alliance for Vaccines and Immunization* (GAVI) und die *Bill & Melinda Gates Foundation* tätig, vgl. https://www.epochtimes.de/meinung/gastkommentar/israelische-und-europaeische-experten-corona-impfung-koennte-COVID-19-varianten-hervorrufen-a3549957.html, Beitrag vom 5. Juli 2021

36 https://37b32f5a-6ed9-4d6d-b3e1-5ec648ad9ed9.filesusr.com/ugd/28d8fe_266039aeb27a4465988c37adec9cd1dc.pdf

37 Das bestätigt sich je in der Erkrankung an der Deltavariante mit teils tödlichem Ausgang, vgl. Kapitel 19, S. 209

38 Vgl. hierzu Kapitel 4.4

39 Simon A. Rella et al., »Rates of SARS-CoV-2 transmission and vaccination impact the fate of vaccine-resistant strains«. In: *Nature*, 30. Juli 2021, https://www.nature.com/articles/s41598-021-95025-3

40 https://www.rki.de/DE/Content/InfAZ/N/Neuartiges_Coronavirus/Downloads/Vorbereitung-Herbst-Winter.pdf?_blob=publicationFile, S. 6

41 https://www.biorxiv.org/content/10.1101/2021.05.04.442663v1

42 Die Deltavariante ist eine von nur vier, die von der WHO als »weltweit besorgniserregende Variante« eingestuft wird. https://www.ctvnews.ca/health/coronavirus/b-1-617-variant-first-identified-in-india-classified-as-variant-of-global-concern-1.5421363, Beitrag vom 10.Mai 2021

43 https://www.medrxiv.org/content/10.1101/2021.04.06.21254882v2

44 https://science.sciencemag.org/content/371/6527/329

45 Vgl. zusammenfassend https://www.epochtimes.de/meinung/gastkommentar/israelische-und-europaeische-experten-corona-impfung-koennte-COVID-19-varianten-hervorrufen-a3549957.html

46 RKI, *Epidemiologisches Bulletin*, Nr. 27/2021, 8. Juli 2021, S. 15, https://www.rki.de/DE/Content/Infekt/EpidBull/Archiv/2021/Ausgaben/27_21.pdf?_blob=publicationFile

47 https://www.heise.de/news/Biontech-Pfizer-Dritte-Corona-Impfung-zur-Auffrischung-wahrscheinlich-6132980.html

48 *N-TV*, 13. Juli 2021, https://www.n-tv.de/panorama/USA-erteilen-dritter-Impfung-Absage-article22678595.html

49 Demgegenüber haben Pfizer und Israel einen Deal geschlossen, wonach ab 1. August 2021 neue Impfstoffe für eine dritte Impfung geliefert werden sollen. Diese sollen an immungeschwächte Patienten abgegeben werden, vgl. https://connectiv.events/pfizer-und-israel-schliessen-einen-deal-neue-COVID-impfstoffe-kommen-ab-1-august/

50 ZDF, 23. Juli 2021, https://www.zdf.de/nachrichten/panorama/corona-auffrischimpfung-dritte-spritze-100.html

51 Vgl. hierzu Kapitel 19, S. 220 f.

52 https://www.rki.de/DE/Content/InfAZ/N/Neuartiges_Coronavirus/Downloads/Vorbereitung-Herbst-Winter.pdf?_blob=publicationFile, S.2 und S. 6

53 https://www.rki.de/DE/Content/Infekt/Impfen/Materialien/Downloads-COVID-19/Aufklaerungsbogen-de.pdf?_blob=publicationFile

54 Vgl. hierzu Kapitel 4.4

55 https://journalistenwatch.com/2021/08/04/eu-bis2023-jeder/

56 https://www.rki.de/DE/Content/InfAZ/N/Neuartiges_Coronavirus/Downloads/Vorbereitung-Herbst-Winter.pdf?_blob=publicationFile

57 Vgl. nur beispielhaft Wodarg, *Falsche Pandemien*; Frank, *Der Staatsvirus*; van Rossum, *Meine Pandemie mit Professor Drosten*; Reiß/Bhakdi, *Corona Fehlalarm?* und *Corona unmasked*; *ILLA*, »Das PCR-Desaster: Zur Genese und Evolution des »Drosten-Tests«

58 https://www.rki.de/DE/Content/InfAZ/N/Neuartiges_Coronavirus/Downloads/Vorbereitung-Herbst-Winter.pdf?_blob=publicationFile, S. 1

59 Vgl. hierzu Kapitel 19.4

60 Vgl. hierzu Kapitel 19.2

61 https://www.rki.de/DE/Content/InfAZ/N/Neuartiges_Coronavirus/Downloads/Vorbereitung-Herbst-Winter.pdf?_blob=publicationFile, S. 2

62 https://www.rki.de/DE/Content/Infekt/Impfen/Materialien/Downloads-COVID-19/Aufklaerungsbogen-de.pdf?_blob=publicationFile

63 Im Aufklärungsmerkblatt vom 20. Juli 2021 hatte es noch geheißen: »Nach der Impfung müssen Sie sich nicht besonders schonen.« (nicht mehr abrufbar)

64 https://www.rki.de/DE/Content/Infekt/Impfen/Materialien/Downloads-COVID-19-Vektorimpfstoff/ Aufklaerungsbogen-de.pdf?_blob=publicationFile, S. 4

65 Vgl. hierzu Kapitel 10

66 Vgl. hierzu Kapitel 20.3

67 Vgl. »Aufklärungsmerkblatt zur Schutzimpfung gegen COVID-19 - mit mRNA-Impfstoffen- vom 19. August 2021 unter https://www.rki.de/DE/Content/Infekt/Impfen/Materialien/Downloads-COVID-19/Aufklaerungsbogen-de.pdf?_blob=publicationFile und »Aufklärungsmerkblatt zur Schutzimpfung gegen COVID-19 - mit Vektor-Impfstoffen« vom 9. August 2021 unter https://www.rki.de/DE/Content/Infekt/Impfen/Materialien/Downloads-COVID-19-Vektorimpfstoff/ Aufklaerungsbogen-de.pdf?_blob=publicationFile

68 Vgl. hierzu Kapitel 10.2 und Kapitel 14.2

20 AUFKLÄRUNG ÜBER GEFAHREN FÜR NICHT GEIMPFTE PERSONEN

Es gibt inzwischen in den sozialen Medien eine Vielzahl beeindruckender Berichte, wonach nicht nur geimpfte, sondern auch nicht geimpfte Personen nach (teilweise nur kurzem) Kontakt mit geimpften Personen die vielfältigsten Beschwerden entwickeln.[1] Dies klingt zunächst erstaunlich, nahezu unglaubwürdig und kaum nachvollziehbar. Denn die Injektionen wurden ja den Geimpften verabreicht, nicht etwa den Ungeimpften. Wieso also sollen jetzt plötzlich Ungeimpfte krank werden oder unerklärliche Beschwerdebilder aufweisen?

Es gibt jedoch eine Vielzahl sich ähnelnder Berichte, die tatsächlich verblüffend sind und den Schluss zulassen, dass Impfreaktionen, Krankheitsbilder und Beschwerden diffuser Art nicht nur bei geimpften Personen, sondern auch bei ungeimpften Personen – nach Kontakt mit Geimpften – möglich sind.

20.1 AUFNAHME VON MIKROORGANISMEN DURCH NICHT GEIMPFTE

Solche Übertragungen scheinen schon deshalb nicht ausgeschlossen, weil das Infektionsschutzgesetz selbst an drei Stellen die Möglichkeit beschreibt, dass auch »externe, dritte, nicht betroffene Personen« betroffen sein können. Der Begriff »Impfstoff« ist in §21 IfSG definiert:

Impfstoffe sind auch solche »Impfstoffe«, die Mikroorganismen enthalten, welche von den Geimpften ausgeschieden und von anderen Personen aufgenommen werden können. Das Grundrecht der körperlichen

Unversehrtheit (Artikel 2 Abs. 2 Satz 1 Grundgesetz) wird insoweit eingeschränkt.

Auch die Definition des Impfschadens umfasst denjenigen Schaden, den dritte Personen erleiden können, die selbst gar nicht geimpft wurden. Dies ergibt sich aus § 2 Nr. 11 IfSG:

Ein Impfschaden liegt auch vor, wenn mit vermehrungsfähigen Erregern geimpft wurde und eine andere als die geimpfte Person geschädigt wurde.

Schließlich beschreibt sogar der Begriff der »übertragbaren Krankheit« die Möglichkeit, dass Krankheitserreger oder deren toxische Produkte »mittelbar auf den Menschen übertragen« werden (§ 2 Nr. 3 IfSG):

Die übertragbare Krankheit ist eine durch Krankheitserreger oder deren toxische Produkte, die unmittelbar oder mittelbar auf den Menschen übertragen werden, verursachte Krankheit.

Auch in der GCP-Verordnung[2] wird auf den Schutz »nicht betroffener Personen«[3] hingewiesen (§ 1 Abs. 2 GCP-V):

Bei klinischen Prüfungen mit Arzneimitteln, die aus einem gentechnisch veränderten Organismus oder einer Kombination von gentechnisch veränderten Organismen bestehen[4] oder solche enthalten, bezweckt diese Verordnung darüber hinaus den Schutz der Gesundheit nicht betroffener Personen und der Umwelt in ihrem Wirkungsgefüge.

20.2 BESCHREIBUNG VON NEBENWIRKUNGEN BEI NICHT GEIMPFTEN

In den sozialen Netzwerken[5] werden folgende, häufig auftretende Nebenwirkungen von nicht Geimpften nach Kontakten mit geimpften Personen beschrieben, die interessanterweise denjenigen Nebenwirkungen sehr ähneln, die auch bei Geimpften vorkommen:

— sehr starke Kopfschmerzen (überwiegend bei Frauen),
— teils starke Schmerzen im Unterleib und massive außerperiodische Blutungen, die ungewöhnlich klumpig sind und lange anhalten,
— (bei sonst regelmäßigem Zyklus) zu frühe oder zu späte Regelblutungen mit sehr starken Blutungen, verbunden mit Schüttelfrost, Fieber und extremen Schmerzen am ganzen Körper,
— Schmierblutungen und Zwischenblutungen auch bei Frauen, die bereits in den Wechseljahren sind,
— rote Flecken überall am Körper, die teilweise anschwellen und jucken,
— ein Zustand der »Vernebelung«, sodass logisches Denken oder Problemlösung unmöglich ist,
— Brustschmerzen bei Frauen und brennende Haut (wie »tausende kleine Nadelpickser«),
— Durchfall, teils über mehrere Stunden,
— extreme Schmerzen in den Gelenken,
— Kribbeln und Reizungen an Lippen, Augen und Nase sowie leichter Schmerz im Innenohr,
— Rücken- oder Muskelschmerzen und leichte Übelkeit,
— Schlaflosigkeit und merkwürdige Schmerzen unter anderem an den Schultern,
— heftig juckende Ausschläge, ohne andere logische Erklärung (etwa Sonnenallergie, Waschmittelwechsel oder besondere Lebensmittel),
— grippeähnliche Symptome wie Kopf-, Hals- und Ohrenschmerzen, Schnupfen und das generelle Gefühl, plötzlich krank zu sein,

— »Kratzen im Hals«, Halsschmerzen,
— enorme Abgeschlagenheit und Müdigkeit.

Manche berichten von beißendem und chemischem Geruch, der angeblich von Geimpften ausgeschieden wird. Andere berichten von einem metallischen Geschmack im eigenen Mund.

Bei Kindern werden Migräneanfälle unbekannter Art beschrieben sowie plötzliches Fieber, Husten und weitere Grippesymptome, wenn diese sich (beispielsweise im Klassenzimmer) mit Geimpften aufhalten oder neben diesen sitzen.

Beschrieben werden solche Symptome auch durch Physiotherapeuten, Kosmetikerinnen, Heilpraktiker und weitere Berufsgruppen, die im unmittelbaren Kontakt mit geimpften Personen stehen oder an Patienten hautnah tätig sind.

20.3 »SHEDDING« ODER »SICH SELBST VERBREITENDE IMPFSTOFFE«?

Es ist bislang nicht klar, ob es sich um sogenanntes Shedding oder um »Sich selbst verbreitende Impfstoffe« handelt.

»Shedding« bedeutet in diesem Zusammenhang übersetzt »Verbreiten« oder »Ausstoßen«. »Sich selbst verbreitende Impfstoffe« sind Vakzine, die sich wie Infektionskrankheiten anhand von Transmissibilität (Übertragbarkeit) ausbreiten. Dies bedeutet, eine geimpfte Person vakziniert ihr persönliches Umfeld, also auch Personen in ihrer unmittelbaren Nähe. Bereits im Jahr 2018 hatte das Center for Health Security von der Bloomberg School of Public Health der berühmten Johns Hopkins Universität in einem Bericht vorgeschlagen, derartige Impfstoffe einzusetzen, um einen Immunschutz gegen bestimmte Krankheiten aufzubauen. Unter der Rubrik »Sich selbst verbreitende Impfstoffe« (*Self-Spreading Vaccines*, S. 45) heißt es in dem Bericht wie folgt:

»Sich selbst verbreitende Impfstoffe sind gentechnisch verändert, um sich wie Infektionskrankheiten durch Populationen zu bewegen. Doch anstatt Krankheiten zu verursachen, verleihen sie Schutz. Die Vision ist, dass eine geringe Anzahl von Individuen in einer Zielpopulation geimpft werden könnte und der Impfstoff-Erreger, so wie ein pathogenes Virus, in der Population zirkulieren würde. Woraus eine schnelle großflächige Immunität resultiert.[6]

Schon vor drei Jahren – und eventuell auch länger – wurde also die Idee der »Sich selbst verbreitenden Impfstoffe« durch eine hochkarätige Institution publiziert und sicherlich auch schon erforscht. Bei Tieren gibt es bereits entsprechende Studien, wie etwa der Artikel »Wir haben jetzt die Technologie, um Impfstoffe zu entwickeln, die sich selbst verbreiten« in der Zeitschrift *NewScientist* vom August 2020 zeigt.[7]

In einer Publikation bereits vom November 2015 im *Expert Review of Vaccines* werden die »sich selbst ausbreitenden Impfungen für künftige Infektionskrankheiten« innerhalb von fünf Jahren für realisierbar gehalten.[8]

> Die Johns Hopkins Universität empfiehlt »sich selbst verbreitende Impfstoffe«.

Es besteht also durchaus die Möglichkeit, dass auch Bestandteile der Corona-Impfstoffe von den geimpften Personen ausgeschieden und (freilich ohne deren Wissen) bei näherem Kontakt auf Dritte übertragen werden können, ohne dass dies der Bevölkerung bekanntgemacht wird.

Ärzte müssen die Personen, die sie impfen, auf diese – wenn auch bislang wissenschaftlich nicht offiziell bestätigte – Möglichkeit einer Übertragung von Mikroorganismen von geimpften auf ungeimpfte Personen und die damit verbundenen körperlichen Beeinträchtigungen und Erkrankungen der Ungeimpften hinweisen. Sie müssen die Geimpften vor zu großer körperlicher Nähe der ungeimpften Menschen zu ihnen warnen. Zumindest scheint in den ersten Tagen bis hin zu vier Wochen nach der Impfung eine »Übertragung« auf Ungeimpfte möglich zu sein. Dies gilt insbesondere für vulnerable Gruppen und für Schwangere.

20.4 WARNUNGEN VOR »EXPOSITION DER NICHT GEIMPFTEN« IN DER PFIZER-STUDIE

Auch der Pharmahersteller *Pfizer* hat in seiner Zulassungsstudie ausdrücklich auf »unerwünschte Ereignisse« bei Kontakt mit Geimpften hingewiesen und diese als »meldepflichtig« bezeichnet.

Pfizer bestätigt in seiner von ihm durchgeführten (und von *BioNTech* gesponserten) klinischen Doppelblindstudie zum genbasierten mRNA-Corona-Impfstoff[9] entsprechende mögliche unerwünschte Nebenwirkungen und erläutert in seinem Papier unter der Sektion »Arbeitsbedingte Exposition« (»Occupational Exposition«, Exposition = Ausgesetztsein) Folgendes:

> »Eine arbeitsbedingte Exposition tritt auf, wenn eine Person einen ungeplanten direkten Kontakt mit der Interventionsstudie[10] erfährt, was zum Auftritt eines AEs (Adverse Event = unerwünschtes Ereignis) führen kann. Zu dieser Personengruppe können Gesundheitsdienstleister, Familienmitglieder und andere Personen gehören, die in der Pflege der jeweiligen Studienteilnehmer involviert sind.«[11]

Wie *Pfizer* unter der Sektion »Exposition während der Schwangerschaft« (»Exposure During Pregnancy«) warnt, könnten bereits Hautkontakt und Aerosole zu einer Übertragung führen. »Wenn ein weibliches Familienmitglied oder eine Gesundheitsdienstleisterin angibt, dass sie schwanger ist, nachdem sie durch Hautkontakt oder Inhalation der Interventionsstudie ausgesetzt wurde, ist dies innerhalb von 24 Stunden zu melden.«

In der *Pfizer*-Studie wird ein etwaiger Übertragungsweg ferner beschrieben, wenn »ein männlicher Teilnehmer, der entweder noch an der Interventionsstudie partizipiert oder diese abgebrochen hat, einen weiblichen Partner im Vorfeld oder während des Empfängniszeitraums exponiert.« *Pfizer* bestätigt also »unerwünschte Nebenwirkungen« bei Ungeimpften nach engerem Kontakt zu Geimpften. Unerwünschte Nebenwirkungen können sogar bei weiteren Personen auftreten: »Ein männliches Familienmitglied oder Gesundheitsdienstleister, welcher der Interventionsstudie durch Inhalation oder Hautkontakt ausgesetzt wurde, exponiert daraufhin seinen weiblichen Partner, im Vorfeld oder im Empfängniszeitraum.«

Dies bedeutet Folgendes: Ein ungeimpfter Mann ist »Kontaktperson I«, nachdem er einer geimpften Person ausgesetzt war. Dieser Mann ist nun intim mit seiner Partnerin und kann auch auf diese Partnerin als »Kontaktperson II« offensichtlich Organismen übertragen. Somit können sogar Ungeimpfte ihrerseits noch Mikroorganismen auf weitere Ungeimpfte übertragen.

Die Übertragung von Mikroorganismen auf Ungeimpfte ist also in der *Pfizer*-Studie ausdrücklich beschrieben und als meldepflichtig binnen 24 Stunden genannt worden.

In den »Qualitätsmedien« wird demgegenüber die Behauptung einer Übertragung von Spike-Proteinen oder sonstigen Mikroorganismen als unrichtig dargestellt.[12] Das erstaunt angesichts der vorhandenen Ausführungen zur Rechtslage und zum Stand der Wissenschaft sowie angesichts der Zulassungsstudie von *Pfizer*.

20.5 ABSICHTLICHE FREISETZUNG GENETISCH VERÄNDERTER ORGANISMEN

Die Freisetzung und die damit verbundene Möglichkeit der Verbreitung von gentechnisch veränderten Organismen ist bereits in der EU-Richtlinie 2001/18/EG vom 12. März 2001 über die »absichtliche

Freisetzung genetisch veränderter Organismen in die Umwelt« ausführlich geregelt. Sie gilt grundsätzlich auch für alle Corona-Impfstoffe, da diese auf gentechnisch veränderten Organismen beruhen. Dort heißt es in der Präambel:

(1) Lebende Organismen, die in großen oder kleinen Mengen zu experimentellen Zwecken oder in Form von kommerziellen Produkten in die Umwelt freigesetzt werden, können sich in dieser fortpflanzen und sich über die Landesgrenzen hinaus ausbreiten, wodurch andere Mitgliedstaaten in Mitleidenschaft gezogen werden können. Die Auswirkungen solcher Freisetzungen können unumkehrbar sein.

(2) Der Schutz der menschlichen Gesundheit und der Umwelt erfordert eine gebührende Kontrolle der Risiken infolge der absichtlichen Freisetzung genetisch veränderter Organismen (GVO) in die Umwelt.

Eine weitere Regelung findet sich in der EU-Richtlinie 2009/41/EG vom 6. Mai 2009 über die »Anwendung genetisch veränderter Mikroorganismen in geschlossenen Systemen« mit ausführlichen Vorgaben zur Durchführung von Sicherheitsvorkehrungen zum Schutz der menschlichen Gesundheit.

Angesichts dieser beiden EU-Richtlinien, die ausführlichst die Maßnahmen und Verfahren zur Reduzierung der Risiken der Ausbreitung von (Mikro-)Organismen beschreiben, dürfte es außer Frage stehen, dass auch bei allen vier gentechnischen veränderten Corona-Impfstoffen die Möglichkeit der Ausbreitung auf Dritte besteht, deren Risiken bislang unbekannt sind. Die zuvor beschriebenen »Shedding«-Wirkungen zeigen jedenfalls, dass ganz offensichtlich eine Übertragung von Mikroorganismen – welcher Art auch immer – durch Geimpfte auf Ungeimpfte erfolgt.

Nahezu alle Sicherheitsmaßnahmen, insbesondere die erforderliche Umweltverträglichkeitsprüfung wurden jedoch durch die EU-Verordnung 2020/1043 vom 15. Juli 2020 ausdrücklich und ausschließlich für die Corona-Impfungen außer Kraft gesetzt.

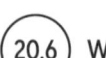

20.6 WARNUNG VON EINEM DER PIONIERE DER mRNA-TECHNOLOGIE

Luigi Warren gehört zu den Pionieren der mRNA-Technologie. Er ist der derzeitige Präsident und CEO von *Cellular Reprogramming Inc.*, einer Biotechnologiefirma mit Sitz in Kalifornien. Im Juni 2021 äußerte sich Warren auf Twitter zu der Frage, ob das Spike-Protein von Menschen ausgeschieden wird, die zuvor mit mRNA-Impfstoffen geimpft wurden. Eine Theorie, die Warren zwar nicht teilt, doch er äußerte andere Bedenken im Zusammenhang mit den mRNA-Impfungen und schrieb dazu auf Twitter: »Einige Geimpfte werden aufgrund von Lymphozytopenie, ADE (Antibody-dependent enhancement, infektionsverstärkende Antikörper) oder der Tatsache, dass die Impfstoffe nur eine Teilmenge der viralen Antigene exprimieren, vorübergehend zu Virus-Superspreadern.«[13]

20.7 WARNUNG VOR DER VIRUSÜBERTRAGUNG AUF UNGEIMPFTE IN DEN USA

Im Rahmen eines COVID-Ausbruchs im US-Bundesstaat Massachusetts wurde festgestellt, dass 74 Prozent der Infizierten voll geimpft waren, vier Personen mussten ins Krankenhaus eingeliefert werden.[14] Dies veranlasste die *Centers for Disease Control and Prevention* (CDC) zur Wiedereinführung der Maskenempfehlung mit folgender Begründung der CDC-Direktorin Dr. Rochelle Walensky: »Die Maskenempfehlung wurde aktualisiert, um sicherzustellen, dass die geimpfte Bevölkerung nicht unwissentlich Viren auf andere überträgt, einschließlich ihrer ungeimpften oder immungeschwächten liebsten Angehörigen.«[15]

So warnen also inzwischen auch die Behörden vor einer Virusübertragung der Geimpften auf Ungeimpfte. Wie und warum das Virus von Geimpften auf Ungeimpfte übertragen wird, scheint noch nicht geklärt – offensichtlich ist jedoch, dass es eine Übertragung von Viren oder von sonstigen Mikroorganismen der geimpften auf die nicht geimpften Personen zu geben scheint. Dies kann freilich nicht Sinn und Zweck einer »Schutzimpfung« sein.

1 Vgl. etwa den *Telegram*-Kanal »Shedding Nebenwirkungen D-A-CH« unter

   https://t.me/sheddingopferschweiz. Hier können vom Shedding Betroffene aus Deutschland,

   Österreich und der Schweiz, die von Geimpften krank wurden, ihre Erfahrung schreiben. Ziel der

   Gruppe ist es, dass die gesammelten Fälle und Erfahrungen an die Medien gelangen. Dem Kanal sind

   Stand 22. August 2021 mehr als 20.000 Mitglieder beigetreten.

2 Vgl. hierzu Kapitel 7, S. 113

3 »Betroffene Person ist ein Prüfungsteilnehmer oder eine Prüfungsteilnehmerin, die entweder als

   Empfänger des Prüfpräparates oder als Mitglied einer Kontrollgruppe an einer klinischen Prüfung

   teilnimmt.« (§ 3 Abs. 2a GCP-V)

4 Vgl. hierzu Kapitel 5.3

5 Vgl. https://t.me/sheddingopferschweiz

6 https://jhsphcenterforhealthsecurity.s3.amazonaws.com/181009-gcbr-tech-report.pdf

7 https://www.newscientist.com/article/mg24732960-100-we-now-have-the-technology-to-develop-

   vaccines-that-spread-themselves/#ixzz71ph7LOq2

8 Aisling A. Murphy, Alec J. Redwood, Michael A. Jarvis, »Self-disseminating vaccines for emerging infectious diseases«. In: *Expert Review of Vaccines*, Online-Publikation 2. November 2015, https://www.ncbi.nlm.nih.gov/pmc/articles/PMC4732410 /

9 »A Phase 1/2/3, Placebo-Controlled, Randomized, Observer-Blind,Dose-Finding Study To Evaluate The Safety, Tolerability,Immunogenicity, And Efficacy Of Sars-Cov-2 RNA Vaccine Candidates Against Covid-19 In Healthy Individuals«, C4591001_Clinical_Protocol_Nov2020.pdf (pfizer.com)

10 Mit Interventionsstudie sind Personen gemeint, die den *Pfizer*-Impfstoff als Probanden der klinischen Studie erhalten haben.

11 https://media.tghn.org/medialibrary/2020 /11/C4591001_Clinical_Protocol_Nov2020_Pfizer_BioNTech.pdf unter Punkt 8.3.5. »Exposure During Pregnancy or Breastfeeding, and Occupational Exposure«, S. 67 ff.

12 Vgl. etwa einen Beitrag vom 16. Juli 2021 unter https://www.br.de/nachrichten/deutschland-welt/ fr-f-impfstoff-shedding-die-angst-vor-dem-kontakt-zu-geimpften,SdE76IT

13 https://www.servustv.com/aktuelles/a/corona-auf-der-suche-nach-der-wahrheit-teil-2-die-themen/131890 /

14 https://www.cnbc.com/2021/07/30 /cdc-study-shows-74percent-of-people-infected-in-massachusetts-covid-outbreak-were-fully-vaccinated.html

15 https://www.cnbc.com/2021/07/30 /cdc-study-shows-74percent-of-people-infected-in-massachusetts-covid-outbreak-were-fully-vaccinated.html

21 EMPFEHLUNGEN DER STÄNDIGEN IMPFKOMMISSION

21.1 DIE AUFGABEN DER STIKO

Die STIKO ist laut Angabe des RKI ein unabhängiges Expertengremium, dessen Tätigkeit von der Geschäftsstelle im Fachgebiet Impfprävention des Robert Koch-Instituts koordiniert und beispielsweise durch systematische Analysen der Fachliteratur unterstützt wird. Ziel ist es, die Impfempfehlungen an neue Impfstoffentwicklungen und Erkenntnisse aus der Forschung optimal anpassen zu können.[1]

Die STIKO entwickelt Impfempfehlungen für Deutschland und berücksichtigt dabei nicht nur deren Nutzen für das geimpfte Individuum, sondern auch für die gesamte Bevölkerung. Sie orientiert sich dabei nach Aussage des RKI angeblich an den Kriterien der evidenzbasierten Medizin. Während für die Zulassung einer Impfung deren Wirksamkeit (zumeist im Vergleich zu Placebo), deren Unbedenklichkeit und pharmazeutische Qualität relevant sind, analysiert die STIKO darauf aufbauend neben dem individuellen Nutzen-Risiko-Verhältnis auch die Epidemiologie auf Bevölkerungsebene und die Effekte einer flächendeckenden Impfstrategie für Deutschland. Außerdem entwickelt die STIKO Kriterien zur Abgrenzung einer üblichen Impfreaktion von einer über das übliche Ausmaß einer Impfreaktion hinausgehenden gesundheitlichen Schädigung. STIKO-Empfehlungen gelten als medizinischer Standard.[2]

> STIKO-Empfehlungen gelten als medizinischer Standard.

NEUE RECHTLICHE VORGABE ZUR IMPFEMPFEHLUNG DURCH DIE STIKO

Empfehlungen der STIKO zur Durchführung von Schutzimpfungen gegen das Coronavirus SARS-CoV-2 haben sich nach Vorgabe der neu eingeführten Vorschrift des §20 Abs. 2a IfSG[3] insbesondere an folgenden Impfzielen auszurichten:
— Reduktion schwerer oder tödlicher Krankheitsverläufe,
— Unterbindung einer Transmission des Coronavirus SARS-CoV-2,
— Schutz von Personen mit besonders hohem Risiko für einen schweren oder tödlichen Krankheitsverlauf,
— Schutz von Personen mit besonders hohem behinderungs-, tätigkeits- oder aufenthaltsbedingtem Infektionsrisiko,
— Aufrechterhaltung zentraler staatlicher Funktionen, von kritischen Infrastrukturen, von zentralen Bereichen der Daseinsvorsorge und des öffentlichen Lebens.

21.1 STIKO-EMPFEHLUNGEN FÜR CORONA-IMPFUNG

Die STIKO empfiehlt für Erwachsene »auf Basis der derzeit verfügbaren Daten und unter Berücksichtigung der gegenwärtigen pandemischen Lage«[4] die Impfung gegen COVID-19 mit allen der vier zugelassenen Impfstoffe.[5]

Auch wenn der Bundestag seit März 2020 eine »epidemische Lage von nationaler Tragweite« behauptet, in §5 IfSG (übrigens ohne jedwede Gesetzesbegründung) verankert und bis Stand August 2021 unbeirrt weiterhin bestätigt hat, so gibt es unter keinem einzigen Aspekt einen wissenschaftlichen Nachweis für das tatsächliche Vorhandensein einer Epidemie in Deutschland. Ferner fehlen Langzeitstudien, die tatsächlich einen Nutzen-Wirksamkeit-Nachweis führen.

> Eine gegenwärtige »pandemische Lage« ist wissenschaftlich durch nichts belegt.

Die Impfempfehlung der STIKO ist damit schon höchst fraglich und geht im Zweifel nicht konform mit den »hehren« Behauptungen des RKI von einer »evidenzbasierten« Medizin.

Die Impfung mit *Vaxzevria*® empfiehlt die STIKO seit 1. April 2021 nur für Personen im Alter von über 60 Jahren, sowohl die Erst- als auch Zweitimpfung. Grund sind seltene Fälle von Thrombose mit Thrombozytopenie-Syndrom (TTS) unterhalb dieser Altersgrenze.

Hinsichtlich der zweiten Impfstoffdosis für jüngere Personen, die bereits eine erste Dosis *Vakzevria*® erhalten haben, empfiehlt die STIKO indessen, bei Personen im Alter von unter 60 Jahren anstelle einer zweiten *Vaxzevria*-Impfstoffdosis eine Dosis eines mRNA-Impfstoffs zwölf Wochen nach der Erstimpfung zu verabreichen.[6]

ÜBERRASCHENDE STIKO-EMPFEHLUNG ZUR »KREUZIMPFUNG«

Seit 1. Juli 2021 wird auch die sogenannte Kreuzimpfung empfohlen. Künftig sollen Menschen, die eine erste Dosis *Vakzevria*® erhalten haben, als zweite Spritze einen mRNA-Impfstoff injiziert bekommen.[7]

Das RKI behauptet hierzu auf seiner Homepage am 1. Juli 2021, dass sich in Europa und in Deutschland momentan die Deltavariante von SARS-CoV-2, die angeblich deutlich ansteckender sei als die seit März 2021 vorherrschende Alphavariante, schnell ausbreite.[8] Eine höhere Pathogenität (Krankheitswert) der Deltavariante sei derzeit zwar nicht gesichert. Aktuelle Studienergebnisse aus dem Vereinigten Königreich zeigten angeblich auch, dass der Impfschutz in Bezug auf die Verhinderung schwerer Krankheitsverläufe nach abgeschlossener Grundimmunisierung gegenüber der Deltavariante im Vergleich zum Schutz gegenüber anderen SARS-CoV-2-Varianten ähnlich gut sei.[9] Hingegen scheine der Schutz gegenüber der Deltavariante nach nur einer Impfstoffdosis deutlich herabgesetzt zu sein.[10]

Nach »aktuellen Studienergebnissen« sei die Immunantwort nach heterologem Impfschema[11] (die Kombination von *Vakzevria*®/

mRNA-Impfstoff) der Immunantwort nach homologer *Vakzevria*-Impfserie (2 Impfstoffdosen *Vakzevria*) »deutlich überlegen«. Vorbehaltlich der Rückmeldungen aus dem »noch zu eröffnenden Stellungnahmeverfahren« (!) empfehle die STIKO daher für Personen, die *Vakzevria* als 1. Impfstoffdosis erhalten haben, unabhängig vom Alter einen mRNA-Impfstoff als 2. Impfstoffdosis mit mindestens 4-wöchigem Impfabstand zur 1. Dosis.[12]

Hintergrund für diese Empfehlung sei zum einen die »in mehreren unabhängigen Studien gemachte Beobachtung«, dass die Antikörper-basierte und – sofern untersucht – auch die T-Zellen-basierte Immunantwort nach diesem heterologen Impfschema signifikant höher gewesen sein soll als nach zweimaliger *Vakzevria*-Impfung. Auch wenn in diesen Arbeiten nicht untersucht worden sei, ob eine heterologe Impfung einer homologen *Vakzevria*-Impfung hinsichtlich des Schutzes vor COVID-19 überlegen sei, lasse die erhöhte Immunogenität nach Auffassung der STIKO eine verbesserte Schutzwirkung erwarten. Zum anderen habe das genannte heterologe Impfschema angeblich den Vorteil, dass eine vollständige Immunisierung in einem kürzeren Zeitrahmen erreicht werden könne (circa 4 Wochen statt 9–12 Wochen).[13]

Gemeint ist damit wohl eine schnelle Verwertung von Impfstoffchargen, die möglicherweise verfallen und so noch »an den Mann« gebracht werden sollen.

> Heterologes Impfschema versus homologes Impfschema: ein Kreuz und Quer der Impfungen – durch nichts belegt.

EMPFEHLUNGEN DER STIKO OHNE WISSENSCHAFTLICHE GRUNDLAGE

Auf der Homepage des RKI findet sich folgende Aussage:

> »Die STIKO-Empfehlungen basieren stets auf den derzeit besten verfügbaren, wissenschaftlichen Erkenntnissen. Neues Wissen

wird fortlaufend bewertet und die Empfehlungen werden dementsprechend angepasst und aktualisiert (‚Living Guideline‘).«[14]

Dies kann nach Überprüfung der Begründung der STIKO-Empfehlungen zu keiner einzigen Empfehlung nachvollzogen werden. Denn zunächst einmal gab es eine klare und eindeutige Empfehlung der STIKO vom März 2021: »Eine begonnene Impfserie muss mit demselben Produkt abgeschlossen werden.«[15]

Die STIKO tritt also im Juli 2021 mit ihrer Empfehlung einer »Kreuzimpfung« in vollkommenen Widerspruch zu ihrer eigenen klaren Forderung wenige Monate zuvor.

Ferner ist im Hinblick auf die Kreuzimpfung überhaupt nicht ersichtlich und nachgewiesen, inwieweit sich die angeblich »schnelle Ausbreitung der Deltavariante« auf das Infektionsgeschehen insgesamt auswirkt, nachdem in den Juniwochen 2021 die Inzidenzwerte (nur basierend auf PCR-Tests) überwiegend auf unter 10/100.000 sanken und damit an Seltenheitswert kaum zu überbieten waren. Die Behauptung einer schnelleren Ausbreitung der Deltavariante deckt sich jedenfalls nicht mit einer bundesweiten PCR-Test-Inzidenz im Juli 2021 nahe null.

Eine Angabe und Nennung der »unabhängigen Studien« findet sich in der STIKO-Empfehlung über die Kreuzimpfung ebenfalls nicht. Es ist also völlig unbekannt, über welchen Zeitraum, mit wie vielen Personen und auf Basis welcher angeblichen Mutationen diese überraschende Empfehlung gestützt wird.

Es fehlt sogar im *Epidemischen Bulletin* des RKI jedweder evidenzbasierte Nachweis für die plötzliche Mischung völlig unterschiedlicher Impfstoffe von verschiedenen Herstellern auf Basis von unterschiedlichen Wirkungsweisen. Insbesondere fehlt es offensichtlich an korrekt durchgeführten klinischen Studien für die Empfehlung der Durchmischung der Impfstoffe. Damit fehlt jedweder wissenschaftlich-medizinische Nachweis für die Aussagen und Empfehllungen der STIKO.

KEINE STUDIEN ZUR KREUZIMPFUNG DURCH DIE HERSTELLER

Die Hersteller selbst haben jedenfalls keine entsprechenden Studien zum Mix von Impfungen verschiedener Hersteller durchgeführt.

AstraZeneca bestätigt in seiner Gebrauchsinformation Stand Juni 2021 unter »Hinweise zur Handhabung und Anwendung«:

>»Die Impfserie mit Vaxzevria besteht aus zwei separaten Dosen von je 0,5 ml. Die zweite Dosis sollte zwischen 4 und 12 Wochen nach der ersten Dosis verabreicht werden. Personen, die eine erste Dosis von Vaxzevria bekommen haben, sollten eine zweite Dosis des gleichen Impfstoffs erhalten, um die Impfserie abzuschließen.«[16]

BioNTech/Pfizer bestätigt ebenfalls in seiner Gebrauchsinformation Stand Juni 2021 unter »Hinweise zur Handhabung und Anwendung«:

>»Es liegen keine Daten zur Austauschbarkeit von Comirnaty mit anderen COVID-19-Impfstoffen vor, um die Impfserie zu vervollständigen. Personen, die 1 Dosis Comirnaty erhalten haben, sollten eine zweite Dosis Comirnaty erhalten, um die Impfserie abzuschließen.«[17]

Auch die Kassenärztliche Bundesvereinigung schreibt in ihrem Steckbrief zum Impfstoff von *BioNTech* Stand 19. Juli 2021, also drei Wochen nach der STIKO-Empfehlung einer Kreuzimpfung:

>»Es liegen keine Daten zur Austauschfähigkeit der COVID-19-Impfstoffe vor. Die Impfserie sollte daher mit demselben Impfstoff abgeschlossen werden, mit dem sie begonnen wurde.«[18]

Es ist jedenfalls anzunehmen, dass ein TÜV es niemals akzeptieren würde, wenn Autofahrer aufgrund einer Werbekampagne der Politik plötzlich beschließen würden, auf der rechten Seite Autoreifen des einen Herstellers und auf der linken Seite Reifen eines anderen Herstellers aufzuziehen. Dies zeigt die Absurdität der immer neuen Blüten, die die Impfkampagne treibt.

Die Entscheidungen der STIKO sind völlig intransparent und nicht durch medizinische Studien belegt.

1 Die STIKO wurde im Jahr 1972 beim damaligen Bundesgesundheitsamt eingerichtet. Aufgrund der Bedeutung ihrer Impfempfehlungen wurde sie mit dem Infektionsschutzgesetz im Jahr 2001 in § 20 Abs. 2 IfSG gesetzlich verankert. Seit dem Jahr 2007 sind die von der STIKO empfohlenen Impfungen Grundlage für die Schutzimpfungsrichtlinie (SI-RL) des Gemeinsamen Bundesausschusses (G-BA) und werden mit Aufnahme in die SI-RL Pflichtleistung der gesetzlichen Krankenversicherung (GKV) in Deutschland.

2 https://www.rki.de/DE/Content/Kommissionen/STIKO/stiko_node.html, Stand 24. Juni 2021

3 Eingeführt durch Gesetz vom 29. März 2021, BGBl. I S. 370 (Nr. 12); Geltung ab 31. März 2021

4 PEI-Sicherheitsbericht vom 7. Mai 2021, S. 5, https://www.pei.de/SharedDocs/Downloads/DE/newsroom/dossiers/sicherheitsberichte/sicherheitsbericht-27-12-bis-30-04-21.pdf?_blob=publicationFile&v=5

5 RKI, *Epidemiologisches Bulletin*, 19/2021, 12. Mai 2021, S. 24

6 PEI-Sicherheitsbericht vom 7. Mai 2021, S. 5, https://www.pei.de/SharedDocs/Downloads/DE/newsroom/dossiers/sicherheitsberichte/sicherheitsbericht-27-12-bis-30-04-21.pdf?_blob=publicationFile&v=5

7 https://www.bundesregierung.de/breg-de/themen/coronavirus/stiko-aktualisiert-empfehlung-1939042

8 https://www.rki.de/DE/Content/Kommissionen/STIKO/Empfehlungen/PM_2021-07-01.html

9 Dies widerspricht einem Zeitungsartikel, wonach gerade Geimpfte einen deutlichen Anteil der an der Deltavariante Verstorbenen ausmachen würden, vgl. Kapitel 19, S. 209

10 In diesem Kontext weise die STIKO darauf hin, dass es wichtig sei, die zweite Impfstoffdosis zeitgerecht wahrzunehmen.

11 Unter dem heterologen Impfschema versteht man eine Grundimmunisierung mit Impfstoffen verschiedener Technologien, vgl. https://www.rki.de/SharedDocs/FAQ/COVID-Impfen/FAQ_heterologes-Impfschema.html

12 https://www.rki.de/DE/Content/Kommissionen/STIKO/Empfehlungen/PM_2021-07-01.html

13 RKI, *Epidemiologisches Bulletin,* 27/2021, 8. Juli 2021, S. 15, https://www.rki.de/DE/Content/Infekt/EpidBull/Archiv/2021/Ausgaben/27_21.pdf?_blob=publicationFile

14 https://www.rki.de/DE/Content/Infekt/Impfen/ImpfungenAZ/COVID-19/Impfempfehlung-Zusfassung.html;jsessionid=96A3339C961FF7F09BE915B3E9A25337.internet061 (Stand 30. Juli 2021)

15 RKI, *Epidemiologisches Bulletin,* 12/2021, 25. März 2021, S. 13, »STIKO-Empfehlung zur COVID-19-Impfung«, https://www.rki.de/DE/Content/Infekt/EpidBull/Archiv/2021/Ausgaben/12_21.pdf?_blob=publicationFile

16 https://www.ema.europa.eu/en/documents/product-information/vaxzevria-previously-COVID-19-vaccine-astrazeneca-epar-product-information_de.pdf unter Punkt 4.5

17 https://www.ema.europa.eu/en/documents/product-information/comirnaty-epar-product-information_de.pdf, S. 2

18 https://www.kbv.de/media/sp/COVID-19-Schutzimpfung_Steckbrief_Impfstoff_Comirnaty.pdf

22 BESONDERHEITEN BEI KINDERN UND JUGENDLICHEN

22.1 IMPFSTOFFZULASSUNG FÜR KINDER AB 12 JAHREN

Die Impfkampagne ist auch für Kinder und Jugendliche in vollem Gange. Der Ausschuss für Humanarzneimittel (*Committee for Medicinal Products for Human Use*, CHMP) bei der Europäischen Arzneimittel-Agentur (EMA) hat auch für Jugendliche ab 12 Jahren eine beschleunigte Bewertung der von *BioNTech* eingereichten Daten, einschließlich der Ergebnisse einer großen laufenden klinischen Prüfung mit Jugendlichen ab 12 Jahren, beschlossen.[1] Die Bewertung des Antrags auf Erweiterung der Anwendung des mRNA-COVID-19-Impfstoffs *Comirnaty®* von *BioNTech* auf Kinder und Jugendliche im Alter von 12 bis 15 Jahren wurde am 3. Mai 2021 bei der EMA begonnen.[2]

Der Ausschuss für Humanarzneimittel hat sodann nur dreieinhalb Wochen später, am 28. Mai 2021, die Empfehlung ausgesprochen, eine Zulassungserweiterung für die EU und damit auch für Deutschland zu erteilen. Bisher war der Impfstoff erst ab einem Alter von 16 Jahren zugelassen. Mit der Zulassungserweiterung kann dieser Impfstoff nun ab einem Alter von 12 Jahren eingesetzt werden. Am 31. Mai 2021 hat die EU-Kommission die Zulassungserweiterung genehmigt.[3] Für Deutschland bedeutet die Entscheidung, dass sich Kinder und Jugendliche ab 12 Jahren seit dem 7. Juni 2021 damit impfen lassen können. Auf diesen Termin hatten sich Bund und Länder bereits im Vorfeld festgelegt.[4]

Der Impfstoff von *BioNTech/Pfizer* ist in der Europäischen Union damit der erste Corona-Impfstoff, der für Jugendliche zwischen 12 und 15 Jahren eine Genehmigung erhalten hat.[5]

Die europäische Arzneimittelbehörde EMA empfiehlt inzwischen auch den mRNA-Impfstoff des US-Herstellers *Moderna* zur

Anwendung bei Kindern und Jugendlichen ab 12 Jahren. Der Empfehlung der EMA muss nun noch die EU-Kommission zustimmen, was als Formsache gilt.[6]

22.2 IMPFABLEHNUNG DER WHO FÜR MINDERJÄHRIGE

Die Weltgesundheitsorganisation (WHO) änderte am 21. Juni 2021 ihre Angabe zur Frage, ob Kinder und Jugendliche geimpft werden sollen. Ab sofort heißt es direkt und ohne Relativierung, dass Kinder und Jugendliche nicht geimpft werden sollen, da es keine Evidenz für den Nutzen der COVID-19-Impfung für Menschen unter 18 Jahren gibt. Auf der offiziellen Seite der Weltgesundheitsorganisation hieß es Stand 21. Juni 2021:

»Kinder sollten vorläufig nicht geimpft werden. Es gibt aktuell noch nicht genügend Belege für eine Empfehlung hinsichtlich einer COVID-19-Impfung für Kinder. Kinder und Jugendliche haben einen viel milderen Krankheitsverlauf, verglichen mit Erwachsenen. Sonstige empfohlene Kinderimpfungen sollten aber weiterhin durchgeführt werden.«

Ein Abruf der Homepage der WHO Stand 29. Juli 2021 liest sich indessen deutlich weniger klar und wurde im Hinblick auf Kinder und Jugendliche offensichtlich deutlich »abgemildert«, denn die klare Impfablehnung findet sich hier nicht mehr:

»Kinder und Jugendliche neigen dazu, im Vergleich zu Erwachsenen eine mildere Erkrankung zu haben, so dass es weniger dringend ist, sie zu impfen als ältere Menschen, Menschen mit chronischen Gesundheitszuständen und Gesundheitspersonal, es sei denn, sie sind Teil einer Gruppe mit einem höheren Risiko für schwere COVID-19.

Es sind weitere Erkenntnisse über die Verwendung der verschiedenen COVID-19-Impfstoffe bei Kindern erforderlich, um allgemeine Empfehlungen zur Impfung von Kindern gegen COVID-19 abgeben zu können.

Die Strategic Advisory Group of Experts (SAGE) der WHO ist zu dem Schluss gekommen, dass der Pfizer/BionTech-Impfstoff für Menschen ab 12 Jahren geeignet ist. Kindern zwischen 12 und 15 Jahren, die ein hohes Risiko haben, kann dieser Impfstoff zusammen mit anderen prioritären Gruppen für die Impfung angeboten werden. Impfstoffstudien für Kinder sind im Gange, und die WHO wird ihre Empfehlungen aktualisieren, wenn die Evidenz oder die epidemiologische Situation eine Änderung der Politik rechtfertigt.« [7]

22.3 STIKO-EMPFEHLUNGEN BEI MINDERJÄHRIGEN

ZUERST KEINE ALLGEMEINE EMPFEHLUNG FÜR MINDERJÄHRIGE

Auch die STIKO empfahl die Impfung für Kinder und Jugendliche nicht, obwohl der Impfstoff von *BioNTech/Pfizer* inzwischen auch für Kinder ab 12 Jahren zugelassen wurde und obwohl über Wochen hinweg massiver politischer Druck auf die STIKO ausgeübt wurde.

»Der Einsatz von Comirnaty bei Kindern und Jugendlichen im Alter von 12–17 Jahren ohne Vorerkrankungen wird derzeit nicht allgemein empfohlen, ist aber nach ärztlicher Aufklärung und bei individuellem Wunsch und Risikoakzeptanz des Kindes oder Jugendlichen bzw. der Sorgeberechtigten möglich.« [8]

Eine Ausnahme galt für Kinder und Jugendliche mit schweren Vorerkrankungen, hier empfahl die STIKO eine Impfung. [9] Hierzu findet sich auf der Homepage des RKI Folgendes »Infoblatt für Kinder- und Jugendärzte und Eltern«[10]:

> »Die STIKO empfiehlt die COVID-19-Impfung mit einem mRNA-Impfstoff Comirnaty (BioNTech/Pfizer) derzeit nicht für alle Kinder und Jugendlichen im Alter von 12–17 Jahren, sondern nur für Kinder und Jugendliche mit einem besonderen Risiko.
> Impfungen sind präventiv-medizinische Interventionen an häufig gesunden Menschen und bedürfen einer eingehenden Nutzen-Risiko-Analyse. Zur Sicherheit der Impfung bei Kindern gibt es bislang noch zu wenig Daten und Erfahrungen. Wenn sich Kinder und Jugendliche ohne Vorerkrankungen infizieren, ist der COVID-19-Krankheitsverlauf meist mild oder sogar asymptomatisch. Hospitalisierungen und intensivmedizinische Behandlungen sind selten und Todesfälle treten nur vereinzelt auf.«

Normalerweise ist eine Empfehlung der STIKO entscheidend für Fragen der Haftung und der Kostenübernahme durch die gesetzlichen Krankenkassen. In deren Rahmen werden die Kosten vom Bund übernommen, und im Fall von Impfschäden besteht laut Bundesgesundheitsministerium angeblich Anspruch auf Versorgung nach dem sozialen Entschädigungsrecht. Anders in der Pandemie: Bundesgesundheitsminister Jens Spahn (CDU) wollte Kinder und Jugendliche auch ohne allgemeine STIKO-Empfehlung von Anfang an in die Impfkampagne einbinden.

STIKO-EMPFEHLUNG FÜR VORERKRANKTE KINDER

Demgegenüber hatte die STIKO zunächst nur für vorerkrankte Kinder eine Impfempfehlung ausgesprochen. Das RKI schreibt hierzu:[11]

»Bei bestimmten Vorerkrankungen ist das Risiko für einen schweren Verlauf einer COVID-19-Erkrankung erhöht. Für Kinder und Jugendliche mit diesen Erkrankungen gibt es eine Impfempfehlung. Die STIKO empfiehlt zunächst – auch in Anbetracht der Impfstoffknappheit – stärker gefährdete Personen zu impfen.«

Sodann listet das Infoblatt des RKI die folgenden Vorerkrankungen auf:
— Adipositas (> 97 Perzentile des BMI)
— angeborene oder erworbene Immundefizienz oder relevante Immunsuppression
— angeborene zyanotische Herzfehler (O_2-Ruhesättigung < 80 %)
— schwere Herzinsuffizienz
— schwere pulmonale Hypertonie
— chronische Lungenerkrankungen mit einer anhaltenden Einschränkung der Lungenfunktion (ausgenommen ist ein gut eingestelltes Asthma bronchiale)
— chronische Niereninsuffizienz
— chronische neurologische oder neuromuskuläre Erkrankungen
— maligne Tumorerkrankungen
— Trisomie 21
— syndromale Erkrankungen mit schwerer Beeinträchtigung
— Diabetes mellitus (nicht gut eingestellt)

Hierbei ist völlig unklar, auf welcher Daten- und Studienbasis die STIKO eine solche Empfehlung gerade für Kinder mit schweren Vorerkrankungen ausspricht. Zwar sagt das RKI: »Bei Kindern und Jugendlichen mit Vorerkrankungen verläuft COVID-19 häufiger schwer, deshalb gibt es hier eine Impfempfehlung der STIKO.« Es dürften jedoch keinerlei Studien mit dieser ohnehin sehr kleinen und seltenen Patientengruppe vorliegen, die aussagekräftig und nachhaltig genug sind, um eine solche Empfehlung auszusprechen.

Dies jedenfalls bestätigt das RKI selbst auf seinem Infoblatt: »Zur Sicherheit der Impfung bei Kindern gibt es bisher nur wenig Daten und Erfahrungen. Die Zahl der untersuchten Kinder und Jugendlichen ist zu klein, um auch häufigere unerwünschte Ereignisse zu entdecken.«[12]

Auch die Kassenärztliche Bundesvereinigung (KBV) bestätigt in ihrem Steckbrief zum Impfstoff von *BioNTech* Stand 19. Juli 2021: »Immunsupprimierte [d.h. immungeschwächte, Anm.d.A.] Personen: Die Wirksamkeit, Sicherheit und Immunogenität des Impfstoffs wurde bei immunsupprimierten Personen, einschließlich Personen, die Immunsuppressiva erhielten, nicht bewertet. Die Wirksamkeit von Comirnaty könnte bei immunsupprimierten Personen geringer sein.«[13]

> Die STIKO gibt ihre Impfempfehlung für vorerkrankte Minderjährige ohne evidenzbasierte Nachweise ab. Studien liegen nicht vor.

KEINE IMPFSTUDIEN MIT IMMUNGESCHWÄCHTEN PATIENTEN

Tatsächlich bestätigen die beiden großen Impfhersteller *BioNTech* und *AstraZeneca* in ihren Produktinformationen beide übereinstimmend, dass immungeschwächte Personen nicht Teilnehmer der Studie waren. Es liegen also offensichtlich nicht nur »wenige Daten«, sondern schlicht und ergreifend überhaupt keine Daten zur Wirksamkeit, Sicherheit und Immunogenität des Impfstoffs bei immungeschwächten Personen vor.

AstraZeneca bestätigt in der Gebrauchsinformation zu *Vaxzevria*® Stand Juni 2021: »Die Wirksamkeit, Sicherheit und Immunogenität des Impfstoffs sind bei immungeschwächten Personen, einschließlich Personen unter einer Therapie mit Immunsuppressiva, nicht untersucht worden.«[14]

Auch *BioNTech* hatte keine immunsupprimierten Patienten in die Studie eingeschlossen: »Die Wirksamkeit, Sicherheit und

Immunogenität des Impfstoffs wurde bei immunsupprimierten Personen, einschließlich Personen die Immunsuppressiva erhielten, nicht bewertet.«[15]

Eine Empfehlung für Patienten, die überhaupt nicht in die ohnehin kurzen klinischen Studien der Hersteller einbezogen wurden, ist schlichtweg unseriös und nicht geeignet, das Vertrauen in die STIKO und in das ihr übergeordnete RKI zu stärken.

IMPFEMPFEHLUNG NACH MASSIVEM DRUCK AUF STIKO

Die STIKO in Deutschland hatte einige Wochen lang dem massiven Druck der Politik und Medien standgehalten und keine allgemeine Impfempfehlung für alle Kinder abgegeben, sondern nur für vorerkrankte Kinder. Aus ihrer Sicht sei die Datenlage über Risiken und Nutzen einer Corona-Impfung bei Kindern und Jugendlichen noch zu dünn. Deshalb wolle sie sich noch Zeit lassen mit einer Impfempfehlung.

Hierfür wurde der Vorsitzende der STIKO, Professor Thomas Mertens, seitens der Politik massiv kritisiert. Mertens hielt dagegen und erklärte, dass zuerst geprüft werden müsse, ob »Kinder die Impfung für ihre eigene Gesundheit brauchen«. Das sei in der Politik aber kaum oder überhaupt nicht diskutiert worden. Dort verweise man fast ausschließlich auf die Quoten der Durchimpfung in der gesamten Bevölkerung, für die auch Kinder und Jugendliche eingespannt werden sollten. Die Frage nach dem Corona-Risiko für Kinder habe man aber – nach dem aktuellen Stand der Wissenschaft – sehr akribisch geprüft, »indem wir weltweit die Literatur angeschaut und die Lage in Deutschland sehr genau analysiert haben. Dabei ist sehr klar herausgekommen, dass die Krankheitslast Covid-19 für die Kinder keine wesentliche Rolle spielt«, so Mertens.

Das gelte auch für das sogenannte Long-COVID-Syndrom.[16] Mertens erklärte, dass es dazu weltweit nur wenige brauchbare

Daten gebe. Für eine aussagekräftige Untersuchung brauche man zwei Gruppen, die man sauber miteinander vergleichen könne. »Das haben nur ganz wenige weltweit gemacht, zum Beispiel eine Schweizer Gruppe. Dabei ist rausgekommen: Die Krankheitslast bei denen, die infiziert waren, und denen, die nicht infiziert waren, war praktisch gleich.«

Bei der sogenannten Long-COVID-Symptomatik, zu der noch viele medizinische Fragen offen seien, könne man bei Kindern nicht sicher sein, ob diese tatsächlich mit einer Virusinfektion oder mit den Begleitumständen des Lockdowns zusammenhänge. »Zu Long-Covid in dieser Altersgruppe wissen wir praktisch nichts.«[17]

Am 16. August 2021 wurde in den Medien mitgeteilt, dass nun auch die STIKO eine Impfempfehlung für Minderjährige ab 12 Jahren ausspreche.[18] Sie sehe nach eigenen Angaben bei den Impfungen mehr Vorteile als Risiken auch für Kinder und Jugendliche ab zwölf Jahren. Diese Empfehlung ziele in erster Linie auf den direkten Schutz der geimpften Kinder und Jugendlichen vor COVID-19 und den damit assoziierten psychosozialen Folgeerscheinungen ab.[19]

Die Impfempfehlung beruht also nicht etwa auf einer medizinischen Notwendigkeit, sondern allein auf den sicherlich gravierenden »psychosozialen Folgeerscheinungen«, die jedoch allein durch die von der Politik verhängten unnötigen und unverhältnismäßigen Corona-Maßnahmen wie Schulschließungen, Schließungen von Sport- und Spielstätten und Kontaktverboten verursacht wurden.

Die STIKO hat sich offensichtlich dem Druck und den Anfeindungen gebeugt und damit – wider besseres Wissen – jedweden Weg der Wissenschaftlichkeit, der Ethik, der evidenzbasierten Medizin und der Verantwortung gegenüber Millionen Kindern und Heranwachsenden verlassen.[20]

Mit der Impfempfehlung für Kinder und Jugendliche ab 12 Jahren hat die STIKO jedweden Weg der Wissenschaftlichkeit, der Ethik, der evidenzbasierten Medizin und der Verantwortung verlassen.

22.4 AUFKLÄRUNG ÜBER FEHLENDEN NUTZEN FÜR KINDER UND JUGENDLICHE

In Deutschland bleiben 99,99 Prozent der Kinder und Jugendlichen von schweren Corona-Verläufen verschont, nur vier Kinder von circa 16 Millionen Kindern und Jugendlichen verstarben bislang nachweislich an Corona (= 0,00003 Prozent) (Stand: 11. April 2021).[21] Ob und inwieweit diese Kinder vorerkrankt waren, ist nicht bekannt, wird aber vermutet.

Ein individueller Impfnutzen (= Verhinderung schwerer COVID-19-Verläufe und Tod) liegt angesichts dieser epidemiologischen Situation medizinstatistisch schlichtweg nicht vor. Jedwede gegenteilige Behauptung ist unwissenschaftlich, falsch und in höchstem Maße verantwortungslos, denn geimpfte Kinder haben – ohne eigenen Impfnutzen – das volle Impfrisiko zu tragen, einschließlich der noch gänzlich unbekannten Langzeitrisiken.

> Das Risiko der Impfung von Kindern und Jugendlichen ist höher als der Nutzen.

Das Nutzen-Risiko-Verhältnis ist daher bei Kindern und Jugendlichen eindeutig so, dass das Risiko im Zweifel erheblich höher ist als der Nutzen. Ein verantwortungsvoller Arzt wird daher schon aus diesem Grund eine Impfung bei Kindern und Jugendlichen ablehnen, wie drei amerikanische Wissenschaftler in einem Beitrag vom 7. Mai 2021 feststellen.[22] Denn COVID-19 hat für Kinder und Jugendliche absolut kein relevantes Sterberisiko und kein Risiko für schwere Verläufe.

Insofern ist schon eine verkürzte Zulassung für diese Altersgruppe höchst bedenklich und hätte nicht erteilt werden dürfen. Denn möglicherweise gibt es ein deutlich höheres Sterberisiko durch die Impfungen selbst![23]

LANGZEITRISIKEN FÜR KINDER ERST RECHT UNBEKANNT

Auch für Kinder und Jugendliche gilt: Mangels entsprechender Langzeitstudien über mehrere Jahre hinweg sind die Langzeitrisiken der Corona-Impfungen mit bislang am Menschen noch nie erprobtem Wirkungsmechanismus völlig unbekannt.[24]

Langzeitrisiken von Therapien und Impfungen zeigen sich erst nach Jahren. Beispielhaft sei an das *Contergan*-Desaster[25], aber auch an die *Pandemrix*-Schweinegrippe-Impfung[26] erinnert.

Sehr wahrscheinlich riskieren Kinder und Jugendliche mindestens dieselben Impfkomplikationen und Impfschäden, wie dies bereits in den ersten sechs Monaten bei Erwachsenen beobachtet wurde. Völlig unklar ist, ob und inwieweit diese Risiken bei Kindern und Jugendlichen eventuell erhöht sein könnten oder ob gerade bei Minderjährigen und jungen Erwachsenen weitere Nebenwirkungen auftreten können.

GEFAHR VON HERZMUSKELENTZÜNDUNGEN

In Israel, wo fast ausschließlich mit dem Impfstoff von *BioNTech* geimpft wurde, zeigten sich beispielsweise deutlich erhöhte Zahlen von Herzmuskelentzündungen bei männlichen Jugendlichen zwischen 16 und 19 Jahren.[27]

In den USA wurde im Juni 2021 von über 1.200 registrierten Fällen von Herzmuskelentzündungen nach den mRNA-Impfungen berichtet. Die Betroffenen hatten die Impfung von *Pfizer* oder *Moderna* erhalten und waren in den allermeisten Fällen unter 30 Jahre alt, viele von ihnen erst im Teenageralter; männliche Personen traf es häufiger als weibliche. Oft trat die Krankheit erst nach der zweiten Dosis auf.[28]

Es wird in USA sogar von Todesfällen minderjähriger Kinder nach der zweiten Impfung berichtet.[29]

Die EMA hatte am 9. Juli 2021 ebenfalls einen möglichen Zusammenhang zwischen seltenen Herzmuskelentzündungen und den mRNA-basierten COVID-19-Impfstoffen von *Pfizer* und *Moderna* festgestellt.[30] Sie behauptet aber weiterhin, dass die Vorteile größer als die Risiken seien. Diese Aussage ist durch nichts belegt. Es müsste nämlich durch Studien nachgewiesen werden, wie häufig ungeimpfte Jugendliche Herzmuskelentzündungen entwickeln – im Vergleich zu Geimpften.

Auf Basis dieser Daten läge die Häufigkeit von Myokarditis laut CDC im Schnitt bei 12,6 Fällen pro einer Million Impfdosen. In Wahrheit wird aber – wie bei jedem Meldesystem – nur ein Bruchteil der tatsächlichen Fälle registriert (Stichwort »Underreporting«).[31]

GEFAHR FÜR FORTPFLANZUNGSFÄHIGKEIT

Im Gegensatz zu erwachsenen Frauen und Männern ab einem fortgeschrittenen Alter ist es für Kinder und Jugendliche darüber hinaus relevant, ob die Impfung eine negative Auswirkung auf die (spätere) Fortpflanzungsfähigkeit haben kann.

Erste Erkenntnisse aus Großbritannien bestätigen dies: So können Corona-Impfstoffe negative Auswirkungen auf die mit der Fortpflanzung verbundenen Organsysteme haben wie
— Zyklusstörungen,
— irreguläre Blutungen,
— hohe Raten von Fehlgeburten (Großbritannien: *BioNTech-Pfizer/ AstraZeneca*: 63 Prozent/41 Prozent) sowie
— Hodenentzündungen.[32]

Damit stellt sich zwangsläufig die Frage nach impfbedingten Störungen der Fortpflanzungsfähigkeit,[33] die allerdings erst durch jahrelange Langzeituntersuchungen hinreichend sicher zu beantworten ist. Solange dieses Risiko nicht

> Die Corona-Impfung birgt offensichtlich auch eine erhebliche Gefahr für die Fortpflanzungsfähigkeit.

ausgeschlossen werden kann, muss ein verantwortungsvoller Arzt auch aus diesem Grund Corona-Impfungen bei Kindern und Jugendlichen kategorisch ablehnen.

 22.5 MEHR SCHADEN ALS NUTZEN BEI IMPFUNG VON MINDERJÄHRIGEN

In einem Artikel des renommierten *British Medical Journal* (BMJ)[34] vom 13. Juli 2021 gehen die Autoren der Frage nach, ob Kinder geimpft werden sollen. Sie stellen fest:

»Obwohl allgemein anerkannt ist, dass das Risiko für Kinder, an einer schweren COVID-19-Infektion zu erkranken, gering ist, glauben viele, dass eine Massenimpfung von Kindern nicht nur vor einer schweren COVID-19-Infektion schützt, sondern auch die Weitergabe der Krankheit verhindert und damit indirekt gefährdete Erwachsene schützt und zur Beendigung der Pandemie beitragen kann. Es gibt jedoch mehrere Annahmen, die bei der Beurteilung von Aufrufen zur Impfung von Kindern gegen COVID-19 untersucht werden müssen.
Erstens verläuft die Krankheit bei Kindern in der Regel mild, und schwerwiegende Folgeerscheinungen bleiben selten. Obwohl das ›Long COVID‹ in letzter Zeit vermehrt Aufmerksamkeit erregt hat, zeigen zwei große Studien an Kindern, dass anhaltende Symptome bei Kindern, die positiv auf SARS-CoV-2 getestet wurden, selten sind und insgesamt ähnlich oder milder verlaufen als bei Kindern mit Symptomen anderer Atemwegsviren. Nach Schätzungen des US-amerikanischen Centers for Disease Control (CDC) liegt die Todesrate durch eine Infektion mit CoV-19 bei Kindern im Alter von 0 bis 17 Jahren bei 20 pro 1.000.000. Die Hospitalisierungsraten sind ebenfalls sehr niedrig und wurden wahrscheinlich überschätzt. Außerdem

hat sich ein großer Teil der Kinder bereits mit SARS-CoV-2 infiziert. Die CDC schätzt, dass bis März 2021 bereits 42 % der US-Kinder im Alter von 5 bis 17 Jahren infiziert worden sind. Da eine SARS-CoV-2-Infektion bei der Mehrheit der Menschen eine robuste Immunantwort auslöst, könnte das Risiko von COVID-19 für die pädiatrische Bevölkerung sogar noch geringer sein als allgemein angenommen.«

In der klinischen Studie, die der Zulassung des mRNA-Impfstoffs von *BioNTech/Pfizer* bei Kindern im Alter von 12 bis 15 Jahren zugrunde lag, seien von den fast 1.000 Kindern, die ein Placebo erhielten, 16 positiv auf COVID-19 getestet worden, im Vergleich zu keinem in der vollständig geimpften Gruppe. Demgegenüber zeigten 3 von 4 der geimpften Kinder Müdigkeit und Kopfschmerzen, etwa die Hälfte Schüttelfrost und Muskelschmerzen und etwa 1 von 4 bis 5 Kindern Fieber und Gelenkschmerzen. Angesichts dieser geringen Inzidenz und der Tatsache, dass COVID-19 bei Kindern in der Regel asymptomatisch oder mild verläuft, und der hohen Rate an unerwünschten Ereignissen bei den Geimpften würde ein Vergleich eindeutig zugunsten der Placebo-Gruppe ausfallen.[35]

Ein möglicher Nutzen des Impfstoffs, einschließlich des Schutzes von Kindern vor schweren COVID-19-Verläufen oder vor dem Long-COVID-Syndrom, könne nach Ansicht der Wissenschaftler diese Bilanz zwar beeinflussen, aber ein solcher Nutzen wurde in der Studie nicht gezeigt und bleibe hypothetisch.

> Die klinische Studie von BioNTech/Pfizer bei Kindern im Alter von 12 bis 15 Jahren hat keinen Nutzen der Impfung gezeigt. Denn 20 bis 75 Prozent der geimpften Kinder hatten erhebliche Nebenwirkungen.

»Selbst wenn man einen Schutz gegen schweres COVID-19 annimmt, müsste angesichts der sehr geringen Inzidenz bei Kindern eine extrem hohe Anzahl geimpft werden, um einen

schweren Fall zu verhindern. In der Zwischenzeit wäre eine
große Anzahl von Kindern mit einem sehr geringen Risiko für
eine schwere Erkrankung den bekannten und unbekannten
Risiken des Impfstoffs ausgesetzt. Bisher wurde der mRNA-
Impfstoff von Pfizer von der israelischen Regierung als wahrscheinlich mit einer symptomatischen Myokarditis in Verbindung gebracht, mit einer geschätzten Inzidenz zwischen 1 zu
3.000 bis 1 zu 6.000 bei Männern im Alter von 16 bis 24 Jahren.
Darüber hinaus sind die Langzeiteffekte von genbasierten Impfstoffen, bei denen es sich um neuartige Impfstoffplattformen
handelt, im Wesentlichen noch unbekannt.« Und die Autoren
fassen zusammen: »Es gibt keinen Grund, Kinder übereilt gegen
COVID-19 zu impfen – die große Mehrheit hat kaum einen
Nutzen davon, und es ist ethisch fragwürdig, einen hypothetischen Schutz von Erwachsenen zu verfolgen, während man
Kinder bekannten und unbekannten Schäden aussetzt.«[36]

Inzwischen wurden am 20. August 2021 insgesamt für Europa mehr
als 14.000 Nebenwirkungen bei mehr als 4.300 betroffenen Minderjährigen gemeldet, hiervon waren 2.015 schwere Nebenwirkungen
sowie 22 gemeldete Todesfälle im Zusammenhang mit den Impfungen zu verzeichnen.[37] Die Autoren des *British Medical Journal* haben
also vollkommen recht.

ÜBERRASCHENDE KEHRTWENDE DER SÄCHSISCHEN IMPFKOMMISSION

Auch die Sächsische Impfkommission (SIKO) hatte diese erheblichen Bedenken noch im Juni 2021 in ihrem »Positionspapier der
SIKO zur SARS-CoV-2-Impfung von Kindern im Alter von 12 bis
15 Jahren mit den dafür zugelassenen mRNA-Impfstoffen« voll und
ganz geteilt und schrieb:

»Bei Kindern und Jugendlichen ist das niedrige Erkrankungsrisiko gegen die Effekte der Impfung (individuell und epidemiologisch) abzuwägen. Das individuelle Risiko ist zunächst als gering einzuschätzen. Bei einer aktuellen kumulativen Inzidenz von ca. 4,2 % in der Altersgruppe der 12–17-Jährigen ist das Risiko einer Hospitalisierung mit weniger als 1 % zu beziffern. Die Sterblichkeit bei Kindern und Jugendlichen in dieser Altersgruppe beträgt 2,12/100000 Erkrankte (≈0,0021 %). Somit läge die sog. »number needed to vaccinate« (NNV) für die Verhinderung eines Todesfalles in dieser Altersgruppe in einem sechs- bis siebenstelligen Bereich.

Demgegenüber stehen lokale unerwünschte Wirkungen bei der SARS-CoV-2-Impfung in einer Höhe bis zu > 80 % (Schmerzen an der Injektionsstelle, schwere Reaktionen 0,6–1,0 %) sowie systemische unerwünschte Effekte wie Kopfschmerzen ca. 50 % (schwere Reaktionen 1,0–2,0 %) und Abgeschlagenheit/Fatigue bei bis zu 66 % der Impflinge (schwere Reaktionen 1,3–2,4 %). Auch wenn diese unerwünschten Wirkungen temporärer Natur sind und diese Zahlen ähnlich denen sind, die bei einer älteren Kontrollgruppe auftreten, muss dies bei der Aufklärung im Rahmen der Nutzen-Risiko-Bewertung kommuniziert werden.«[38]

Schon wenige Wochen später gab dieselbe SIKO[39] in völliger Kehrtwende nun doch eine Impfempfehlung für Minderjährige ab 12 Jahren ab. In einem Update vom 1. August 2021 wurde zu dieser – bereits zwei Tage zuvor medial verbreiteten Impfempfehlung[40] – Folgendes erklärt: Zur generellen Impfempfehlung bei Kindern und Jugendlichen im Alter von 12–15 Jahren seien die Daten aus den USA und Israel zur individuellen und auch epidemiologischen Nutzen-Risiko-Abwägung eingeflossen. Hier überwiege der Nutzen eindeutig das Risiko adverser Reaktionen.[41]

Unter den beiden Links, auf die sich die SIKO in diesem Papier bezieht,[42] finden sich mehrere Powerpoint-Präsentationen mit Hochrechnungen, jedoch keine Studie. Der Link auf die israelische Studie ist nicht hilfreich, da eine Übersetzung aus der hebräischen Schrift nicht vorliegt.[43] Im Übrigen liegt der Fokus der Empfehlung allein auf den angeblich doch nicht so schwerwiegenden »schweren« Impfnebenwirkungen wie der (Peri)myokarditis (was nicht sehr glaubwürdig ist). Die Aspekte, welche die SIKO in ihrem Positionspapier vom Juni 2021 zum fehlenden Nutzen der Impfung angesichts der sehr erheblichen Impfreaktionen ausgeführt hat, fehlen völlig in der neuen Impfempfehlung. Sie fehlen auch in den Powerpoint-Präsentationen auf der Homepage des CDC.

Die Sächsische Impfkommission macht eine totale Kehrtwende und gibt eine Impfempfehlung für Kinder ab 12 Jahren ab. Die angeblich zugrundeliegenden Studien aus den USA sind jedoch keine Studien, sondern Powerpoint-Präsentationen und Kalkulationen. Die israelische Studie ist in hebräischer Schrift verfasst und nicht übersetzt.

Auch diese angeblichen Wissenschaftler und Mitglieder der SIKO Sachsen erweisen ihrem Namen und ihrem Ruf leider keine Ehre. Sie werden persönlich verantwortlich sein für alle Nebenwirkungen und Schäden, die Minderjährige in Sachsen aufgrund dieser Impfempfehlung erleiden.

DER BESCHÄMENDE BESCHLUSS DES 124. DEUTSCHEN ÄRZTETAGES

In einem Beschluss des 124. Deutschen Ärztetages vom 5. Mai 2021 hat der Ärztetag die Bundesregierung aufgefordert, unverzüglich eine COVID-19-Impfstrategie für Kinder und Jugendliche zu entwickeln: »Das Recht auf Bildung könne im Winter 2021/2022 nur mit einer rechtzeitigen Corona-Impfung gesichert werden.«[44]

Die mit fast 96 Prozent aller anwesenden Ärzte beschlossene Forderung der Bundesärztekammer nach Impfung der Schüler, ohne welche offensichtlich ein normaler Schulalltag nicht möglich sein soll,[45] ist unverantwortlich und unvertretbar. Denn die Impfung von Kindern und Jugendlichen ist nicht nur enorm riskant, da in dieser Altersgruppe die Impfung nachweislich gefährlicher ist als die Erkrankung. Sie ist auch unnötig[46] und bei wissenschaftlich unbewiesener Effektivität unvertretbar, zumal eine »sterile Immunität« als Voraussetzung für eine Verhinderung der Virusübertragung für keinen der verfügbaren Impfstoffe nachgewiesen ist.[47]

In dasselbe Horn einer Impfung von Kindern ab 12 Jahren bläst jetzt angeblich »vor dem Hintergrund steigender Corona-Inzidenzen« auch die Chefin der Amtsärzte, Dr. Ute Teichert.[48] Sehr gerne würde man wissen, wie viele schwerkranke oder verstorbene Kinder diese Amtsärztin in den Gesundheitsämtern tatsächlich gesehen hat, dass sie eine solch unsinnige und riskante Forderung erhebt und die Kinder damit wissentlich einer erheblichen Gefahr aussetzt. Vermutlich kennt Frau Teichert seit April 2020 kein einziges minderjähriges Kind, das an Corona schwer erkrankt oder gar verstorben ist. Solche Aussagen von Ärzten machen fassungslos.

> Der Beschluss des 124. Deutschen Ärztetages zur Impfung von Schülern ist beschämend.

SKRUPELLOSE KINDERÄRZTE IMPFEN KINDER SCHON AB 5 JAHREN

Der *Focus* berichtete am 31. Juli 2021, dass es Kinderärzte gibt, die – entgegen der Zulassung sämtlicher Impfstoffe und damit »Off-Labe« – sogar Kinder ab 5 Jahren impfen.[49] Das Haftungsrisiko für diese Ärzte, die entgegen aller Erkenntnisse die Kleinsten impfen, ist unüberschaubar. Denn auch diese Kinderärzte werden – ebenso wie die Amtsärztin Teichert – kein einziges Kind in ihrer

Arztpraxis dokumentieren können, welches im Jahr 2020 und danach schwer oder gar tödlich an Corona erkrankt ist. Ob sie schwere und schwerste Impffolgen auch für die geimpften Kleinen vermeiden können, ist angesichts der seit Monaten bekannt Nebenwirkungen höchst zweifelhaft – die Zukunft und die nachfolgenden Schadensersatzprozesse einschließlich eventueller Strafverfahren gegen solche Ärzte werden es zeigen.

Solchen Ärzten gehört die Approbation entzogen. Denn sie müssen wissen, dass das Risiko von Nebenwirkungen mindestens 20-mal so hoch und das Risiko eines Todes durch die Impfung mindestens 23-mal so hoch ist wie bei allen anderen Impfungen.[50] Vor allem wissen gerade Kinderärzte, dass sie keinen ernsthaften Coronafall in ihrer Arztpraxis hatten. Solche Ärzte sind gewissen- und skrupellos.

> Einige Kinderärzte impfen – entgegen der Zulassung aller Impfstoffe – auch Kinder ab 5 Jahren. Ärzte und Eltern werden die Verantwortung für Schäden bei diesen Kindern ihr Leben lang tragen müssen.

22.6 MINDERJÄHRIGE DÜRFEN IN KEINEM FALL GEIMPFT WERDEN

Neugeborene haben in Deutschland eine Lebenserwartung von etwa weiteren 80 Jahren, 10-Jährige von weiteren 70 Jahren, 80-Jährige von unter 10 Jahren.[51] Bei einem Impftod ist der Verlust an Lebensjahren bei jungen Menschen also sieben- bis achtmal größer als bei alten Menschen. Im Falle bleibender Impfschäden wäre der Leidensweg entsprechend länger – für die Betroffenen und deren Familien tragisch, gesellschaftlich je nach Häufigkeit fatal.

Kinder und Jugendliche dürfen daher nicht geimpft werden, die Eltern müssen ihre Einwilligung verweigern, Ärzte müssen die Durchführung der Impfung zur Vermeidung von Schadensersatzansprüchen ablehnen. Ärzte riskieren sogar eine strafrechtliche Verfolgung wegen Körperverletzung oder sogar wegen fahrlässiger – oder bei bedingtem Vorsatz sogar wegen vorsätzlicher – Tötung, wenn sie Minderjährige wider besseres Wissen einer riskanten Impfung ohne jedweden Nutzen aussetzen.

Auch die Politik sollte zur Vermeidung von Klagen und Schadensersatzansprüchen die Finger weglassen von Kindern und Jugendlichen, anstatt – wie beispielsweise in Berlin geschehen – anzukündigen, 90 Prozent aller Kinder über 12 Jahre »durchzuimpfen«.[52]

> Kinder und Jugendliche dürfen in keinem Fall geimpft werden. Das Nutzen-Risiko-Verhältnis ist fatal. Die Impfung von Minderjährigen ist kontraindiziert. Das Haftungsrisiko und das strafrechtliche Risiko der Ärzte sind enorm.

1 https://www.pei.de/DE/newsroom/hp-meldungen/2021/210507-start-bewertungsverfahren-zulassungserweiterung-cormirnaty-ab-12.html

2 https://www.ema.europa.eu/en/news/ema-starts-evaluating-use-COVID-19-vaccine-comirnaty-young-people-aged-12-15

3 https://www.pei.de/DE/newsroom/hp-meldungen/2021/210601-eu-kommission-genehmigt-indikationserweiterung-comirnaty.html?nn=170852

4 https://www.pei.de/DE/newsroom/hp-meldungen/2021/210601-eu-kommission-genehmigt-indikationserweiterung-comirnaty.html

5   In Kanada und den USA hatten die Gesundheitsbehörden schon einige Wochen zuvor grünes Licht für die Impfung von 12- bis 15-Jährigen gegeben.

6   https://de.euronews.com/2021/07/23/ema-gibt-grunes-licht-fur-moderna-impfstoff-ab-12-jahren

7   https://www.who.int/emergencies/diseases/novel-coronavirus-2019/COVID-19-vaccines/advice letztes Update der WHO Stand 14.7.2021 [letzter Zugriff 22. August 2021]

8   RKI, *Epidemiologisches Bulletin,* 25/2021, 24. Juni 2021, S. 4, https://www.rki.de/DE/Content/Infekt/EpidBull/Archiv/2021/Ausgaben/25_21.pdf?_blob=publicationFile

9   https://www.rki.de/DE/Content/Infekt/EpidBull/Archiv/2021/Ausgaben/25_21.pdf?_blob=publicationFile

10 https://www.rki.de/DE/Content/Infekt/Impfen/ImpfungenAZ/COVID-19/Infoblatt_Impfung_Kinder_und_Jugendliche.pdf?_blob=publicationFile

11 https://www.rki.de/DE/Content/Infekt/Impfen/ImpfungenAZ/COVID-19/Infoblatt_Impfung_Kinder_und_Jugendliche.pdf?_blob=publicationFile

12 https://www.rki.de/DE/Content/Infekt/Impfen/ImpfungenAZ/COVID-19/Infoblatt_Impfung_Kinder_und_Jugendliche.pdf?_blob=publicationFile , S. 2

13 https://www.kbv.de/media/sp/COVID-19-Schutzimpfung_Steckbrief_Impfstoff_Comirnaty.pdf

14 https://www.ema.europa.eu/en/documents/product-information/vaxzevria-previously-COVID-19-vaccine-astrazeneca-epar-product-information_de.pdf

15 https://www.ema.europa.eu/en/documents/product-information/comirnaty-epar-product-information_de.pdf, S. 4

16 Vgl. hierzu Kapitel 4, S. 63 ff.

17 Carsten Schönebeck, »Stiko-Chef verteidigt Entscheidung zu Kindern«. In: *Nordkurier,* 16. Juli 2021, https://www.nordkurier.de/politik-und-wirtschaft/stiko-chef-verteidigt-entscheidung-zu-kindern-1644330507.html

18 https://www1.wdr.de/nachrichten/themen/coronavirus/stiko-empfehlung-kinder-jugendliche-100.html

19 Vgl. »Mitteilung der STIKO zur Aktualisierung der COVID-19-Impfempfehlung für Kinder und Jugendliche (16.8.2021)« auf der Homepage des RKI unter https://www.rki.de/DE/Content/Kommissionen/STIKO/Empfehlungen/PM_2021-08-16.html

20 Vgl. hierzu den Gastkommentar von Dr. Friedrich Pürner vom 20. August 2021 in https://www.epochtimes.de/meinung/gastkommentar/die-stiko-in-bedraengnis-wie-unabhaengig-ist-das-gremium-a3584020.html?telegram=1

21 https://dgpi.de/stellungnahme-dgpi-dgkh-hospitalisierung-und-sterblichkeit-von-COVID-19-bei-kindern-in-deutschland-18-04-2021/

22 https://blogs.bmj.com/bmj/2021/05/07/COVID-vaccines-for-children-should-not-get-emergency-use-authorization/

23 https://blogs.bmj.com/bmj/2021/05/07/COVID-vaccines-for-children-should-not-get-emergency-use-authorization/

https://report24.news/schock-schon-mehrere-tote-kinder-nach-impfungen-wie-ist-das-moeglich/

https://politikstube.com/ein-15-jaehriger-junge-stirbt-zwei-tage-nach-der-impfung-mit-pfizer-biontech-an-einem-herzinfarkt/

https://childrenshealthdefense.org/wp-content/uploads/FDA-2021-P-0460-0001_attachment_1.pdf: Page 12-13, Section E: Children, № 40

24 https://www.youtube.com/watch?v=0g0Oqz1fdNQ

https://www.faz.net/aktuell/politik/inland/corona-impfung-fuer-kinder-medizinprofessor-raet-zur-entspannung-17359529.html

25 https://www.spiegel.de/wissenschaft/medizin/missbildungen-wieso-contergan-so-verheerend-wirkte-a-682757.html

26 https://www.spiegel.de/gesundheit/diagnose/schweinegrippe-impfstoff-pandemrix-risiken-wurden-ignoriert-a-1229144.html, vgl. hierzu auch Kapitel 7.2

27 Beitrag vom 24. Juni 2021, https://www.br.de/nachrichten/wissen/untersuchung-von-myokarditis-nach-mrna-impfung,SZI3bKq

28 https://www.cnbc.com/2021/06/23/cdc-reports-more-than-1200-cases-of-rare-heart-inflammation-after-COVID-vaccine-shots.html; vgl. auch CDC vom 23. Juni 2021, https://www.cdc.gov/coronavirus/2019-ncov/vaccines/safety/myocarditis.html

29 https://uncutnews.ch/peter-mccullough-ich-kann-das-alles-nicht-im-nationalen-fernsehen-sagen/

30 https://snanews.de/20210709/impfstoffe-von-pfizer-und-moderna-2779859.html

31 https://report24.news/cdc-gibt-zu-kausaler-zusammenhang-zwischen-impfung-und-herzmuskelentzuendung-wahrscheinlich/?feed_id=3266. Vgl. zum »Underreporting« Kapitel 15

32 https://childrenshealthdefense.org/defender/stoeren-COVID-impfstoffe-den-menstruationszyklus-von-frauen/?lang=de;

https://assets.publishing.service.gov.uk/government/uploads/system/uploads/attachment_data/file/986035/DAP_Pfizer_050521.pdf, S. 54 (»Pregnancy conditions«), S. 62-63 (»Reproductive & breast disorders«);

https://assets.publishing.service.gov.uk/government/uploads/system/uploads/attachment_data/file/987644/AstraZeneca_analysis_print_12052021.pdf, S. 74 (»Pregnancy conditions«), S. 84–86 (»Reproductive & breast disorders«)

33 https://www.hartgroup.org/open-letter-child-vaccination/

34 https://blogs.bmj.com/bmj/2021/07/13/COVID-19-vaccines-for-children-hypothetical-benefits-to-adults-do-not-outweigh-risks-to-children/?utm_campaign=shareaholic&utm_medium=twitter&utm_source=socialnetwork

35 Im Aufklärungsmerkblatt des RKI vom 19. August 2021 sind diese Impfreaktionen mit enorm hohen Quoten bei Kindern und Jugendlichen von teilweise mehr als 70 % Ermüdung und Kopfschmerzen, mehr als 40 % Muskelschmerzen und Schüttelfrost sowie mehr als 20 % Gelenkschmerzen und Fieber ebenfalls beschrieben, https://www.rki.de/DE/Content/InfAZ/N/Neuartiges_Coronavirus/Downloads/Vorbereitung-Herbst-Winter.pdf?_blob=publicationFile

36 »Während in der Pfizer Studie keine schweren Erkrankungen bei den Kindern der Placebo-Gruppe festgestellt wurden, gibt es zumindest einen äußerst schwerwiegenden, langfristigen Schaden in der Impfgruppe: Die zwölfjährige Maddie De Garay ist seit ihrer COVID-19-Impfung an den Rollstuhl gefesselt und muss per Sonde ernährt werden. Maddie war eine der freiwilligen Teilnehmer der Pfizer-Studie an 12- bis 15-Jährigen. Ihr Fall wurde vom republikanischen Senator Ron Johnson an die Öffentlichkeit gebracht. Bei einer von ihm organisierten Pressekonferenz in Milwaukee, schilderte ihre Mutter unter Tränen, wie die Impfung das Leben ihres Kindes zerstört hat.« Vgl. https://tkp.at/2021/07/14/impfung-von-kindern-risiko-von-nebenwirkungen-versus-schutz-gegen-COVID/

37 Vgl. Kapitel 14, S. 176

38 https://www.slaek.de/media/dokumente/02medien/Patienten/gesundheitsinformationen/impfen/SIKO_Positionspapier_zur_SARS-CoV-2-Impfung_von_Kindern_und_Jugendlichen....pdf

39 »Die Berufung bzw. Ernennung der Mitglieder der SIKO für den Zeitraum 2021 bis 2024 erfolgte durch die Sächsische Staatsministerin für Soziales und Gesellschaftlichen Zusammenhalt Petra Köpping auf der 56. Sitzung der SIKO am 11. November 2020. Die berufenen Mitglieder der SIKO seien Experten der von ihnen vertretenen Fachgebiete und verfügten über umfangreiche, auch praktische Erfahrungen zu Schutzimpfungen und anderen Maßnahmen der spezifischen Prophylaxe.« Vgl. https://www.gesunde.sachsen.de/siko.html; dort sind auch die Namen der 13 neuberufenen SIKO-Mitglieder aufgeführt.

40 Vgl. etwa https://www.tagesschau.de/inland/impfkommission-sachsen-corona-impfung-101.html

41 https://www.coronavirus.sachsen.de/download/SIKO_Empfehlungen_zur_SARS-CoV-2-Impfung_2021-08-01.pdf

42 https://www.coronavirus.sachsen.de/download/SIKO_Empfehlungen_zur_SARS-CoV-2-Impfung_2021-08-01.pdf

43 https://www.cdc.gov/vaccines/acip/meetings/%20downloads/slides-2021-06/05-COVID-Wallace-508.pdf;

https://www.gov.il/BlobFolder/reports/vaccine-efficacy-safety-follow-up-committee/he/files_publi-cations_corona_vaccine-safety-children.pdf – beide erfolglos abgerufen am 1. und 3. August 2021

44 https://www.bundesaerztekammer.de/presse/pressemitteilungen/news-detail/corona-impfstrategie-fuer-kinder-und-jugendliche-entwickeln/

45 https://www.bundesaerztekammer.de/fileadmin/user_upload/downloads/pdf-Ordner/124.DAET/Beschlussprotokoll_Stand_06.05.2021.pdf, S. 31

46 https://www.hartgroup.org/open-letter-child-vaccination/

47 https://www.rki.de/DE/Content/Infekt/EpidBull/Archiv/2021/Ausgaben/19_21.pdf?_blob=publicationFile

48 https://www.aerztezeitung.de/Politik/Amtsaerzte-plaedieren-fuer-Corona-Impfung-von-Kindern-ab-12-Jahren-421645.html?utm_term=2021-07-28&utm_source=2021-07-28-AEZ_NL_TELEGRAMM&utm_medium=email&tid=TIDP913911XDDB3E1F8388A40368BA5AE44BD7CC0F8YI4&utm_campaign=AEZ_NL_TELEGRAMM&utm_content=Amts%c3%a4rzte%20pl%c3%a4dieren%20f%c3%bcr%20Corona-Impfung%20von%20Kindern%20ab%2012%20Jahren;%20[rundate]

49 https://www.focus.de/gesundheit/coronavirus/pandemie-so-rechtfertigen-aerzte-das-impfen-von-kleinkindern_id_13547949.html

50 Vgl. hierzu Kapitel 11

51 https://de.statista.com/statistik/daten/studie/1783/umfrage/durchschnittliche-weitere-lebenserwartung-nach-altersgruppen/

52 https://www.berliner-zeitung.de/news/trotz-impfung-433-menschen-in-berlin-an-covid-19-erkrankt-li.172139

23 BESONDERHEITEN BEI SCHWANGEREN UND STILLENDEN

23.1 KEIN BESONDERES CORONA-RISIKO FÜR SCHWANGERE

Das RKI stellt fest, dass Schwangere, bei denen eine SARS-CoV-2 Infektion im Krankenhaus festgestellt wurde,[1] vergleichsweise seltener Symptome wie Fieber, Atemnot und Muskelschmerzen aufweisen. Die Wahrscheinlichkeit für einen schweren Verlauf mit Aufnahme auf eine Intensivstation und für eine invasive Beatmung sei gering, jedoch im Vergleich angeblich höher als bei nicht schwangeren Frauen im gebärfähigen Alter, Todesfälle seien selten. Schwangere mit schwereren COVID-19-Verläufen hätten im Vergleich zu Schwangeren mit asymptomatischem oder mildem Verlauf allerdings angeblich ein deutlich erhöhtes Risiko für Präeklampsie[2] und vorzeitige Entbindung.[3]

Die Behauptung eines deutlich höheren Risikos wird nicht durch Studien gestützt. Vielmehr verweist die Studie, auf welche sich das RKI bezieht, lediglich auf die Möglichkeit eines höheren Risikos bei erkrankten Schwangeren.[4] Ob und inwieweit dieses Risiko jedoch höher ist als bei sonstigen anderen viralen Erkältungskrankheiten während der Schwangerschaft, sagt die Studie nicht.

> Eine deutsche Studie zeigt geringe Erkrankungsrisiken durch Corona für Schwangere.

Eine weitere Studie[5] bestätigt nach Auswertung der Daten des CRONOS-Registers[6] demgegenüber bei den untersuchten Schwangeren in Deutschland einen überwiegend günstigen Verlauf einer Infektion mit SARS-CoV-2. 98 Kliniken beteiligten sich zwischen April und September 2020 aktiv am Register. Sie betreuten

185.787 Geburten in Deutschland (somit mehr als 20 Prozent). Zwischen dem 3. April 2020 und dem 1. Oktober 2020 wurden lediglich 247 »Fälle« von 65 Kliniken registriert, also lediglich 0,13 Prozent. Von diesen 247 infizierten Schwangeren wurden 14 Frauen wegen COVID-19 intensivmedizinisch behandelt. Dies sind 5,6 Prozent der Infizierten und damit 0,007 Prozent aller Schwangeren. Das Risiko einer schweren Erkrankung traf also lediglich 7 von 100.000 Schwangeren. Damit ist COVID-19 als eine sehr seltene Erkrankung anzusehen. Denn eine seltene Erkrankung liegt vor, wenn 50/100.000 Menschen davon betroffen sind. Keine der intensivmedizinisch versorgten schwangeren Frauen ist gestorben. Schwangere Frauen müssen also einen schweren Verlauf einer Infektion und eine schwere Erkrankung mit COVID-19 genauso wenig fürchten wie jede andere sehr seltene Erkrankung auch.

Von den 14 schwer erkrankten Frauen hatten 5 Frauen (also mehr als 30 Prozent) Risikofaktoren wie Adipositas, hypertone Blutdruckwerte bei Klinikvorstellung, einen präexistenten Diabetes mellitus/Gestationsdiabetes oder die Kombination aus diesen Risikofaktoren.

In 9 der 14 schweren Fälle hat die SARS-CoV-2-Infektion die Entscheidung zur Beendigung der Schwangerschaft oder den Geburtsmodus beeinflusst. Die Studie weist leider nicht aus, wie viele der neun Fälle tatsächlich zu einem Schwangerschaftsabbruch und wie viele lediglich zu einer Änderung des Geburtsmodus führten, also zu einer früheren Einleitung der Geburt oder zu einem Kaiserschnitt.

> Bei 185.787 Geburten von April bis September 2020 waren lediglich 247 Schwangere infiziert. Dies sind 0,13 Prozent, also eine von 1.000 Schwangeren.

> Schwangere haben ein sehr geringes schweres Krankheitsrisiko und kein Todesrisiko durch Corona.

> Ausweislich der CRONOS-Studie ist von 14 schwer erkrankten schwangeren Frauen keine an Corona verstorben.

Bei 185.787 Geburten wurden somit nur 9 Fälle verzeichnet, in denen aufgrund einer Corona-Erkrankung die Schwangerschaft beendet oder der Geburtsmodus beeinflusst werden musste. Dies sind 0,004 Prozent, also 4 von 100.000 Schwangerschaften. Hierbei wird nicht mitgeteilt, wie hoch der Anteil von Schwangerschaftsabbrüchen durch Krankheit sonst ist.

Keinerlei negative Folgen gab es auch für die Neugeborenen: Ein positiver PCR-Test am ersten oder zweiten Lebenstag unter den 247 infizierten Schwangeren wurde lediglich bei 4 Neugeborenen (2,2 Prozent) berichtet, die alle in die häusliche Umgebung entlassen wurden. Eine Follow-up-Abfrage nach der Neonatalzeit bei 56 Familien erbrachte keinen Fall einer neonatalen Neuinfektion.[7]

Diese Zahlen sind erfreulich und beruhigend. In jedem Fall sind sie so außerordentlich gering, dass sie als allgemeines Lebensrisiko genauso gut in Kauf genommen werden können wie andere Krankheiten, Unfallrisiken oder schicksalhafte Wendungen auch.

> Schwangere und Neugeborene haben fast kein Risiko durch Corona.

23.2 KEINE IMPFSTUDIEN MIT SCHWANGEREN UND STILLENDEN

Die Kassenärztliche Bundesvereinigung (KBV) schreibt in ihrem Steckbrief zum Impfstoff von *BioNTech* Stand 19. Juli 2021:

> »Schwangerschaft: Es liegen nur begrenzte Erfahrungen mit der Anwendung bei Schwangeren vor. Tierexperimentelle Studien lassen nicht auf direkte oder indirekte schädliche Wirkungen in Bezug auf Schwangerschaft, embryonale/fötale Entwicklung, Geburt oder postnatale Entwicklung schließen. Die Verabreichung in der Schwangerschaft sollte nur in Betracht gezogen werden, wenn der potenzielle Nutzen die möglichen Risiken für Mutter und Fötus überwiegt.

Stillzeit: Es ist nicht bekannt, ob Comirnaty in die Muttermilch übergeht.«[8]

Damit ist für Schwangere und Stillende festzustellen, dass es einerseits ein sehr geringes Risiko einer schweren Corona-Erkrankung gibt
und andererseits kaum Studien über etwaige Impfnebenwirkungen
und Langzeitwirkungen vorliegen. Das bestätigt auch *AstraZeneca*
in seiner Produktinformation Stand Juni 2021:

»Bisher liegen nur begrenzte Erfahrungen mit der Anwendung
von Vaxzevria bei Schwangeren vor. Die Anwendung von Vaxzevria während der Schwangerschaft sollte nur in Erwägung
gezogen werden, wenn der potenzielle Nutzen alle potenziellen
Risiken für die Mutter und den Fötus überwiegt.
Stillzeit: Es ist nicht bekannt, ob Vaxzevria in die Muttermilch
übergeht.«[9]

Tatsächlich wurden Schwangere gar nicht in die
Impfstudien einbezogen:[10] Die Studien schlossen
Teilnehmer mit schweren und/oder unkontrollierten kardiovaskulären und gastrointestinalen
Erkrankungen, mit Leber- und Nierenerkrankungen,
endokrinen/metabolischen und neurologischen Erkrankungen
aus, nämlich ausdrücklich ebenso solche mit starker Immunsuppression, Schwangere und Teilnehmer mit bekannter SARS-CoV-
2-Infektion in der Vorgeschichte.

> Für Schwan-
> gere gibt es keine
> klinischen Studien
> zur Corona-Imp-
> fung.

Nachdem *AstraZeneca* selbst bestätigt, dass in seinen Studien
Schwangere ausgeschlossen waren, stellt sich die Frage, woher denn
die wenn auch nur »begrenzten« Erfahrungen angeblich kommen.[11]

Jeder Arzt dürfte in seiner Ausbildung oder Praxis mit conter-
gangeschädigten Menschen in Kontakt gekommen sein. Allein dies
müsste ihm allergrößte Warnung vor einer Impfempfehlung an
Schwangere und Stillende sein.

Ärzte werden sich daher – gerade aufgrund der Erfahrungen mit dem *Contergan*-Skandal und einer möglichen Wiederholung bei den Corona-Impfungen – wegen grober Fahrlässigkeit schadensersatzpflichtig machen, wenn sie schwangere Frauen impfen. Denn Impfungen von Schwangeren und Stillenden sind angesichts der minimalen Gefahren durch die Corona-Krankheit und der unabsehbaren möglichen Risiken der Impfung kontraindiziert.

In einer amerikanischen Studie wurden in einem Zeitraum von 10 Wochen zwischen 14. Dezember 2020 und 28. Februar 2021 etwaige Auswirkungen der COVID-19-Impfung bei etwa 36.000 schwangeren Frauen zwischen 16 und 54 Jahren untersucht. Hieraus scheint sich ein mögliches höheres Risiko für den Verlust des Fötus zu ergeben.[12]

23.3) KEINE IMPFEMPFEHLUNG FÜR SCHWANGERE DURCH DIE STIKO

Auch die STIKO empfiehlt die generelle Impfung in der Schwangerschaft nicht – unabhängig von der Art des COVID-19-Impfstoffs. In den Aufklärungsmerkblättern des RKI Stand Juli 2021 heißt es jedoch weiter:

»In Einzelfällen kann Schwangeren aber nach Nutzen-Risiko-Abwägung und nach ausführlicher Aufklärung eine Impfung ab dem 2. Schwangerschaftsdrittel mit einem mRNA-Impfstoff (Comirnaty oder Spikevax) angeboten werden. Bei der Nutzen-Risiko-Abwägung sollten Vorerkrankungen, die ein hohes Risiko für einen schweren Verlauf der COVID-19-Erkrankung darstellen, oder Lebensumstände mit einem hohen Risiko, sich mit SARS-CoV-2 anzustecken, beachtet werden. Die STIKO hält es für sehr unwahrscheinlich, dass eine Impfung der Mutter während der Stillzeit ein Risiko für den gestillten Säugling darstellt.«[13]

Auch diese Aussagen sind nicht durch Studien belegt: Denn weder waren schwer erkrankte Patientinnen noch Schwangere Teilnehmerinnen der Impfstudien. Wie dann für die – sicherlich riskante – Kombination vorerkrankter und schwangerer Frauen im Einzelfall die Impfung angeboten werden kann, bleibt ein Rätsel. Den Arzt treffen hier ganz besonders intensive Aufklärungspflichten, insbesondere darüber, dass es keinerlei Erfahrungen durch Studien mit dieser Patientengruppe gibt und die darüber hinausgehenden Risiken – neben den ohnehin bislang bekannt gewordenen Nebenwirkungen – daher nicht abschätzbar sind.

> Dem Arzt obliegen bei der Impfung von Schwangeren entgegen der STIKO-Empfehlung ganz besonders strenge Aufklärungspflichten.

1 Anm. d. Autorin: Vermutlich auch hier lediglich durch einen meist aussagelosen PCR-Test, der ja zwangsweise bei allen Krankenhauspatienten durchgeführt wird.

2 Die Präeklampsie ist eine Schwangerschaftserkrankung, bei der die Frau einen zu hohen Blutdruck (Hypertonie) hat und über ihren Harn zu viel Eiweiß ausscheidet. Sie tritt bei etwa 5 Prozent aller Schwangerschaften auf, bei späten Schwangerschaften über 35 Jahren etwas häufiger.

3 https://www.rki.de/DE/Content/InfAZ/N/Neuartiges_Coronavirus/Steckbrief.html;jsessionid= 2626A10CE2B30576EFB705C083941FEF.internet111?nn=2386228, unter Punkt 8 (Stand 11. Juli 2021)

4 Shu Qin Wei et al. sagen in ihrer Studie »The impact of COVID-19 on pregnancy outcomes: a systematic review and meta-analysis« am Ende unter »Interpretation«: »COVID-19 may be associated with increased risks of preeclampsia, preterm birth and other adverse pregnancy outcomes.« Vgl. https://pubmed.ncbi.nlm.nih.gov/33741725/

5 Ulrich Pecks et al., »Schwangerschaften und SARS-CoV-2-Infektionen in Deutschland – das CRONOS-Register«. In: *Deutsches Ärzteblatt Int* 2020; 117: 841-2; DOI: 10.3238/arztebl.2020.0841, https://www.aerzteblatt.de/archiv/216698/Schwangerschaften-und-SARS-CoV-2-Infektionen-in-Deutschland-das-CRONOS-Register

6 »Mit Beginn der COVID-19-Pandemie im März 2020 erlaubten die zumeist aus China stammenden Daten keine ausreichende Bewertung des Risikos einer SARS-CoV-2-Infektion für Schwangere und deren Neugeborene. Um auf Grundlage von in Deutschland generierten Daten beraten und handeln zu können, hat das Forschungsnetzwerk der Deutschen Gesellschaft für Perinatale Medizin (DGPM) die ›COVID-19 Related Obstetric and Neonatal Outcome Study‹ (CRONOS-Register) initiiert.«

7 Ulrich Pecks et al., »Schwangerschaften und SARS-CoV-2-Infektionen in Deutschland – das CRONOS-Register«

8 https://www.kbv.de/media/sp/COVID-19-Schutzimpfung_Steckbrief_Impfstoff_Comirnaty.pdf

9 https://www.ema.europa.eu/en/documents/product-information/vaxzevria-previously-COVID-19-vaccine-astrazeneca-epar-product-information_de.pdf, Punkt 4.6, S. 5

10 Vgl. Produktinformation, S. 8 unter https://www.ema.europa.eu/en/documents/product-information/vaxzevria-previously-COVID-19-vaccine-astrazeneca-epar-product-information_de.pdf

11 Ebd.

12 Tom T. Shimabukuro et al., »Preliminary Findings of mRNA COVID-19 Vaccine Safety in Pregnant Persons«. In: New England Journal of Medicine, 21. April 2021, https://www.nejm.org/doi/full/10.1056/nejmoa2104983

13 https://www.rki.de/DE/Content/Infekt/Impfen/Materialien/Downloads-COVID-19-Vektorimpfstoff/Aufklaerungsbogen-de.pdf?_blob=publicationFile

24 BESONDERHEITEN BEI ALTEN UND SCHWER ERKRANKTEN MENSCHEN

Die Impfkampagne bezog sich ganz zu Beginn ab 27. Dezember 2020 nach der sogenannten Impfpriorisierung zunächst auf ältere und hochbetagte Menschen sowie auf pflegebedürftige Menschen in Heimen, auf schwer vorerkrankte Patienten sowie schließlich auf Personen, die im Gesundheitswesen oder in exponierten Institutionen tätig sind.[1]

24.1 KEINE STUDIEN MIT SCHWER ERKRANKTEN TEILNEHMERN

Für die Impfpriorisierung gab es keinerlei wissenschaftlich-medizinische Evidenz. Denn genau die zu priorisierenden Personen und Patientengruppen waren entweder gar nicht oder nur mit einer verschwindend geringen Teilnehmerzahl überhaupt an den ersten Studien der Hersteller beteiligt.

AstraZeneca bestätigt in seiner Produktinformation, dass die durchgeführten Studien mit insgesamt ohnehin nur 10.420 Teilnehmern solche Personen mit schweren Erkrankungen ausschlossen:

»Die Studien schlossen Teilnehmer mit schweren und/oder unkontrollierten kardiovaskulären und gastrointestinalen Erkrankungen, mit Leber- und Nierenerkrankungen, endokrinen/metabolischen und neurologischen Erkrankungen aus, ebenso solche mit starker Immunsuppression, Schwangere und Teilnehmer mit bekannter SARS-CoV-2-Infektion in der Vorgeschichte.«[2]

24

Allerdings hatten insgesamt 2.068 der Teilnehmer (39,3 Prozent) mindestens eine Komorbidität in der Anamnese (definiert als BMI ≥ 30 kg/m², kardiovaskuläre Erkrankung, respiratorische Erkrankung oder Diabetes).[3]

> Impfstudien mit schwer vorerkrankten Patienten liegen nicht vor.

Im »Aufklärungsmerkblatt zur Schutzimpfung gegen COVID-19 mit mRNA-Impfstoffen« des RKI vom 20. Juli 2021 heißt es hingegen zur Impfung bei Personen mit Immunschwäche:[4]

> »Es spricht nichts gegen eine Impfung bei Personen mit einer Immunschwäche. Es ist jedoch möglich, dass die Impfung bei diesen Personen nicht so wirksam ist.«

Hierbei wird diesen Patienten verschwiegen, dass es keinerlei Studien gerade zu immunsupprimierten Patienten gab. Eine solche Aussage entbehrt folglich nicht nur jedweder medizinischen wissenschaftlichen Erkenntnis, sondern sie ist darüber hinaus auch unethisch und grob fahrlässig. Wie kann man geschwächten und schwer erkrankten Menschen einen neuartigen, nicht erprobten, gentechnisch veränderten Impfstoff empfehlen, der gerade für diese spezielle Patientengruppe noch nicht einmal in langjährigen Studien erprobt wurde? Wieso mutet man ihnen weitere Belastungen zu, obwohl im Hinblick auf den Nutzen und die möglichen Nebenwirkungen bei immunschwachen und sonstigen schwer vorerkrankten und damit ebenfalls immunschwachen Patienten nichts, aber auch gar nichts geklärt ist? Das ist ein Experiment an der medizinisch schwächsten Patientengruppe, die im Zweifel nicht einmal über den experimentellen Charakter der Impfung an ihnen weiß.

Das »Angebot der bevorzugten Impfung« durch das Bundesgesundheitsministerium ist damit ein sehr schwerer Verstoß gegen die Deklaration von Helsinki,[5] die klinische Studien und Arzneimittelexperimente nur nach sorgfältiger vorheriger Aufklärung überhaupt gestattet! So heißt es in Punkt 7 der Deklaration:

»Medizinische Forschung unterliegt ethischen Standards, die die Achtung vor den Menschen fördern und sicherstellen und ihre Gesundheit und Rechte schützen.«

Das ist medizinisch und juristisch eine große Schande.

Es gab keinerlei Studien mit schwer erkrankten und damit immunschwachen Patienten. Die Regierung und das RKI verletzen durch die Impfpriorisierung und Impfempfehlung gerade für diese vulnerable Patientengruppe sämtliche ethischen Standards der medizinischen Forschung.

24.2 GERINGE ANZAHL VON STUDIENTEILNEHMERN ÜBER 65 JAHREN

Nur wenig besser sieht es aus für Menschen ab 65 Jahren beziehungsweise ab 75 Jahren oder gar ab 85 Jahren. Auch hier liegen kaum aussagekräftige Studien vor, wie sich aus den Studienberichten von *Astra-Zeneca* und *BioNTech* ergibt. Nicht sehr beeindruckend ist jedenfalls bei *AstraZeneca* die Anzahl der älteren Studienteilnehmer: Danach waren von 10.420 Teilnehmern nur 13 Prozent 65 Jahre oder älter und nur 2,8 Prozent 75 Jahre oder älter.[6] Die Studie von *AstraZeneca* wurde somit nur an 1.355 über 65-jährigen und nur an 292 über 75-jährigen Menschen durchgeführt![7]

In der Studie von *BioNTech* waren lediglich 1.616 Teilnehmer 75 Jahre und älter.[8]

Inzwischen ist im Aufklärungsmerkblatt des RKI Stand 20. Juli 2021 beschrieben, dass seit Einführung der Impfung »einige ältere Personen bzw. Personen mit Vorerkrankungen verstarben«. Es sind genau diese Personen, bei denen entweder gar keine oder nur sehr dürftige Studienergebnisse vorliegen. Diese Impffolgen zeigten sich erst mit der Durchführung der Impfung.

Es haben nur 292 Teilnehmer über 75 Jahre an der AstraZeneca-Studie teilgenommen.

Auch die älteren Menschen ab 75 Jahren sind somit Teil eines Experiments, da sich erst mit Durchführung der Impfung auch Todesfälle zeigen, die sich – angesichts der niedrigen Zahl älterer Studienteilnehmer – in der klinischen Phase nicht gezeigt haben.

Eine Gruppe von 57 führenden Wissenschaftlern stellte in einer Anfang Mai 2021 in der wissenschaftlichen Datenbank *Researchgate* veröffentlichten Analyse die Sicherheit und Wirksamkeit der Gen-Präparate gegen COVID-19 infrage. Die Wissenschaftler fordern nach eingehender Begründung den sofortigen Stopp aller Impfstoffprogramme.[9]

> 57 führende Wissenschaftler fordern den sofortigen Stopp aller Corona-Impfungen.

1   Vgl. CoronaImpfV, Stand 31. März 2021, https://www.bundesanzeiger.de/pub/de/amtliche-veroeffentlichung?1

2   *AstraZeneca* Produktinformation, S. 8, https://www.ema.europa.eu/en/documents/product-information/vaxzevria-previously-COVID-19-vaccine-astrazeneca-epar-product-information_de.pdf

3   *AstraZeneca* Produktinformation, S. 9, https://www.ema.europa.eu/en/documents/product-information/vaxzevria-previously-COVID-19-vaccine-astrazeneca-epar-product-information_de.pdf

4   https://www.rki.de/DE/Content/Infekt/Impfen/Materialien/Downloads-COVID-19/Aufklaerungsbogen-de.pdf?_blob=publicationFile

5   Als »Deklaration von Helsinki« wird eine Deklaration des Weltärztebundes zu ethischen Grundsätzen für die medizinische Forschung am Menschen bezeichnet. Sie wurde von der 18. Generalversammlung des Weltärztebundes in Helsinki im Juni 1964 verabschiedet und laufend überarbeitet. Vgl. https://www.bundesaerztekammer.de/fileadmin/user_upload/downloads/pdf-Ordner/International/Deklaration_von_Helsinki_2013_20190905.pdf

6   *AstraZeneca* Produktinformation, S. 9, https://www.ema.europa.eu/en/documents/product-information/vaxzevria-previously-COVID-19-vaccine-astrazeneca-epar-product-information_de.pdf

7   *AstraZeneca* Produktinformation, S. 10, https://www.ema.europa.eu/en/documents/product-information/vaxzevria-previously-COVID-19-vaccine-astrazeneca-epar-product-information_de.pdf

8   *BioNTech* Produktinformation, S. 8, vgl. https://www.ema.europa.eu/en/documents/product-information/comirnaty-epar-product-information_en.pdf

9   https://www.researchgate.net/publication/351670290_SARS-CoV-2_mass_vaccination_Urgent_questions_on_vaccine_safety_that_demand_answers_from_international_health_agencies_regulatory_authorities_governments_and_vaccine_developers

25 IMPF-ANAMNESE UND UNTERSUCHUNG DES PATIENTEN

25.1 ERHEBUNG DER ANAMNESE

Zu den Sorgfaltspflichten eines fachgerecht arbeitenden Arztes gehört im Vorfeld der Impfung als erster Behandlungsschritt die sorgfältige Erhebung der Anamnese (griech. *anamnesis* = Erinnerung). Mit der Anamnese sollen möglichst umfassende Informationen über die Vorgeschichte von Beschwerden des Patienten gewonnen werden. Hierzu gehört auch die Frage nach „weiteren Krankheiten«. Nur so kann der Arzt zutreffend entscheiden, ob die Impfung im konkreten Fall überhaupt indiziert oder möglicherweise kontraindiziert ist.

25.2 BEGRIFF DER ANAMNESE

Es gibt verschiedene Deutungen dessen, was unter einer »Anamnese« zu verstehen ist. Einerseits kann damit die sogenannte aktuelle Anamnese gemeint sein, das heißt die Erhebung der Krankengeschichte hinsichtlich Art, Beginn und Verlauf der aktuellen Beschwerden des Patienten.[1] Unter Anamnese kann aber auch – entsprechend dem griechischen Wortstamm – die Erinnerung an die früheren Krankheiten als Vorgeschichte einer aktuellen Krankheit verstanden werden.[2] Dementsprechend führt auch der *Pschyrembel* als das maßgebliche Klinische Wörterbuch als weitere Ausprägungen neben der aktuellen Anamnese noch die frühere, die spezielle, allgemeine, soziale, biografische und familiäre Anamnese auf.[3] Im Hinblick auf die Erhebung der Anamnese ist ferner zwischen Eigenanamnese und Fremdanamnese zu unterscheiden: Die Eigenanamnese erfolgt im Gespräch mit dem Patienten selbst. Dabei soll durch gezieltes Nachfragen ein objektiver Eindruck über die aktuellen Beschwerden entstehen.[4] Bei der Fremdanamnese werden Angehörige, Betreuer oder der Hausarzt – also Dritte – über den Patienten befragt. Wenngleich die Fremdanamnese mit Bedacht vorgenommen werden muss (weil unter Umständen das Geschehen verzerrt dargestellt wird), ist sie bei nicht einwilligungsfähigen Patienten teilweise die einzige Möglichkeit, Informationen über den Patienten zu erhalten.[5]

(25.3) ERHEBUNG DER IMPFANAMNESE

Im Zusammenhang mit der Impfung, die ja nur eine vorbeugende und keine heilende Maßnahme ist, muss eine entsprechende Impfanamnese erhoben werden. Nur so kann der Arzt feststellen, ob es möglicherweise medizinische Gründe gibt, die gegen eine Impfung sprechen, ob die Impfung also kontraindiziert und unter Umständen für den einzelnen Patienten aufgrund dessen Konstitution oder Vorerkrankungen sogar riskant ist.

FESTSTELLUNG DER AKTUELLEN BEFINDLICHKEIT DES PATIENTEN

§1 Abs. 2 Nr. 3 CoronaImpfV verpflichtet den Arzt zur Feststellung der aktuellen Befindlichkeit zum Ausschluss akuter Erkrankungen oder Allergien. Dies ist selbstverständlich nur möglich durch eine körperliche Untersuchung des Patienten.

Der Arzt hat Haupt- und Begleitbeschwerden zu erfragen ebenso wie den Beschwerdebeginn, den Beschwerdeverlauf (plötzlich, allmählich, in Phasen) und eventuelle Schmerzen (Ort, Qualität, Dauer).

> Der Impfarzt muss jeden Patienten vor der Impfung sorgfältig körperlich untersuchen, um eine akute Erkrankung auszuschließen.

KÖRPERLICHE UNTERSUCHUNG UND BEFUNDERHEBUNG

Wie allgemein in der Medizin gehört es nach Erhebung der Anamnese auch vor einer Impfung zu den Sorgfaltspflichten eines Arztes, den Patienten – unabhängig von etwaigen konkreten Beschwerden – zur Befunderhebung körperlich zu untersuchen. Diese sogenannte klinische Untersuchung kann zunächst ohne zusätzliche Apparate von jedem Arzt vor Ort durchgeführt werden und zählt daher zur unabdingbaren Behandlungspflicht. Dies gilt erst recht, wenn der Patient dem Arzt unbekannt ist.[6]

Die Befunderhebung zur Diagnose mittels der klinischen (körperlichen) Untersuchung erfolgt anhand der eigenen Sinnesorgane des Arztes (Sehen, Hören, Tasten, Riechen).[7] Bei jedem Patienten ist es mindestens erforderlich, den Puls zu bestimmen, eine Blutdruckmessung durchzuführen sowie Herz und Lunge abzuhören.[8] Wie die von der Rechtsprechung entschiedenen Fälle zeigen, wird im Einzelfall jedoch selbst dieser Mindeststandard nicht immer gewährleistet.

Lediglich einfache Hilfsmittel wie Stethoskop, Reflexhammer oder Diagnostikleuchte kommen zum Einsatz. Die körperliche Untersuchung ist ein unverzichtbarer Bestandteil der gründlichen Diagnostik und dient der orientierenden Erfassung pathologischer Abweichungen. Die körperliche Untersuchung bedient sich folgender Methoden:

> Die körperliche Untersuchung ist die unmittelbare Untersuchung eines Patienten durch die Sinne des Arztes ohne komplexe apparative Diagnostik.

I – Inspektion: Betrachtung des Patienten

P – Palpation: Abtasten bzw. Befühlen einzelner Körperpartien

P – Perkussion: Abklopfen von Körperregionen (z.B. Thorax)

A – Auskultation: Abhören von Körperregionen (Thorax, Bauchraum)

F – Funktionsuntersuchung: Testen einzelner Körperfunktionen (z.B. Pupillenreflex)

Grundsätzlich gilt für die Art der körperlichen Untersuchung, dass sie im Einzelfall so beschaffen sein muss, dass der Arzt aufgrund seiner Untersuchungsmaßnahmen in der Lage ist, eine sachgerechte Beurteilung des Gesundheitszustands und darauf basierend eine sachgerechte Behandlung durchzuführen.[9]

UNTERSUCHUNG NACH FACHARZTSTANDARD

Der Arzt ist auch im Zusammenhang mit einer Impfung zur Behandlung nach dem anerkannten und gesicherten Stand der medizinischen Wissenschaft verpflichtet.[10] Das Gesetz spricht von »den zum Zeitpunkt der Behandlung bestehenden anerkannten fachlichen Standards«.[11]

Der Patient hat folglich grundsätzlich Anspruch auf eine Behandlung nach Facharztstandard. Maßgebend ist der Standard eines erfahrenen Facharztes,[12] also das zum Behandlungszeitpunkt in der ärztlichen Praxis und Erfahrung bewährte, nach naturwissenschaftlicher Erkenntnis gesicherte, von einem durchschnittlichen Facharzt verlangte Maß an Kenntnis und Können.[13] Da aus medizinischen Maßnahmen besonders ernste Folgen entstehen können und der Patient regelmäßig die Zweckmäßigkeit oder Fehlerhaftigkeit der Handlung nicht beurteilen kann, sind an das Maß der ärztlichen Sorgfalt hohe Anforderungen zu stellen.[14]

> Auch die Untersuchung vor einer Impfung muss dem Facharztstandard entsprechen.

FESTSTELLUNG MÖGLICHER KONTRAINDIKATIONEN

§1 Abs. 2 Nr. 3 CoronaImpfV verpflichtet den Arzt zur Befragung über das Vorliegen möglicher Kontraindikationen. Dies bedeutet zunächst, dass der Arzt für den von ihm eingesetzten Impfstoff sämtliche Kontraindikationen kennen muss. Der Arzt muss sich also aktiv um alle Informationen über die Zusammensetzung der Impfstoffe bemühen, er muss wissen, ob und welche bereits nachgewiesenen oder auch nur möglichen Kontraindikationen beim einzelnen Patienten in Bezug auf die zu spritzende Substanz bestehen.

Er ist sodann im Zusammenhang mit der Anamnese verpflichtet, etwaige bekannte oder mögliche Kontraindikationen abzufragen:

— Allergien: z. B. Allergie gegen Pflaster, Medikamente, Insekten, Lebensmittel, Blüten, Gräser, Pollen, Impfungen.

> Der Arzt muss sämtliche Kontraindikationen der von ihm verimpften Impfstoffe kennen.

— Medikamente: Welche? Wie oft? Wann? Warum? Dosis? (Medikamentenplan oder Verpackung muss eventuell eingesehen werden.)

— Vorerkrankungen: frühere Krankenhausaufenthalte, Voroperationen, chronische Erkrankungen wie z. B. Hypertonie, Diabetes mellitus, Herzinsuffizienz, koronare Herzkrankheit, Thromboserkrankungen; regelmäßige ärztliche Behandlung (Wer ist der Hausarzt?)

— Ereignis (Provokation): Ereignisse vor der Impfung (Krankheit, Unfallmechanismus, schwere Arbeit), vorhergehende Symptome oder Warnzeichen (Schweißausbrüche, Angst, Ärger, Stress).

Bei Frauen im entsprechenden Alter ist immer auch nach einer möglichen oder bestehenden Schwangerschaft zu fragen.

Der Arzt muss Frauen ferner fragen, ob sie derzeit stillen.

Sofern der Patient ansprechbar ist oder Angehörige befragt werden können, sind die nötigen Informationen mündlich zu erfragen. Dabei hat der Arzt von sich aus nach entsprechenden Symptomen zu fragen.[15] Bei einer solchen Befragung darf sich der Arzt keinesfalls damit abfinden, dass der Patient undeutlich spricht, sondern muss auch bei schlechter Kommunikation nachfragen und auf eine deutliche Antwort warten, wenn mit ihr noch zu rechnen ist.[16]

Bei geriatrischen Patienten sollte sich der Arzt, soweit möglich, in jedem Fall Akten, Pflegeberichte, Arztbriefe, eine Medikamentenliste und/oder Namen und Anschrift des Hausarztes aushändigen lassen.[17] Bei Kindern und Jugendlichen sind die Eltern zu befragen. Auch dieser Teil der Untersuchung und die Feststellung, ob Kontraindikationen vorliegen oder nicht, sind in der Dokumentation zu vermerken.

Im Hinblick auf die Corona-Impfungen sind schwere allergische Reaktionen (Anaphylaxie) bekannt geworden, die auch im PEI-Sicherheitsbericht erfasst sind.[18] Das Paul-Ehrlich-Institut hat mit dem Robert Koch-Institut und in Zusammenarbeit mit Vertretern allergologischer Fachgesellschaften in Deutschland ein Flussdiagramm erarbeitet, das dazu beitragen soll, die »sichere Anwendung der COVID-19-Impfstoffe weiter zu verbessern«.[19] Tatsächlich empfiehlt das Flussdiagramm nur bei nachgewiesener Allergie gegen einen im Impfstoff enthaltenen Inhaltsstoff den Stopp einer weiteren Impfung. Allergien unterliegen im Übrigen allenfalls einer nicht nur 15-minütigen, sondern einer 30-minütigen Nachbeobachtungszeit. Angesichts auch tödlicher Ausgänge anaphylaktischer Schocks sollte der Arzt diesem Rat nur bedingt folgen, sondern vielmehr bei jedweder Art von Allergie höchste Vorsicht walten lassen und den Patienten eingehend über die Möglichkeit dieser Nebenwirkung aufklären.

1 Vgl. *Pschyrembel*, S. 92 unter »Anamnese«

2 BSG, Urteil vom 17.09.2008 – B 6 KA 51/07 R, Rn. 15 m. w. N.

3 Vgl. BSG, Urteil vom 17.09.2008 – B 6 KA 51/07 R, Rn. 15 mit Hinweis auf *Pschyrembel*, S. 92 unter »Anamnese«

4 Luxem/Kühn/Runggaldier (Hrsg.), *Rettungsdient RS/RH*, Urban & Fischer Verlag, München/Jena 2006, S. 161

5 Ebd., S. 161

6 OLG Naumburg, Urteil vom 13.03. 2001 – 1 U 76/00

7 *Killinger*, S. 241, Rn. 419 m. w. N. zur Literatur der Notfallmedizin

8 Vgl. Hamburgischer Berufsgerichtshof für die Heilberufe, Urteil vom 09.12.1987 – HHeilBHof 1–87

9 *Killinger*, S. 241, Rn. 419

10 BGH, Urteil vom 19.04.2000 – 3 StR 442/99, Rn. 37 m. w. N.

11 § 630 a Abs. 2 BGB

12 Facharzt ist derjenige Arzt, der nach heutiger Rechtslage auf Basis der jeweiligen Weiterbildungsordnung der zuständigen Landesärztekammer eine mindestens fünfjährige Weiterbildung absolviert und eine Facharztprüfung erfolgreich abgeschlossen hat.

13 St. Rspr., vgl. nur BGH, Urteil vom 19.04.2000 – 3 StR 442/99, Rn. 37 m. w. N.

14 BGH, Urteil vom 19.04.2000 – 3 StR 442/99, Rn. 37. Deshalb stellt es auch einen Behandlungsfehler dar, wenn ein Berufsanfänger ohne die Begleitung und Überwachung durch einen Facharzt selbstständig eine Operation durchführt, vgl. BGH, Urteil vom 10.03.1992 – VI ZR 64/91

15 BGH, Urteil vom 28.01.1986 – VI ZR 83/85

16 *Killinger*, S. 240, Rn. 416

17 *Killinger*, S. 239, Rn. 416

18 Vgl. hierzu Kapitel 12.4

19 www.pei.de/flussdiagramm-COVID-19-allergieanamnese; https://www.pei.de/SharedDocs/Downloads/DE/newsroom/bulletin-arzneimittelsicherheit/einzelartikel/2021-positive-allergieanamnese-COVID-19-impfung.pdf?_blob=publicationFile&v=3

26 EINWILLIGUNG IN DIE CORONA-IMPFUNG

Die ärztliche Behandlung erfordert für ihre Rechtmäßigkeit nicht nur eine umfassende und ordnungsgemäße Aufklärung. Sie erfordert darüber hinaus in einem weiteren Schritt eine wirksame Einwilligung des Patienten in die vom Arzt empfohlene Behandlung. Dies ist auch im BGB ausdrücklich verankert:

Vor Durchführung einer medizinischen Maßnahme, insbesondere eines Eingriffs in den Körper oder die Gesundheit, ist der Behandelnde verpflichtet, die Einwilligung des Patienten einzuholen.[1]

Für die Einholung der Einwilligung ist es erforderlich, dass der Arzt den Patienten, nachdem er ihn vorher in verständlicher Weise ordnungsgemäß aufgeklärt hat, ausdrücklich und unmissverständlich fragt, ob er in die Maßnahme einwilligt. Die Einwilligung ist eingeholt, wenn der Patient einwilligt. Ist diese Voraussetzung nicht erfüllt und führt der Arzt die Maßnahme ohne eingeholte Einwilligung durch, so verletzt er dadurch seine Pflichten aus dem Behandlungsvertrag.

26.1 EINWILLIGUNGSFÄHIGKEIT DES PATIENTEN

> Der Patient muss nach vorheriger ordnungsgemäßer Aufklärung klar und deutlich in die ärztliche Behandlung einwilligen.

Die Äußerung der Einwilligung des Patienten allein reicht allerdings nicht aus. Vielmehr muss der Patient die Bedeutung und Tragweite seiner Entscheidung vollständig überblicken und hierfür die entsprechende Verstandesreife und Urteilsfähigkeit besitzen. Zwingende Voraussetzung für die Wirksamkeit der Einwilligung ist es daher, dass der Patient zum Zeitpunkt seiner Einwilligungserklärung entscheidungs- beziehungsweise verweigerungsfähig ist.[2] Wann dies der Fall ist, hängt vom konkreten Einzelfall ab und ist eine medizinische Entscheidung, die der Arzt treffen muss. Es empfiehlt sich dringend, die Feststellung der Entscheidungsfähigkeit entsprechend zu dokumentieren (zum Beispiel »Patient zu Person, Zeit, Ort orientiert, daher entscheidungs- bzw. verweigerungsfähig«).

> Der Arzt muss die Einwilligungsfähigkeit des Patienten überprüfen und dokumentieren.

26.2) DER NICHT EINWILLIGUNGSFÄHIGE PATIENT

Eine besondere Herausforderung stellt für den Arzt eine Situation dar, in welcher der Patient zum Zeitpunkt der notwendigen Einwilligung in die Behandlung nicht entscheidungsfähig ist und daher auch nicht wirksam einwilligen kann. Dies kann beispielsweise der Fall sein, wenn der Patient zwar bei Bewusstsein und auch äußerungsfähig, aber dennoch nicht orientiert ist. Ferner ist auch der bewusstlose Patient nicht zu einer Einwilligung fähig.

Erwachsene, die sich in einem Zustand dauernder krankhafter Störung der Geistestätigkeit befinden, sind geschäftsunfähig und können keinen Vertrag abschließen.[3] Eine krankhafte Störung der Geistestätigkeit setzt eine geistige Anomalie voraus, die zu einer Beeinträchtigung der Willensfähigkeit beziehungsweise der Freiheit der Willensentschließung führt. Erfasst sind die Geisteskrankheiten und ebenso die Geistesschwäche. Die Dauerhaftigkeit bedeutet in diesem Zusammenhang nicht, dass es sich um eine unheilbare Krankheit handelt. Die Krankheit muss allerdings einen unübersehbar langen Zeitraum andauern.[4]

Als Richtschnur lässt sich festhalten, dass ein Patient jedenfalls dann nicht entscheidungsfähig ist, wenn er aufgrund akuter Verletzungen oder Erkrankungen nicht orientiert ist (etwa zu Person,

Zeit, Ort). Entscheidungsunfähigkeit liegt in der Regel insbesondere bei Patienten vor, die stark alkoholisiert sind oder unter sonstigem Drogeneinfluss stehen. Entscheidungsunfähig sind auch Patienten nach Suizidversuch, mit Demenz, Schock, Kopfverletzungen (Amnesie) oder Hypoglykämie (zentralnervöse Reaktion, Verwirrtheit).

> Für den entscheidungsunfähigen Patienten besteht eine besondere ärztliche Fürsorgepflicht.

In diesen Fällen ist es erforderlich, dass ein beauftragter Vertreter oder ein eventuell gerichtlich bestellter Betreuer für den Patienten handelt und den Behandlungsvertrag mit dem Arzt als Bevollmächtigter des Patienten abschließt oder später bestätigt. Ist ein Betreuer oder ein Bevollmächtigter bestellt, so ist dieser zu informieren, wenn und soweit der Impfarzt hiervon Kenntnis hat. Ist der Patient nicht orientiert und ein Betreuer oder Vertretungsberechtigter nicht vorhanden oder nicht erreichbar, muss der Impfarzt die Impfung zurückstellen, bis er den Betreuer erreicht oder eine Entscheidung des Familiengerichts erwirkt hat.

Zur Vermeidung von straf- und haftungsrechtlichen Risiken darf der Arzt daher den Patienten nicht einfach behandeln oder impfen. Vielmehr hat er je nach den Umständen des Einzelfalls beziehungsweise in offensichtlichen Fällen der Entscheidungsunfähigkeit die Einwilligung eines Vertretungsberechtigten einzuholen.[5]

Zuvor ist aber freilich der Betreuer oder auch das Gericht vom Arzt aufzuklären! Der Arzt muss sich also an den Betreuer oder an den Bevollmächtigten richten und diesen ebenso aufklären wie den geschäftsfähigen Patienten. Denn nur der aufgeklärte Betreuer kann jetzt eine informierte Entscheidung über das Für und Wider der geplanten Behandlung – hier der Impfung gegen Corona – treffen. Ist die Aufklärung gegenüber dem Betreuer unvollständig, so ist dessen Einwilligung für den Betreuten unwirksam. Im Falle von Nebenwirkungen und Impfschäden haftet also der Arzt, wenn er hierüber den Betreuer nicht ordnungsgemäß aufgeklärt hat.

26.3) EINWILLIGUNG BEI MINDERJÄHRIGEN

BESONDERHEITEN BEI KINDERN UND JUGENDLICHEN

Kinder unter sieben Jahren sind geschäftsunfähig und können definitiv keinerlei rechtlich wirksame Willenserklärungen abgeben. Kinder und Jugendliche vom vollendeten siebten bis zum achtzehnten Lebensjahr sind beschränkt geschäftsfähig und können grundsätzlich Vertragspartner des Arztes werden. Voraussetzung dafür ist jedoch die vorherige Einwilligung oder die nachträgliche Genehmigung der gesetzlichen Vertreter (normalerweise der Eltern). Die Frage der Wirksamkeit eines Vertragsschlusses ist allerdings zu trennen von der Frage der Einwilligung in die konkrete medizinische Behandlung: Hier können sich – je nach Schwere und Risiko des Eingriffs – Zustimmungspflichten der Eltern ergeben.

AUFKLÄRUNG DER ELTERN UND DER MINDERJÄHRIGEN

Für die Wirksamkeit der elterlichen Einwilligung in die vorgesehene Maßnahme kommt es allein darauf an, dass beide Eltern (bzw. ein Elternteil, falls dieser allein sorgeberechtigt ist oder der andere Elternteil verstorben ist) oder ein anderer gesetzlicher Vertreter ordnungsgemäß aufgeklärt worden sind.[6] Darüber hinaus muss der Arzt auch die Minderjährigen selbst in die Aufklärung einbeziehen.

Minderjährige Patienten, die noch nicht oder nicht allein in eine medizinische Behandlung einwilligen können, sowie einwilligungsunfähige volljährige Patienten sollen nach dem Willen des Gesetzgebers stärker in das Behandlungsgeschehen einbezogen werden. Daher sollen auch sie als betroffene Patienten im Regelfall über wesentliche Umstände der vorgesehenen Maßnahme in Kenntnis gesetzt werden. Das BGB sieht deshalb eine Pflicht zur Information und Erläuterung der geplanten ärztlichen Maßnahme auch bei Minderjährigen oder einwilligungsunfähigen volljährigen Personen vor:

Im Fall des § 630 d Absatz 1 Satz 2 sind die wesentlichen Umstände nach Absatz 1 auch dem Patienten entsprechend seinem Verständnis zu erläutern, soweit dieser aufgrund seines Entwicklungsstandes und seiner Verständnismöglichkeiten in der Lage ist, die Erläuterung aufzunehmen, und soweit dies seinem Wohl nicht zuwiderläuft.[7]

Das Bundesverfassungsgericht hatte zuvor entschieden, dass ein Einwilligungsunfähiger nicht über das Ob und Wie seiner Behandlung im Unklaren gelassen werden darf.[8] Art und Umfang der Erläuterung hängen von den Umständen im Einzelfall ab und richten sich insbesondere nach dem Entwicklungsstand und den Verständnismöglichkeiten des Patienten.[9]

Der Erläuterung bedarf es allerdings dann nicht, wenn es bei einem Patienten aufgrund seines Entwicklungsstandes beziehungsweise seiner Verständnismöglichkeiten im Einzelfall ausgeschlossen ist, dass er die Erläuterungen zumindest in den wesentlichen Zügen aufnehmen kann.[10]

> Der Arzt ist auch bei minderjährigen oder einwilligungsunfähigen Patienten zur Information und Erläuterung der medizinischen Maßnahmen verpflichtet.

ALLGEMEINES ZUR EINSICHTS- UND ENTSCHLUSSFÄHIGKEIT

Minderjährige können zwar in eine ärztliche Behandlung einwilligen, wenn und soweit sie bereits einwilligungsfähig sind. Da der Patient mit der Einwilligung über seine Gesundheit und sein Leben (und damit über ein höchstpersönliches Rechtsgut) verfügt, hängt die Befugnis dazu nicht von der Geschäftsfähigkeit ab, sondern entscheidend von der Verstandesreife und der natürlichen Einsichts- und Entschlussfähigkeit. Bei einem Jugendlichen kommt es darauf an, ob er »nach seiner geistigen und sachlichen Reife die Bedeutung und Tragweite des Eingriffs und seiner Gestattung zu ermessen vermag«.[11]

Auf der Altersstufe vom 14. bis zum vollende-
ten 18. Lebensjahr kommt es darauf an, wie der Arzt die Persönlichkeit des Jugendlichen und damit dessen Entscheidungsfähigkeit im Hinblick auf den geplanten, konkreten Eingriff beurteilt. Hat er bei dieser Einschätzung Zweifel an der Einwilligungsfähigkeit des Minderjährigen, sollte sich der Arzt an die Eltern wenden. Selbst wenn der Arzt zu dem Ergebnis kommt, der Minderjährige könne selbst einwilligen, steht es ihm frei, daneben noch die Einwilligung der Eltern einzuholen, sofern die Schweigepflicht nicht entgegensteht. Dies sollte er bei größeren Eingriffen auch stets tun.[12]

> Minderjährige können in eine Behandlung nur dann einwilligen, wenn sie die erforderliche Verstandesreife haben.

Bei Minderjährigen unter 14 Jahren muss der Arzt allerdings immer die Einwilligung der Vertretungsberechtigten einholen. Denn der Bundesgerichtshof fordert die Zustimmung des gesetzlichen Vertreters auch für den Fall, dass der Minderjährige selbst einwilligungsfähig ist.[13] Im Übrigen ist grundsätzlich auf die Bedeutung des Eingriffs für den Minderjährigen abzustellen: Bei Behandlungen von geringer Eingriffsintensität kann der Minderjährige auch allein einwilligen, schwerwiegende Eingriffe bedürfen nach der BGH-Rechtsprechung der zusätzlichen Zustimmung der Eltern.

Auch das RKI weist darauf hin, dass bei Minderjährigen unter 14 Jahren regelmäßig die Einwilligung der Eltern beziehungsweise Sorgeberechtigten einzuholen ist. Das RKI behauptet ferner, dass Jugendliche in der Regel mit 16 Jahren die erforderliche Einsichts- und Entscheidungsfähigkeit besitzen würden.[14] Dem ist im Hinblick auf die Corona-Impfung entschieden zu widersprechen. Denn die Corona-Impfung ist ein Eingriff, der

> Minderjährige können allein nur in Behandlungen mit geringer Eingriffsintensität einwilligen, bei schwerwiegenden Eingriffen entscheiden die Eltern.

nie zuvor am Menschen durchgeführt wurde. Schon Erwachsene können die damit verbundenen Risiken kaum einschätzen, erst recht gilt dies für Minderjährige. Die Impfung ist kein kleiner und geringfügiger Eingriff wie etwa eine regelmäßige Blutabnahme, das Nachziehen einer Zahnspange beim Kieferorthopäden oder die regelmäßige Aknebehandlung bei der Hautärztin. Jede Impfung kann schwere und schwerste Nebenwirkungen hervorrufen.

Nur bei geringfügigen Eingriffen ohne Gefahren hat der Arzt die Entscheidungsbefugnis, im Einzelfall festzustellen, ob der Jugendliche »nach seiner geistigen und sittlichen Reife die Bedeutung und Tragweite des Eingriffs und seiner Gestattung zu ermessen vermag«. Dann muss der Arzt auch nicht noch die Einwilligung der Eltern einholen.

Handelt es sich hingegen nicht mehr um geringfügige leichte Eingriffe, dann hat der Arzt schon keine eigene Entscheidungsbefugnis darüber, ob der Minderjährige allein entscheiden kann oder nicht. Der Arzt muss dann zwingend die Zustimmung mindestens eines Elternteils einholen.

> In geringfügige Eingriffe wie Blutabnahme, Überprüfen der Zahnspange oder Aknebehandlung kann der Minderjährige allein einwilligen, wenn er hierfür die Verstandesreife hat.

Handelt es sich sogar um schwerwiegende Eingriffe oder um Eingriffe, die schwerwiegende Folgen haben können, dann muss der Arzt die Zustimmung beider Eltern beziehungsweise die Zustimmung des allein sorgeberechtigten Elternteils einholen.[15]

ENTSCHEIDUNG EINES ELTERNTEILS BEI ROUTINEEINGRIFFEN

Bei Minderjährigen, die mangels entsprechender Verstandesreife keine wirksame Einwilligung erteilen können, entscheiden somit die Eltern als gesetzliche Vertreter über die Durchführung einer indizierten ärztlichen Maßnahme.[16] Dabei bedarf es in Fällen, in

297

denen die elterliche Sorge den Eltern gemeinsam zusteht, grundsätzlich der Einwilligung beider Elternteile.[17] Im Regelfall wird der Arzt aber insbesondere bei Routineuntersuchungen davon ausgehen dürfen, dass ein einzeln mit dem Minderjährigen vorsprechender Elternteil ermächtigt ist, auch für den anderen Elternteil in eine Behandlung einzuwilligen.[18] Der Arzt braucht in diesem Fall auch nicht zu erfragen, ob eine entsprechende Ermächtigung vorliegt.[19]

Etwas anderes kann aber dann gelten, wenn dem Arzt konkrete Anhaltspunkte für einen entgegenstehenden Willen des anderen Elternteils vorliegen. Sollte sich der anwesende Elternteil oder der zu behandelnde Minderjährige etwa in diese Richtung äußern, ist es für den Arzt ratsam, die genaueren Umstände zu erfragen und gegebenenfalls um Zustimmung auch des anderen Elternteils zu bitten.

ENTSCHEIDUNG BEIDER ELTERN BEI SCHWERWIEGENDEN EINGRIFFEN

Handelt es sich indessen um einen schweren Eingriff mit gewissem Risiko für das Kind, muss sich der Arzt nach der Einwilligung auch des anderen Elternteils erkundigen. Im Regelfall wird er aber insoweit auf die Auskunft des anwesenden Elternteils vertrauen dürfen.[20]

Geht es allerdings um schwierige und weitreichende Entscheidungen über die Behandlung des Kindes (etwa um eine Herzoperation, die mit erheblichen Risiken für das Kind verbunden ist), dann liegt eine Ermächtigung des einen Elternteils zur Einwilligung in ärztliche Eingriffe bei dem Kind durch den anderen nicht von vornherein nahe. Deshalb muss sich der Arzt in einem solchen Fall die Gewissheit verschaffen, dass der nicht erschienene Elternteil mit der vorgesehenen Behandlung des Kindes einverstanden ist.[21]

> Bei schweren Eingriffen mit erheblichen Risiken für das Kind müssen beide Elternteile zustimmen.

DIE CORONA-IMPFUNG IST EINE WEITREICHENDE ENTSCHEIDUNG

Die Corona-Impfung selbst ist als »Piks« zwar kein schwerwiegender Eingriff. Die Einwilligung in die Impfung ist dennoch eine weitreichende Entscheidung, weil sie – gerade für Minderjährige – mit erheblichen Risiken verbunden ist, die deutlich höher sind als der Nutzen der Impfung.[22]

Angesichts der verkürzten Zulassungsverfahren für alle eingesetzten Impfstoffe, angesichts erst beginnender Studien über Nutzen und Wirksamkeit bei Kindern und angesichts sich abzeichnender erheblicher Nebenwirkungen und Risiken der Impfung auch bei Kindern und Jugendlichen handelt es sich bei allen vier eingesetzten Impfstoffen um einen schweren Eingriff mit erheblichen und unabschätzbaren Risiken für Kinder und Jugendliche.

BEISPIEL MASERNZWANGSIMPFUNG

Impfungen bergen grundsätzlich die Gefahr von schweren und schwersten Nebenwirkungen. Das RKI selbst hat in seinem kleinen gelben »Das Impfbuch für alle«, das mit Schreiben des Bundesgesundheitsministeriums vom 28. Juni 2021 an Haushalte in Deutschland verschickt wurde, für die Masernimpfung Folgendes festgestellt (S. 37): »Etwa 2 von 100.000 werden schwere Nebenwirkungen erleiden.«

Das RKI hat gleichzeitig in seiner Statistik vom 22. Juli 2021 festgestellt, dass es in Deutschland im Jahr 2020 genau 78 Masernerkrankungen gab, im ersten Halbjahr 2021 sogar nur 6 Erkrankungen,[23] das sind hochgerechnet auf das Jahr 2021 lediglich 12 Masernerkrankungen, vermutlich verlief keine einzige der bisherigen Erkrankungen schwer oder tödlich.

Mit der Einführung der Masernzwangsimpfung im Jahr 2020 werden nun geschätzte 10 Millionen Kinder und Jugendliche sowie bestimmte Berufsgruppen zwangsgeimpft. Bei einer Quote von 0,002 Prozent schwerer Nebenwirkungen bedeutet dies für 200 Menschen und deren Familien eine dauerhafte, schwere und lebensverändernde Beeinträchtigung – obwohl vermutlich niemand der von der Zwangsimpfung betroffenen Personengruppe überhaupt an Masern erkrankt, vermutlich zumindest nicht sehr schwer oder gar tödlich. Man nimmt also eine vielfache Zahl von schweren Nebenwirkungen in Kauf, obwohl die Masernkrankheit ganz offensichtlich kaum mehr existiert und erst recht keine bedrohliche Erkrankung ist. Das ist – insbesondere angesichts der Pflicht zur kombinierten Masernimpfung, ohne die ein Kindergartenplatz nicht mehr erlangt wird und Schulkinder spätestens im Jahr 2022 erhebliche Probleme bekommen werden – ein absolut unverantwortliches und sehr schweres Vergehen des Staates gegenüber gesunden Menschen.

Denn es gibt schlichtweg keinen Grund und keine Indikation für eine Masernimpfung, erst recht nicht für einen Zwang zur Impfung, erst recht nicht bei circa 10 bis 100 Erkrankungen im Jahr![24]

> Es gibt auch für die Masernimpfung keine Indikation.

Impfungen sind daher eine weitreichende Entscheidung, auch wenn es nur selten zu schweren Nebenwirkungen kommt. Dies gilt erst recht, wenn die Impfungen – wie hier die Corona-Impfungen – nicht langjährig erprobt und in klinischen Studien getestet wurden.

Daher wäre insoweit grundsätzlich und zwingend die Zustimmung beider Elternteile erforderlich. Die Zustimmung nur eines Elternteils reicht definitiv für die Corona-Impfung nicht aus, es sei denn, es gibt nur ein Elternteil oder nur ein Elternteil ist allein sorgeberechtigt. Eine Ausnahme von der Pflicht zur Einwilligung durch die Eltern besteht nur dann, wenn es sich um eine dringlich indizierte Maßnahme handelt und die Eltern nicht mehr rechtzeitig erreicht werden können.[25]

> Nicht erprobte Impfungen bergen grundsätzlich die Gefahr von schweren und schwersten Nebenwirkungen.

Ein dringender Fall liegt bei einer Impfung definitiv nicht vor, freilich auch nicht bei der Corona-Impfung. Daran ändert auch die ganze Medien- und Politikpropaganda über angeblich vierte, fünfte und weitere »Wellen« und die – durch nichts belegte Behauptung – Gefahr einer immer gefährlicheren Virusvariante nichts.

26.4 ARZT MUSS IMPFUNG VON MINDERJÄHRIGEN ABLEHNEN

Nach alledem müssen Ärzte die Corona-Impfung von Minderjährigen ablehnen, auch wenn es für den Impfstoff von *BioNTech* und nun auch für den Impfstoff von *Moderna* inzwischen eine bedingte Zulassung für Kinder ab 12 Jahren gibt. Die WHO empfiehlt eine Impfung von Kindern und Jugendlichen jedoch nicht, da diese Personengruppe von der Corona-Krankheit nicht ernsthaft betroffen ist und die Wirksamkeit sowie mögliche Impffolgen bislang nicht hinreichend erforscht sind. Der Nutzen ist somit nicht nachgewiesen, die Risiken sind gerade für die Personengruppe der Minderjährigen nicht hinreichend erforscht.

Eine Impfung darf aber grundsätzlich nur dann durchgeführt werden, wenn das Nutzen-Risiko-Verhältnis eindeutig zugunsten des Nutzens der Impfung ausfällt. Ist dies – wie hier bei Minderjährigen – nicht der Fall, darf der Arzt die Impfung schon nicht durchführen. Sie ist dann nämlich nicht indiziert. Es handelt sich somit um eine ärztliche Behandlung, die der Arzt – selbst bei Vorliegen einer ordnungsgemäßen Aufklärung und darauf basierenden Einwilligung der Eltern – nicht vornehmen darf (vgl. hierzu ausführlich Kapitel 22, S. 266).

> Der Arzt muss grundsätzlich – bis zum wissenschaftlichen Nachweis eines Nutzens der Impfung für Minderjährige – die Impfung ablehnen! Er darf sie nicht durchführen.

1   § 630 d Abs. 1 BGB

2   Vgl. hierzu bereits grundlegend BGH, Urteil vom 09.12.1958 – VI ZR 203/57

3   § 105 Abs. 1 BGB

4   *Spickhoff*, BGB 70, §§ 104–105, Rn. 4

5   § 630 d Abs. 1 S. 2 BGB: Ist der Patient einwilligungsunfähig, ist die Einwilligung eines hierzu
    Berechtigten einzuholen (…).

6   Vgl. ergänzende Gesetzesbegründung in BT-Drucks. 17/11710, S. 39

7   § 630e Abs. 5 BGB

8   Vgl. BVerfG, Beschluss vom 23.03.2011 – 2 BvR 882/09, Rn. 59

9   Vgl. ergänzende Gesetzesbegründung in BT-Drucks. 17/11710, S. 39

10 Vgl. ergänzende Gesetzesbegründung in BT-Drucks. 17/11710, S. 39. Dies ist etwa bei Säuglingen oder
    bei einem im Koma liegenden Patienten anzunehmen.

11 BGH, Urteil vom 05.12.1958 – VI ZR 266/57

12 Zum Vetorecht eines Minderjährigen gegen die Einwilligung der Eltern S. BGH, Urteil vom 10.10.2006 –
    VI ZR 74/05, Rn. 8

13 BGH, Urteil vom 16.11.1971 – VI ZR 76/70

14 RKI, *Epidemiologisches Bulletin,* 34/2020, 20. August 2020, S. 27

15 »In der amerikanischen Hauptstadt Washington DC wurde kürzlich ein umstrittenes Gesetz erlassen, das
    es Kindern im Alter von 11 Jahren erlaubt, sich ohne Zustimmung und Wissen der Eltern impfen zu lassen.
    Die neue Regelung gilt auch für Corona-Impfungen. (…) Eltern erfahren hierbei noch nicht einmal, dass
    ihre Kinder überhaupt in der Schule oder in einem Impfzentrum geimpft wurden – und können daher
    etwaige Beschwerden und Nebenwirkungen gar nicht zutreffend als mögliche Impffolge einordnen.
    Das ist ein massiver Eingriff in das Elternrecht und in das Recht der Kinder auf körperliche
    Unversehrtheit. Mehrere Eltern haben Klage eingereicht.«,
    vgl. Artikel vom 24.7.2021, https://www.epochtimes.de/politik/ausland/eltern-verklagen-washington-
    d-c-neues-gesetz-erlaubt-kindern-impfung-ohne-elternzustimmung-a3562123.html

16 § 1629 Abs. 1 S. 1 BGB

17 BGH, Urteil vom 15.06.2010 – VI ZR 204/09, Rn. 15; § 1629 Abs. 1 S. 2, 1. Hs. BGB

18 BGH, Urteil vom 15.06.2010 – VI ZR 204/09, Rn. 15; § 1629 Abs. 1 S. 2, 2. Hs. BGB

19 BGH, Urteil vom 28.06.1988 – VI ZR 288/87

20 BGH, Urteil vom 15.06.2010 – VI ZR 204/09, Rn. 15; BGH, Urteil vom 28.06.1988 – VI ZR 288/87

21 BGH, Urteil vom 15.06.2010 – VI ZR 204/09, Rn. 15

22 Vgl. hierzu Kapitel 22

23 RKI, *Epidemiologisches Bulletin*, 29/2021, 22. Juli 2021, S. 23, https://www.rki.de/DE/Content/Infekt/
    EpidBull/Archiv/2021/Ausgaben/29_21.pdf?_blob=publicationFile

24 Vgl. die von der Autorin am 28. Februar 2021 beim Bundesverfassungsgericht eingelegte
    Verfassungsbeschwerde unter http://www.beatebahner.de/lib.medien/Verfassungsbeschwerde%20
    gg%20Masernschutzgesetz%2C%20%20RAin%20Beate%20Bahner%2028.2.2021%20public.pdf

25 BGH, Urteil vom 16.11.1971 – VI ZR 76/70

27 RECHT ZUR ABLEHNUNG DER IMPFUNG

Es kommt vor, dass sich eine Person bei voller Entscheidungsfähigkeit nicht impfen lassen will. Dies ist grundsätzlich zu respektieren.

27.1 RECHT DES PATIENTEN AUF SELBSTBESTIMMUNG

Das grundgesetzlich geschützte Selbstbestimmungsrecht der Patienten[1] verbietet grundsätzlich eine zwangsweise Behandlung oder Klinikeinweisung von Patienten gegen ihren Willen. Der Arzt muss den Patientenwillen also akzeptieren, selbst wenn dieser noch so unvernünftig sein sollte. Ihm sind daher in Fällen eindeutiger Ablehnung der Behandlung die Hände gebunden. Der Arzt darf in diesen Fällen selbst bei bestehender Lebensgefahr den Eingriff nicht vornehmen.[2] Hierzu äußerte sich der Bundesgerichtshof schon im Jahr 1957 wie folgt:

»Niemand darf sich zum Richter in der Frage aufwerfen, unter welchen Umständen ein anderer vernünftigerweise bereit sein sollte, seine körperliche Unversehrtheit zu opfern, um dadurch wieder gesund zu werden. Diese Richtlinie ist auch für den Arzt verbindlich. Zwar ist es sein vornehmstes Recht und seine wesentlichste Pflicht, den kranken Menschen nach Möglichkeit von seinem Leiden zu heilen. Dieses Recht und diese Pflicht finden aber in dem grundsätzlichen freien Selbstbestimmungsrecht des Menschen über seinen Körper ihre Grenze. Es wäre ein rechtswidriger Eingriff in die Freiheit und Würde der menschlichen Persönlichkeit, wenn ein Arzt – und sei es auch aus medizinisch berechtigten Gründen – eigenmächtig und selbstherrlich eine folgenschwere Operation bei einem Kranken, dessen Meinung rechtzeitig eingeholt werden kann, ohne dessen vorherige Billigung vornähme. Selbst ein lebensgefährlich Kranker kann triftige und sowohl menschlich wie sittlich beachtenswerte Gründe haben, eine Operation abzulehnen, auch wenn er durch sie und nur durch sie von seinem Leiden befreit werden könnte.«[3]

Der Patient hat also das Recht, eine (weitere) Behandlung ganz oder teilweise zu verweigern. Er kann dies auch für zukünftige Situationen und für den Fall seiner Entscheidungsunfähigkeit in einer Patientenverfügung bestimmen.

> Ein Patient hat stets das Recht, jedwede Behandlung und damit auch eine Impfung zu verweigern.

27.2 IMPFVERWEIGERUNG DURCH EINWILLIGUNGS-UNFÄHIGEN PATIENTEN

Im Falle der Impfverweigerung durch einen einwilligungsunfähigen Patienten muss der Betreuer hinzugezogen werden. Denn die aus dem Grundgesetz abgeleitete Schutzpflicht des Staates besteht darin, ein System der Hilfe und des Schutzes für Betreute zu gewährleisten.[4] Respektiert der Betreuer den natürlichen Willen des Patienten nicht, muss er das Betreuungsgericht anrufen. Denn eine ärztliche Zwangsbehandlung gegen den natürlichen Willen des Patienten ist grundsätzlich nur mit der Genehmigung des Betreuungsgerichts möglich. Eine ambulante Zwangsbehandlung ist unzulässig.[5]

Dem Impfarzt ist es folglich bei einem einwilligungsunfähigen Patienten nicht gestattet, die vom Patienten abgelehnte Impfung durchzuführen. Er muss den Betreuer umgehend informieren, sodass – falls der Vertreter oder Betreuer die Impfung gegen den Willen des Betreuten durchsetzen will – eine gerichtliche Entscheidung des Betreuungsgerichts herbeigeführt werden muss.

In diesem Fall ist nun freilich der zuständige Richter selbst vom Arzt umfassend so aufzuklären, wie dies gegenüber dem Patienten oder dessen Vertreter/Betreuer erforderlich wäre. Andernfalls ist auch die Entscheidung des Betreuungsgerichts unwirksam. Der Richter ist also verpflichtet, eine entsprechend umfassende Aufklärung anzuhören und zu unterzeichnen. Er ist auch verpflichtet, eine körperliche Untersuchung des Patienten anzuordnen, um dessen aktuelle Befindlichkeit und etwaige Kontraindikationen gegen die Impfung durch den Arzt feststellen zu lassen. Andernfalls handelt nun der Richter selbst rechtswidrig.

27.3) ABLEHNUNG DER IMPFUNG DURCH MINDERJÄHRIGE

Sollte sich ein Minderjähriger gegen die Impfung entscheiden, obwohl seine Eltern dies befürworten, so ist diese Entscheidung angesichts der Risiken der Impfung und des nicht belegten Nutzens sowie der fehlenden Langzeitstudien zwingend zu respektieren. Dies gilt auch für den Fall einer gerichtlichen Entscheidung durch das Familiengericht, falls die Eltern des Minderjährigen die Impfung durchsetzen wollen. Erst recht gilt dies für alle Ärzte, die in ihren Praxen, aber möglicherweise auch in Schulen Impfungen durchführen.

Insbesondere gilt dies auch für Schulleiter und Lehrer, denen es angesichts des Rechts auf körperliche Integrität und Selbstbestimmung ihrer Schüler jedweden Alters absolut untersagt ist, diese Entscheidung eines Schülers infrage zu stellen oder gar zu sanktionieren.

Denn eine Impfung, deren Nutzung nicht belegt, deren Risiken möglicherweise jedoch um ein Vielfaches höher sind als der eventuelle Nutzen, ist schon nicht indiziert. Ein Arzt darf eine solche Impfung niemals durchführen – jedwede Einwilligung ist unwirksam. Die Ablehnung der Impfung durch Kinder oder Jugendliche ist daher nicht nur aufgrund deren Selbstbestimmungsrechts zwingend zu respektieren. Der Arzt muss wissen, dass eine nicht indizierte Behandlung grundsätzlich eine Körperverletzung darstellt, für die er in jeder Hinsicht umfassend persönlich haftet. Auch Schulleiter und Lehrer, die in ihren Schulen Impfungen von Minderjährigen ermöglichen, machen sich mitschuldig und haftbar.

> Eine Ablehnung der Impfung durch Minderjährige – auch gegen den Willen der Eltern – ist vom Arzt grundsätzlich zu respektieren.

---

1 Art. 1 Abs. 1 i. V. m. Art. 2 Abs. 1 GG

2 *Laufs/Kern/Rehborn*, S. 1926 f., Rn. 92

3 BGH, Urteil vom 28.11.1957 – 4 StR 525/57, Rn. 9; BGH, Urteil vom 04.10.1999 – 5 StR 712/98; *Laufs/Kern/Rehborn*, S. 1927, Rn. 92

4 BVerfG, Beschluss vom 26.07.2016 – B BvL 8/15, Rn. 71

5 *Spickhoff*, BGB 70, § 1906a BGB, Rn. 13

28 DOKUMENTATIONSPFLICHT DES ARZTES

Ärzte haben über die in Ausübung ihres Berufes getroffenen Feststellungen und Maßnahmen die erforderlichen Aufzeichnungen zu machen. Diese sind nicht nur Gedächtnisstützen für den Arzt, sie dienen auch dem Interesse der Patienten an einer ordnungsgemäßen Dokumentation.[1] Es handelt sich um eine vertragliche Nebenpflicht des Arztes aus dem Behandlungsvertrag, deren Verletzung – insbesondere im Falle des Behandlungsfehlervorwurfs – unter Umständen erhebliche Nachteile für den Arzt nach sich ziehen kann.

28.1 SINN UND ZWECK DER DOKUMENTATION

Die Dokumentation dient in erster Linie dem Zweck, durch die Aufzeichnung des Behandlungsgeschehens eine sachgerechte therapeutische Behandlung und Weiterbehandlung zu gewährleisten.[2] Im Verlaufe einer Therapie werden regelmäßig verschiedene Untersuchungen vorgenommen und Ergebnisse erzielt, deren Kenntnis für die weitere Behandlung unverzichtbar sein kann. Ohne eine Dokumentation bestünde die Gefahr, dass wichtige Informationen, etwa Ergebnisse von Untersuchungen, in Vergessenheit geraten und damit verloren gehen könnten.[3]

Weiterhin sichert die Dokumentation die Möglichkeit, einen anderen Arzt zu konsultieren und diesem die Anamnese umfassend und vollständig vorzutragen. Dadurch können unnötige Doppeluntersuchungen vermieden und sowohl die

Die ordnungsgemäße Dokumentation ist eine vertragliche Nebenpflicht des Arztes. Sie dient sowohl dem Arzt im Falle eines Behandlungsfehlervorwurfs als auch dem Patienten zur Sicherstellung einer fachgerechten ärztlichen Behandlung.

körperlichen Belastungen für den Patienten als auch die Behandlungskosten gering gehalten werden.[4]

Weiterer Zweck der Dokumentation ist die Wahrung der Persönlichkeitsrechte des Patienten, die durch die Pflicht des Arztes, über den Gang der Behandlung Rechenschaft zu geben, erreicht wird.[5] Schließlich spielt die faktische Beweissicherung für den Fall eines etwaigen Behandlungsfehlers eine maßgebliche Rolle.[6]

 28.2 UMFANG DER DOKUMENTATION

Das BGB enthält zur Dokumentationspflicht folgende Regelung:

Der Behandelnde ist verpflichtet, in der Patientenakte sämtliche aus fachlicher Sicht für die derzeitige und künftige Behandlung wesentlichen Maßnahmen und deren Ergebnisse aufzuzeichnen, insbesondere die Anamnese, Diagnosen, Untersuchungen, Untersuchungsergebnisse, Befunde, Therapien und ihre Wirkungen, Eingriffe und ihre Wirkungen, Einwilligungen und Aufklärungen. Arztbriefe sind in die Patientenakte aufzunehmen.[7]

Die Vorschrift regelt, welche Maßnahmen in der Patientenakte zu dokumentieren sind. Dies sind die wesentlichen Maßnahmen und deren Ergebnisse, die aus der fachlichen Sicht des Behandelnden für die Sicherstellung der derzeitigen oder einer künftigen Behandlung wesentlich sind beziehungsweise sein können.

> Die Dokumentation muss die wesentlichen Aspekte zur Anamnese, Diagnose und Behandlung enthalten.

Schließlich sollen auch Arztbriefe als Transferdokumente, die der Kommunikation zwischen zwei Ärzten dienen und Auskunft über den Gesundheitszustand des Patienten geben, in die Patientenakte aufgenommen werden. Gleiches gilt für etwaige elektronische Befundergebnisse wie elektronische Röntgenaufnahmen oder

Videoaufnahmen. Die Regelung ist nach der Gesetzesbegründung lediglich exemplarisch und nicht abschließend.[8] Dies gilt freilich auch für die Corona-Schutzimpfung.

28.3 ART UND WEISE DER DOKUMENTATION

Im Hinblick auf die Art und Weise der Dokumentation besteht weitgehende Freiheit. Der Arzt hat daher die Möglichkeit, die Information sowohl handschriftlich festzuhalten als auch über den Computer in die Datenverarbeitung zu geben. Bei eigener schriftlicher Aufzeichnung ist die sofortige leserliche Niederschrift nicht erforderlich. Es genügt, dass stichwortartige Aufzeichnungen auf einem Zettel oder ein Diktat auf Band erfolgen, die später übertragen werden.[9] Das BGB sieht zur Form der Dokumentation Folgendes vor:

Der Behandelnde ist verpflichtet, zum Zweck der Dokumentation in unmittelbarem zeitlichem Zusammenhang mit der Behandlung eine Patientenakte in Papierform oder elektronisch zu führen.[10]

Die Eintragungen in die Patientenakte sollten zur Vermeidung von Unrichtigkeiten in unmittelbarem zeitlichem Zusammenhang mit der Behandlung vorgenommen werden. Ausdrücklich wird bestimmt, dass die Patientenakte entweder als Papierdokument oder als elektronisches Dokument geführt werden kann. Eine »doppelte« Dokumentation in Papierform und elektronisch wird also nicht erwartet. Der Arzt kann sogar ein Video von einem operativen Eingriff erstellen und elektronisch speichern.[11]

28.4 DOKUMENTATION DER CORONA-IMPFUNG UND AUFKLÄRUNG

Auch bei Impfungen sollte der Arzt im eigenen Interesse besondere Sorgfalt darauf verwenden, haftungsträchtige Umstände ausführlich zu dokumentieren. Darunter fallen insbesondere die Aufklärung des Patienten über das Nutzen-Risiko-Verhältnis, die Aufklärung über die Nebenwirkungen der Impfung einschließlich der Möglichkeit des Versterbens, die Aufklärung des Patienten darüber, dass bei einer Verschlechterung seines Zustandes – je nach Einzelfall – der Arzt oder der ärztliche Bereitschaftsdienst oder sofort der Rettungsdienst zu verständigen ist, sowie die Aufklärung über das Verhalten nach der Impfung. Bei Risikopatienten besteht eine gesteigerte Dokumentationspflicht.

Der Arzt braucht sich bei seiner Dokumentation zwar nicht generell selbst eines Fehlers zu bezichtigen. Jedoch müssen Zwischenfälle und die Art, wie sie gehandhabt werden, dargelegt werden. In jedem Fall kann eine schlampige, unvollständige, unzureichende oder sogar unterlassene Dokumentation für den Impfarzt – ebenso wie im normalen Praxisalltag – im Falle von Haftungsvorwürfen schwere Beweisnachteile bis hin zu einer Beweislastumkehr nach sich ziehen.[12]

> Bei Risiko-patienten besteht eine gesteigerte Dokumentations-pflicht.

1 § 10 Abs. 1 MBO

2 BGH, Urteil vom 02.06.1987 – VI ZR 174/86, Rn. 12

3 Gesetzesbegründung zu § 630 f BGB, BT-Drucks. 17/10488, S. 25 f. Vgl. zum Beweiswert der

   Dokumentation eines OP-Berichts OLG Naumburg, Urteil vom 15.11.2011 – 1 U 31/11

4 Gesetzesbegründung zu § 630 f BGB, BT-Drucks. 17/10488, S. 25 f.

5 Medizinische Behandlungen finden in Bereichen statt, die sich dem Verständnis des Patienten als

   medizinischem Laien regelmäßig entziehen oder dem Patienten tatsächlich entzogen sind; letzteres ist

   bei einem operativen Eingriff der Fall, bei dem der narkotisierte Patient den Geschehensablauf nicht

   mitbekommt, vgl. Gesetzesbegründung zu § 630 f BGB, BT-Drucks. 17/10488, S. 26

6 Unterlässt der Behandelnde die Dokumentation einer medizinisch wesentlichen Information oder

   Maßnahme, so greift zu seinen Lasten im Zweifel die besondere Beweislastregelung ein.

7 § 630 f Abs. 2 BGB

8 Gesetzesbegründung zu § 630 f BGB, BT-Drucks. 17/10488, S. 26

9 So *Deutsch/Spickhoff*, S. 582 f., Rn. 899

10 § 630 f Abs. 1 S. 1 BGB

11 Gesetzesbegründung zu § 630 f BGB, BT-Drucks. 17/10488, S. 26

12 Vgl. hierzu Kapitel 30, S. 331

29 PERSÖNLICHE HAFTUNG DES ARZTES BEI IMPFSCHÄDEN

Gesundheitliche Schäden des Patienten beruhen dann auf einem Behandlungsfehler, wenn dem Arzt ein Verstoß gegen die Pflicht zur ordnungsgemäßen Behandlung oder Aufklärung vorzuwerfen ist. In diesem Fall haftet der Arzt in zivilrechtlicher Hinsicht auf Schadensersatz. Gegebenenfalls liegt sogar eine Strafbarkeit vor, etwa wegen unterlassener Hilfeleistung, fahrlässiger Körperverletzung oder fahrlässiger Tötung. Die Schadensersatzansprüche werden in diesen Fällen auf die Verletzung des Behandlungsvertrags gestützt.

Erforderlich ist jedoch stets, dass tatsächlich ein Behandlungsfehler oder ein Aufklärungsfehler unterlaufen ist, dass ferner überhaupt ein Schaden eingetreten ist und dass dieser Schaden auch kausal auf dem Behandlungsfehler und damit auf der Verletzung der Sorgfaltspflichten im Rahmen der medizinischen Behandlung beruht. Es ist für Patienten hierbei oftmals nicht leicht, den Vorwurf eines Behandlungsfehlers erfolgreich durchzusetzen und entsprechenden Schadensersatz zu erhalten.

29.1 BEGRIFF DES BEHANDLUNGSFEHLERS

Als Behandlungsfehler wird jeder Verstoß gegen den fachärztlichen Standard bezeichnet. Ein Behandlungsfehler liegt somit dann vor, wenn die ärztliche Maßnahme nicht dem jeweiligen Stand der medizinischen Wissenschaft entspricht.[1] Entscheidend ist, ob der Arzt unter Einsatz der von ihm zu fordernden medizinischen Kenntnisse und Erfahrungen im konkreten Fall vertretbare Entscheidungen über die diagnostischen sowie

> Jeder Verstoß gegen den fachärztlichen Standard stellt einen Behandlungsfehler dar.

therapeutischen Maßnahmen getroffen und diese Maßnahmen sorgfältig durchgeführt hat.[2]

EINFACHER UND GROBER (SCHWERER) BEHANDLUNGSFEHLER

Bei einem Behandlungsfehler durch Verstoß gegen den fachärztlichen Standard wird unterschieden zwischen dem einfachen Behandlungsfehler und dem groben (oder auch schweren) Behandlungsfehler. Diese Unterscheidung ist sowohl für den Arzt als auch für den Patienten im Arzthaftungsprozess für die oft prozessentscheidende Frage der Beweislast relevant. Zum Wesen eines groben Behandlungsfehlers gehört es, dass er die Aufklärung des Behandlungsverlaufs besonders erschwert.[3]

Unter einem groben Behandlungsfehler versteht die Rechtsprechung einen eindeutigen Verstoß gegen bewährte ärztliche Behandlungsregeln oder gegen gesicherte medizinische Erkenntnisse und Erfahrungen. Es muss also ein Fehler vorliegen, der bei Anlegung des für den Arzt geltenden Ausbildungs- und Wissensmaßstabes nicht mehr verständlich erscheint und dem Arzt schlechterdings nicht unterlaufen darf.[4] Gesicherte medizinische Erkenntnisse, deren Missachtung einen Behandlungsfehler als grob erscheinen lassen, sind jedoch nicht nur die Erkenntnisse, die Eingang in Leitlinien, Richtlinien oder anderweitige Handlungsanweisungen gefunden haben. Hierzu zählen vielmehr auch die elementaren medizinischen Grundregeln, die im jeweiligen Fachgebiet vorausgesetzt werden.[5]

»Für die Annahme eines schweren Behandlungsfehlers muss ein Fehlverhalten vorliegen, das zwar nicht notwendig aus subjektiven, in der Person des Arztes liegenden Gründen, aber aus objektiver ärztlicher Sicht bei Anlegung des für einen Arzt geltenden Ausbildungsmaßstabes und Wissensmaßstabes nicht mehr verständlich und verantwortbar erscheint, weil ein solcher Fehler dem behandelnden Arzt aus dieser Sicht ›schlechterdings nicht unterlaufen darf‹. Das kann etwa der Fall sein, wenn auf eindeutige Befunde nicht nach gefestigten Regeln der ärztlichen Kunst reagiert wird, oder wenn grundlos Standardmethoden zur Bekämpfung möglicher, bekannter Risiken nicht angewandt werden, und wenn besondere Umstände fehlen, die den Vorwurf des Behandlungsfehlers mildern können.«[6]

BEHANDLUNGSFEHLER IM ZUSAMMENHANG MIT DER IMPFUNG

Als Behandlungsfehler im Zusammenhang mit der Impfung ist insbesondere das Unterlassen einer Anamnese oder die unzureichende Erhebung einer Anamnese zu sehen.

> Ein grober Behandlungsfehler ist ein Fehler, der aus objektiver Sicht nicht mehr verständlich erscheint, weil er einem Arzt schlechterdings nicht unterlaufen darf.

Unterlässt der Arzt diesen wesentlichen Aspekt der Behandlung vor der Impfung und stellt er deshalb nicht fest, dass eine Kontraindikation gegen die Impfung besteht, muss sich der Arzt im Zweifel einen groben Behandlungsfehler vorwerfen lassen.

Im Zusammenhang mit der Erhebung der Anamnese kann es auch sein, dass der Arzt einen ungeeigneten Impfstoff einsetzt, der aufgrund bestimmter Vorbedingungen beim Patienten bekanntermaßen nicht hätte eingesetzt werden dürfen. So hat die STIKO die Impfung mit *AstraZeneca* beispielsweise nur für Frauen ab 60 Jahren empfohlen. Die Verabreichung des Impfstoffs an Frauen unter 60 Jahren dürfte daher einen groben Behandlungsfehler darstellen.

> Unterlässt der Arzt die Anamnese vor der Impfung und übersieht er deshalb eine Kontraindikation, stellt dies einen groben Behandlungsfehler dar.

Kommt es nach der ersten Impfung zu Reaktionen oder gar zu Komplikationen und unterlässt der Arzt die Erhebung oder

Kontrolle entsprechender Befunde, so stellt auch dies einen – unter Umständen groben – Behandlungsfehler dar. Einen groben Behandlungsfehler dürfte es insbesondere darstellen, wenn der Arzt trotz des naheliegenden Verdachts einer Impfkomplikation nach erster Impfung den Patienten nicht von der zweiten Impfung abhält und sich der Gesundheitsschaden durch die zweite Impfung weiter verschlimmert.

UNTERSUCHUNGSPFLICHT BEI VERDACHT AUF THROMBOZYTOPENIE

Das Risiko eines groben Behandlungsfehlers besteht insbesondere für die schon zu Beginn der Impfung bekannt gewordene schwere Nebenwirkung der Thrombose und/oder Thrombozytopenie nach der Impfung. Das Paul-Ehrlich-Institut hat hierzu in seinen Sicherheitsberichten folgende Warnhinweise ausgesprochen:

»Medizinisches Fachpersonal sollte auf erste Anzeichen und Symptome einer Thrombose und/oder Thrombozytopenie achten. Die Geimpften sollten informiert werden, sofort einen Arzt aufzusuchen, wenn sie wenige Tage nach der Impfung Symptome wie Kurzatmigkeit, Brustschmerzen, Beinschwellungen, Schmerzen im Bein oder anhaltende Bauchschmerzen, Übelkeit oder Erbrechen entwickeln.«[7]

Das Paul-Ehrlich-Institut rät Ärzten ferner eindringlich, dass Personen, bei denen innerhalb von drei Wochen nach der Impfung mit *Vaxzevria®* oder *COVID-19 Vaccine Janssen®* eine Thrombozytopenie diagnostiziert wird, aktiv auf Anzeichen einer Thrombose untersucht werden sollten. Ebenso sollten Personen, bei denen nach der Impfung eine Thrombose auftritt, unverzüglich auf eine Thrombozytopenie (TTS) untersucht werden.

Das Paul-Ehrlich-Institut weist ferner darauf hin, dass bei Patienten mit Thrombose und normalen Thrombozytenzahlen oder Patienten mit Thrombozytopenie ohne nachweisbare Thrombose nach der Impfung auch ein frühes Stadium des TTS vorliegen könne. Daher seien in diesen Fällen unter Umständen wiederholte Untersuchungen auf TTS erforderlich.

> Ärzte müssen nach der Impfung eines Patienten dringend einen Verdacht auf Thrombose/ Thrombozytopenie abklären, weiterverfolgen und eventuell mit Spezialisten behandeln.

TTS erfordere ferner ein spezialisiertes klinisches Management, da es eine leitliniengerechte Standardtherapie bislang nicht gebe. In jedem Fall sollten Spezialisten (z. B. Hämatologen, Gerinnungsspezialisten) konsultiert werden.[8]

29.2) ORGANISATIONSFEHLER BEI DER IMPFUNG

Zu den Organisationsfehlern gehören Mängel bei der Kooperation, der Koordination, der Kommunikation, der Delegation sowie Mängel bei der Überwachung, Instruktion und Information. Es geht hier insbesondere um die Qualifikation der Mitarbeiter, die ausreichende personelle Besetzung, die ordnungsgemäße apparative Ausstattung, die Zusammenarbeit von Ärzten untereinander oder (in einer Klinik) mit dem Pflegepersonal im Rahmen horizontaler oder vertikaler Arbeitsteilung. Folgende Organisationsfehler kommen bei der Impfung in Betracht:

— Missachtung von Hygienebestimmungen,
— Kontroll- und Überwachungsfehler,
— verspätete Hinzuziehung von Spezialisten beziehungsweise verspätete Einweisung ins Krankenhaus bei naheliegendem oder zeitlich nahem Zusammenhang mit der ersten oder zweiten Impfung.

Insbesondere bei Organisationsfehlern handelt es sich typischerweise um sogenannte beherrschbare Risiken des Arztes oder der Klinik. In diesem Fall kommen daher Beweiserleichterungen zugunsten des Patienten in Betracht.

(29.3) AUFKLÄRUNGSFEHLER BEI DER IMPFUNG

Die Besonderheit der Aufklärungsfehler liegt darin, dass ein Behandlungsfehler gerade nicht begangen wurde. Vielmehr beruht der Schaden des Patienten auf einem Risiko der Behandlung, welches sich im konkreten Fall unglücklicherweise und schicksalhaft verwirklicht hat. Wurde der Patient jedoch vor Durchführung der medizinischen Maßnahme über die Möglichkeit des damit verbundenen Risikos nicht hinreichend aufgeklärt, haftet der Arzt für diesen Schaden. Denn aufgrund des Aufklärungsmangels bezog sich die Einwilligung des Patienten nicht auf eine Behandlung mit diesem potenziellen Risiko. Etwas anderes gilt nur dann, wenn es keine Alternative zu dieser Behandlung gab.[9]

Die Corona-Impfung ist freilich nicht alternativlos. Angesichts des geringen Risikos einer schweren Erkrankung und der guten Behandlungsmöglichkeiten kann jeder Mensch auch dieses Risiko in Kauf nehmen (vgl. Kapitel 4.2).

Als Aufklärungsfehler gelten aber auch fehlerhafte oder unterlassene Informationen im Hinblick auf das Verhalten des Patienten vor oder nach einer Behandlung (auch sog. Sicherungsaufklärung). Die Konsequenz eines Aufklärungsfehlers liegt darin, dass der Arzt für das eingetretene Risiko der Behandlung haftbar gemacht werden kann und dem Patienten hierbei zugleich Beweiserleichterungen zugutekommen.

> Ein Aufklärungsfehler liegt dann vor, wenn sich mit der (fehlerfreien) ärztlichen Behandlung ein Risiko verwirklicht, das für die Behandlung zwar typisch sein kann, über das der Patient jedoch nicht im Vorfeld aufgeklärt wurde.

So ist der Patient beispielsweise unbedingt darüber aufzuklären, dass er – falls nach der Impfung neurologische Symptome wie starke oder anhaltende Kopfschmerzen, verschwommenes Sehen oder Krampfanfälle entstehen oder bei ihm nach einigen Tagen auf der Haut Blutergüsse (Petechien) außerhalb der Injektionsstelle der Impfung auftreten – unbedingt einen Arzt aufsuchen muss.[10]

29.4 PFLICHT DES ARZTES ZUR FRAGE NACH EINER CORONA-IMPFUNG

> Der Arzt muss bei unklaren und für den Patienten untypischen Beschwerden zwingend nach einer vorhergehenden Impfung fragen.

Im Zusammenhang mit der Impfung kommt hierbei zunächst die unabdingbare Frage des Arztes oder der Klinik in Betracht, ob und wann und mit welchem Impfstoff der Patient geimpft wurde. Auch wenn bislang kategorisch selbst bei zeitlich naheliegender vorheriger Impfung jedweder Zusammenhang mit der Impfung bestritten wird, müssen Ärzte in jedem Fall von Beschwerden der Patienten eine ordnungsgemäße Anamnese erheben. Hierzu gehört selbstverständlich und zwingend auch die Frage, ob in den Wochen oder Monaten zuvor eine Impfung stattgefunden hat – und mit welchem Impfstoff.

Der Arzt, der die Impfung selbst vorgenommen hat, muss immer auch eine damit verbundene Nebenwirkung in Betracht ziehen und diese sorgfältig abklären. Auch der Arzt, der nicht geimpft hat, muss eine Impfung und damit verbundene Nebenwirkungen berücksichtigen, untersuchen und verfolgen.

In Betracht kommen bei einem Verdacht auf Blutgerinnsel ferner die Bestimmung der D-Dimere[11] sowie die Durchführung aller weiteren diagnostischen Maßnahmen, um die bei der Corona-Impfung neu auftretende Nebenwirkung der Thrombozytopenie[12] und ihrer teilweise schweren bis hin zur tödlichen Nebenwirkung abzuklären und unverzüglich zu behandeln.

29.5 VERJÄHRUNG VON ARZTHAFTUNGSANSPRÜCHEN

Arzthaftungsansprüche verjähren nach drei Jahren. Die Verjährungsfrist beginnt allerdings erst »mit dem Schluss des Jahres, in dem der Anspruch entstanden ist und der Gläubiger von den den Anspruch begründenden Umständen und der Person des Schuldners Kenntnis erlangt oder ohne grobe Fahrlässigkeit erlangen müsste«. Der Lauf der Verjährungsfrist beginnt somit erst in dem Moment, in dem der Patient positive Kenntnis vom Schaden hat. Dabei gehört zur notwendigen Kenntnis auch das Wissen, dass sich in dem Misslingen der ärztlichen Tätigkeit das Behandlungsrisiko und nicht lediglich das Krankheitsrisiko verwirklicht hat.

Hat der Patient aufgrund eigener grober Fahrlässigkeit keine Kenntnis von diesen anspruchsbegründenden Tatsachen, so kann er nach Ablauf der Verjährungsfrist keine Schadensersatzansprüche mehr geltend machen. Grob fahrlässige Unkenntnis liegt allerdings erst vor, wenn der Patient die im Verkehr erforderliche Sorgfalt in ungewöhnlich grobem Maße verletzt hat und auch ganz naheliegende Überlegungen nicht angestellt oder nicht das beachtet hat, was jedem hätte einleuchten müssen. Nach einem Urteil des BGH war nach diesen Kriterien ein Behandlungsfehler aus dem Jahr 1998 im Jahr 2006, also acht Jahre später, noch nicht verjährt. Die Patientin erfuhr erst durch positiven Hinweis ihres späteren Arztes im Jahr 2006, dass ihre Schmerzen auf fehlerhaftes ärztliches Vorgehen zurückzuführen seien und nicht Folge einer Komplikation bei der Geburt ihres Kindes waren. Der BGH hatte die Patientin in diesem Fall nicht für verpflichtet gehalten, eigene Nachforschungen über die Ursache ihrer Schmerzen anzustellen. Ihre Unkenntnis der Folge eines Behandlungsfehlers sei daher nicht grob fahrlässig gewesen.[13]

> Die Verjährungsfrist beginnt erst zu dem Zeitpunkt, in dem der Patient umfassende Kenntnisse über einen möglichen Behandlungsfehler des Arztes hat.

Nach diesem Urteil endete die Verjährungsfrist der Behandlung im Jahr 1998 folglich nicht bereits zum Jahresende 2001, sondern erst acht Jahre später zum Jahresende 2009, nachdem die Patientin erst im Jahr 2006 positive Kenntnis vom möglichen Behandlungsfehler des Arztes erlangt hatte und der Lauf der dreijährigen Verjährungsfrist folglich erst zum Jahresende 2006 begonnen hat.

Angesichts der Tatsache, dass auf die positive Kenntnis des Patienten über alle Umstände, die einen Schadensersatzanspruch begründen können, abgestellt wird, muss der Arzt daher – auch nach Ablauf von drei Jahren – noch viele Jahre mit potenziellen Schadensersatzansprüchen rechnen. Wenn und soweit der Arzt jedoch schon seinerseits über erkennbare oder vermutete Behandlungsfehler informiert, beginnt die Verjährungsfrist bereits zu diesem Zeitpunkt und endet die Verjährung damit nach drei Jahren. Insoweit kann die vorgesehene Informationspflicht zugunsten des Arztes die Verjährungsdauer überschaubar halten.

Allerdings verjähren Arzthaftungsansprüche in jedem Fall spätestens nach Ablauf von 30 Jahren seit der ärztlichen Behandlung beziehungsweise der ärztlichen Pflichtverletzung.[14]

 ## 29.6 PERSÖNLICHES HAFTUNGSRISIKO DES ARZTES BEI DER IMPFUNG

Bei Behandlungsfehlern sowie bei Verletzung der ärztlichen Aufklärungs- und Organisationspflicht im Zusammenhang mit der Impfung haftet grundsätzlich der die Impfung durchführende Arzt gegenüber dem Patienten direkt, unmittelbar und persönlich. Die Haftung beruht entweder auf einem vertraglichen Schadensersatzanspruch wegen schuldhafter Pflichtverletzung des Behandlungsvertrags oder auf einem deliktsrechtlichen Anspruch wegen Verletzung des Körpers oder des Lebens. Dasselbe gilt im Zusammenhang mit Impfnebenwirkungen auch für alle Ärzte, die geimpfte

Patienten behandeln, ohne die Impfung selbst durchgeführt zu haben.

Die persönliche Haftung des Arztes gilt auch dann, wenn der behandelnde Arzt Partner oder Gesellschafter einer Gemeinschaftspraxis in der Rechtsform der Partnerschaftsgesellschaft oder der Gesellschaft bürgerlichen Rechts ist. Denn die Impfung oder die spätere Behandlung des Geimpften nimmt nicht die konkrete Arztpraxis, sondern jeweils der einzelne Arzt vor. Dies schließt allerdings eine zusätzliche Haftung der weiteren Partner einer Praxis nicht aus.

> Grundsätzlich haftet jeder Arzt für seinen Behandlungsfehler persönlich.

Ist der Impfarzt Partner einer Berufsausübungsgemeinschaft (Gemeinschaftspraxis), haften im Falle eines Behandlungsfehlers darüber hinaus alle Partner, und zwar grundsätzlich jeder auf den vollen Schadensersatzbetrag. Denn die Berufsausübungsgemeinschaft tritt nach außen als Einheit gegenüber dem Patienten auf. Der Patient kann sich also entweder einen persönlichen Haftungsschuldner aussuchen oder alle Partner ganz oder anteilig in Anspruch nehmen, auch wenn die anderen Partner die Impfung oder die spätere Behandlung eines Geimpften gar nicht durchgeführt haben. Intern haften indessen, je nach vertraglicher Vereinbarung, nur die tatsächlich Verantwortlichen.[15]

Auch beim Medizinischen Versorgungszentrum (MVZ) gelten im Hinblick auf die Haftung die allgemeinen Rechtsgrundsätze, weshalb das MVZ als Einrichtung weiterer Schuldner im Arzthaftungsfall ist. Die vertragliche Haftung des MVZ neben den dort tätigen Ärzten beziehungsweise neben dem Impfarzt ergibt sich aus der jeweiligen Rechtsform als BGB-Gesellschaft, Partnergesellschaft oder GmbH.

Der Arzt haftet auch für seine eigenen Mitarbeiter: Denn der Arzt hat ein Verschulden der Personen, deren er sich zur Erfüllung seiner Verbindlichkeiten bedient, in gleichem Umfang zu vertreten wie eigenes Verschulden. Als Mitarbeiter gelten insoweit medizinische

Fachangestellte, Assistenzärzte, angestellte Ärzte sowie sonstige Mitarbeiter in der Praxis.

Ein kleiner Teil der Ärzteschaft übt die ärztliche Tätigkeit auch im Rahmen eines öffentlichen Amts oder im Rahmen der öffentlichen Heilfürsorge aus. Das ist etwa bei Ärzten der Gesundheits- und Versorgungsämter der Fall, insbesondere bei Amtsärzten, die Einstellungsuntersuchungen durchführen, bei Durchgangsärzten im Auftrag eines gesetzlichen Unfallversicherungsträgers oder bei der Heilfürsorge für Soldaten der Bundeswehr. In diesen Fällen entsteht zwischen Arzt und Patient ein öffentlich-rechtliches Verhältnis, innerhalb dessen der Staat nach Amtshaftungsgrundsätzen haftet (§ 839 BGB i. V. m. Art. 34 GG).[16] Der als Hoheitsträger fahrlässig handelnde Arzt haftet in diesem Fall selbst nicht persönlich gegenüber dem Patienten, und zwar weder aus Vertrag noch aus Delikt.[17]

Ob und inwieweit die Ärzte persönlich haften, wenn sie in den Impfzentren tätig waren, richtet sich nach der Rechtsform des Impfzentrums. Dieses ist in der Regel von der öffentlichen Hand organisiert worden, sodass dann zunächst im Wege der Amtshaftung gegen das Land geklagt werden muss.

> Der Arzt haftet grundsätzlich auch für alle Fehler seiner Mitarbeiter.

1 BGH, Urteil vom 10.03.1987 – VI ZR 88/86; BGH, Urteil vom 19.4.2000 – 3 StR 442/99

2 BGH, Urteil vom 10.03.1987 – VI ZR 88/86

3 BGH, Urteil vom 04.10.1994 – VI ZR 205/93

4 St. Rspr. des BGH, siehe nur Urteil vom 26.06.2018 – VI ZR 285/17; Urteil vom 19.06.2001 – VI ZR 286/00; Urteil vom 04.10.1994 – VI ZR 205/93 m. w. N.; Urteil vom 02.12.1997 – VI ZR 386/96

5 St. Rspr., vgl. zuletzt BGH, Urteil vom 20.09.2011 – VI ZR 55/09 m. w. N.

6 BGH, Urteil vom 10.05.1983 – VI ZR 270/81

7 Vgl. PEI-Sicherheitsbericht vom 15. Juli 2021, S. 4,

   https://www.pei.de/SharedDocs/Downloads/DE/newsroom/dossiers/sicherheitsberichte/

   sicherheitsbericht-27-12-bis-30-06-21.pdf?_blob=publicationFile&v=3.

8 Verschiedenste Fachgesellschaften haben Empfehlungen zur Behandlung und Therapie des neuen

   Syndroms publiziert, darunter die Gesellschaft für Thrombose- und Hämostaseforschung (GTH),

   die Britische Gesellschaft für Hämatologie sowie die Amerikanische Gesellschaft für Hämatologie,

   vgl. PEI-Sicherheitsbericht vom 15. Juli 2021, S. 5,

   https://www.pei.de/SharedDocs/Downloads/DE/newsroom/dossiers/sicherheitsberichte/

   sicherheitsbericht-27-12-bis-30-06-21.pdf?_blob=publicationFile&v=3

9 Für die Beurteilung der Frage, ob ein schwerer Behandlungsfehler vorliegt, kommt es daher nicht darauf

   an, ob der Patient zuvor aufgeklärt wurde und der Arzt sich somit gegebenenfalls über das Entschei-

   dungsrecht des Patienten hinweggesetzt hat. Wenn es keine Alternative zu einer Behandlung gibt, dann

   bedarf es auch keiner Entscheidung des Patienten, welcher Behandlung er sich unter Abwägung der ihm

   dargestellten Chancen und Risiken unterziehen will, vgl. BGH, Urteil vom 10.03.1987 – VI ZR 88/86.

10 Vgl. PEI-Sicherheitsbericht vom 15. Juli 2021, S. 4,

   https://www.pei.de/SharedDocs/Downloads/DE/newsroom/dossiers/sicherheitsberichte/

   sicherheitsbericht-27-12-bis-30-06-21.pdf?_blob=publicationFile&v=3

11 Vgl. hierzu Kapitel 32.1

12 Vgl. hierzu Kapitel 12.1

13 BGH, Urteil vom 10.11.2009 – VI ZR 249/08

14 § 199 Abs. 2 BGB

15 Dies ergibt sich rechtlich aus den Regelungen der §§ 705 ff. BGB und §§ 420 ff. BGB.

16 Vgl. hierzu Kapitel 33, S. 359. Die Staatshaftung erfordert in der Person des Arztes lediglich die

   Wahrnehmung hoheitlicher Aufgaben, nicht aber den staatsrechtlichen Beamtenstatus,

   vgl. *Geiß/Greiner*, BGB 70, §§ 823 ff., Rn. 356

17 *Geiß/Greiner*, BGB 70, §§ 823 ff., Rn. 356. Im Innenverhältnis könnte es im Falle grober Fahrlässigkeit

   oder Vorsatz allerdings durchaus zu einem Regress des Hoheitsträgers gegen den behandelnden Arzt

   kommen, wenn und soweit der Hoheitsträger seinerseits in Anspruch genommen wurde.

30 BEWEISREGELN IM ARZTHAFTUNGSFALL

30.1 BEWEISLAST DES PATIENTEN

Grundsätzlich sind die Voraussetzungen eines Behandlungsfehlers und dessen Ursächlichkeit für den eingetretenen Gesundheitsschaden von demjenigen darzulegen und zu beweisen, der den Fehler behauptet.[1] Diese sogenannte Beweislast basiert auf dem allgemeinen Grundsatz des Schadensersatzrechts, wonach die Voraussetzungen eines Schadensersatzanspruchs im Einzelnen darzulegen und im Streitfall zu beweisen sind. Beweispflichtig ist diejenige Person, die sich auf die für sie günstigen Voraussetzungen beruft.

Demzufolge muss der Patient den Abschluss eines Behandlungsvertrags, die fehlerhafte Behandlung durch den Arzt sowie den aufgrund des ärztlichen Behandlungsfehlers entstandenen Schaden beweisen. Die Beweislast für einen ärztlichen Behandlungsfehler liegt im Arzthaftungsprozess also grundsätzlich beim Patienten.[2]

Der Patient hat hierbei auch den Ursachenzusammenhang (Kausalität) zwischen dem Behandlungsfehler und dem geltend gemachten Gesundheitsschaden nachzuweisen.[3]

> Der Patient muss den Behandlungsfehler und den hieraus resultierenden Gesundheitsschaden beweisen.

30.2 BEWEISLAST DES ARZTES

Umgekehrt muss der Arzt seinerseits etwaige rechtserhebliche Einwendungen gegen den behaupteten Schadensersatzanspruch beweisen. Es handelt sich hierbei um allgemeine prozessuale Regeln der Beweislast, die im Prozess entscheidend für den Erfolg oder

Misserfolg sind. Will also der Patient einen Schadensersatzanspruch erfolgreich durchsetzen, so muss er beweisen, dass der Arzt einen Fehler begangen hat und ihm hierdurch zugleich ein Gesundheitsschaden entstanden ist, der zu Schadensersatz und Schmerzensgeld berechtigt. Gelingt es dem Patienten, einen Behandlungsfehler des Arztes nachzuweisen, so kann nun seinerseits der Arzt beispielsweise einwenden, dass der (Gesundheits-)Schaden beim Patienten auch ohne diesen Fehler eingetreten wäre, sein Fehler also nicht kausal war. Diesen Einwand muss allerdings der Arzt zur Überzeugung des Gerichts darlegen und beweisen.

> Der Arzt muss beweisen, dass der Gesundheitsschaden des Patienten nicht auf seinen Fehler zurückzuführen ist.

30.3 SCHWIERIGKEITEN DER BEWEISLASTVERTEILUNG

Diese Beweislastverteilung kann dem Patienten erhebliche Schwierigkeiten bereiten: Oftmals wird ihm kaum der Beweis gelingen, dass es sich um einen Fehler des Arztes und nicht lediglich um eine von diesem behauptete »Komplikation« mit »unglücklichem Ausgang« handelt. Denn die medizinische Behandlung spielt sich typischerweise »in der Sphäre« des Arztes oder der Klinik ab, die der Patient nicht ohne Weiteres begutachten oder gar überprüfen kann.

30.4 BEWEISERLEICHTERUNGEN ZUGUNSTEN DES PATIENTEN

Das Bundesverfassungsgericht hat daher für besondere Verfahrenslagen Beweiserleichterungen für zulässig erklärt, die bis zur Umkehr der Beweislast führen können.[4] Die Rechtsprechung hat in den vergangenen Jahrzehnten eine Vielzahl von Situationen herausgebildet, die es dem Patienten erleichtern, für einen erlittenen Gesundheitsschaden Schadensersatzansprüche auch tatsächlich durchzusetzen.

Dies sind die Fälle der sogenannten Beweiserleichterung beziehungsweise Beweislastumkehr. Diese Beweislastumkehr führt dazu, dass nicht der Patient den Beweis dafür führen muss, dass der erlittene Schaden ursächlich auf dem Behandlungsfehler beruht. Vielmehr muss nun umgekehrt der Arzt beweisen, dass der konkret erlittene Schaden des Patienten nicht auf dem behaupteten Behandlungsfehler beruht, sondern andere Ursachen hat beziehungsweise in jedem Fall (also unabhängig vom ärztlichen Handeln) eingetreten wäre. Dies wird dem Arzt vermutlich nur schwer gelingen.

§ 630 h BGB sieht eine ausführliche Regelung zur Beweislast vor, mit welcher die bisherige umfangreiche Rechtsprechung zur Beweislastverteilung im Arzthaftungsrecht gesetzlich verankert wurde.[5]

> Im Falle der Beweislastumkehr muss der Arzt beweisen, dass der Gesundheitsschaden nicht auf dem Behandlungsfehler beruht.

BEWEISLAST FÜR ORDNUNGSGEMÄSSE AUFKLÄRUNG UND EINWILLIGUNG

Die Beweislast für eine ordnungsgemäße Aufklärung[6] und Einwilligung[7] des Patienten liegt beim Arzt:

Der Behandelnde hat zu beweisen, dass er eine Einwilligung gemäß § 630 eingeholt und entsprechend den Anforderungen des § 630e aufgeklärt hat.[8]

Demnach muss der Arzt beweisen, dass er den Patienten oder den zur Einwilligung Berechtigten ordnungsgemäß über alle maßgeblichen Umstände der Behandlung aufgeklärt und eine wirksame Einwilligung eingeholt hat.[9]

Dies wird damit begründet, dass dem Patienten der Beweis einer negativen Tatsache, nämlich der Beweis für eine nicht ordnungsgemäße Aufklärung oder für eine nicht erfolgte Einwilligung, in der Regel nicht gelingen werde.[10] Demgegenüber sei es für den Arzt ein leichtes, Aufzeichnungen über den Inhalt einer erfolgten Aufklärung und Einwilligung zu erstellen und auf diese Weise nicht nur eine ordnungsgemäße Anamnese zu sichern, sondern auch eine lückenlose Aufklärung des Sachverhaltes zu ermöglichen.[11] Im Übrigen könne sich der Arzt – zum Beispiel durch Formulare – von dem Patienten bestätigen lassen, dass eine bestimmte Aufklärung in einem bestimmten Umfang erfolgt ist und dass der Patient in den Eingriff eingewilligt hat.[12]

BEWEISLAST BEI FEHLERHAFTER THERAPEUTISCHER AUFKLÄRUNG

Bei einer fehlerhaften therapeutischen Aufklärung (auch »Sicherungsaufklärung«)[13] ist nicht von vornherein davon auszugehen, dass das Behandlungsgeschehen allein deshalb erschwert aufgeklärt werden kann. Dies hängt vielmehr vom jeweiligen Einzelfall ab. Eine Beweislastumkehr ist bei der therapeutischen Aufklärung daher nur gerechtfertigt, wenn sich der unterlaufene Pflichtenverstoß des Arztes als grober Behandlungsfehler darstellt.[14] Denn der Umstand, dass die Sicherheitsaufklärung zu den selbstverständlichen ärztlichen Behandlungspflichten gehört, rechtfertigt für sich allein noch keine Beweislastumkehr zulasten des Arztes.[15] Deshalb trägt der Patient – wie bei jedem anderen Behandlungsfehler – grundsätzlich die Beweislast für den Ursachenzusammenhang zwischen der unterlassenen Aufklärung über gebotene Verhaltensmaßnahmen des Patienten nach der Impfung und dem Gesundheitsschaden.[16]

Eine Beweislastumkehr liegt bei Unterlassen einer eindeutig erforderlichen therapeutischen Information dann vor, wenn dem Patienten hierdurch erhebliche Nachteile drohen und sich das Unterlassen als grob fehlerhaft darstellt.[17]

BEWEISLAST FÜR HYPOTHETISCHE EINWILLIGUNG
DES PATIENTEN

Grundsätzlich hat der Arzt zwar zu beweisen, dass er den Patienten oder dessen Vertreter ordnungsgemäß aufgeklärt hat. Der Arzt kann jedoch einwenden, dass sich der Patient auch bei ordnungsgemäßer Aufklärung über die potenziellen Risiken für den Eingriff entschieden hätte und er eine wirksame Einwilligung hätte einholen können. Es geht hierbei um den Einwand der sogenannten hypothetischen Einwilligung des Patienten. Hätte der Patient den Eingriff in jedem Fall – also auch bei ordnungsgemäßer Aufklärung über die potenziellen Risiken – vornehmen lassen, fehlt es an dem erforderlichen Ursachenzusammenhang zwischen der unterbliebenen beziehungsweise unzureichenden Aufklärung und dem eingetretenen Schaden:[18]

Genügt die Aufklärung nicht den Anforderungen des § 630e, kann der Behandelnde sich darauf berufen, dass der Patient auch im Fall einer ordnungsgemäßen Aufklärung in die Maßnahme eingewilligt hätte.[19]

Die Folge ist, dass der Arzt nicht für die fehlerhafte Aufklärung und die damit verbundene unwirksame Einwilligung einzustehen hat und daher weder zum Ersatz eines Schadens noch zur Zahlung eines Schmerzensgeldes verpflichtet ist.[20]

Ein solcher Einwand setzt zunächst die Feststellung voraus, dass das vom Arzt zu verantwortende Verhalten für den Schaden überhaupt kausal geworden ist. Dem Arzt fällt daher die Beweislast für den Einwand der hypothetischen Einwilligung des Patienten bei ordnungsgemäßer Aufklärung erst dann zu, wenn der Ursachenzusammenhang zwischen Pflichtwidrigkeit und eingetretenem Schaden feststeht.[21] Allerdings bezieht sich

Ist die Aufklärung fehlerhaft, kann der Arzt einwenden, dass der Patient dem Eingriff auch bei ordnungsgemäßer Aufklärung über die Risiken zugestimmt hätte.

die Einwilligung in einen ärztlichen Heileingriff auch bei fehlender Aufklärung nur auf eine Heilbehandlung, die lege artis, also nach dem Stand der medizinischen Wissenschaft durchgeführt wird, nicht auf eine fehlerhafte Behandlung.[22]

Der Arzt kann sich also darauf berufen, dass der Patient auch dann (also »in jedem Fall«) eingewilligt hätte, wenn er über die Risiken des Eingriffs ordnungsgemäß aufgeklärt worden wäre. Hierbei sind an die Annahme einer solchen Vermutung der hypothetischen Einwilligung des Patienten strenge Anforderungen zu stellen. Der Richter darf insbesondere nicht seine Überzeugung von der hypothetischen Einwilligung des Patienten aufgrund der Erwägung bilden, dass die große Mehrzahl der Patienten oder dass alle »verständigen Patienten« so gehandelt haben würden. Denn dadurch würde die Freiheit des Patienten, sich eben anders, vielleicht nach Meinung anderer gar unvernünftig zu entscheiden, rechtswidrig unterlaufen.[23]

Daher kann der Patient – als Einwand gegen die Unterstellung seiner hypothetischen Einwilligung – nun seinerseits darlegen, dass er sich im Falle der ordnungsgemäßen Aufklärung durchaus in einem ernsthaften Entscheidungskonflikt über die Vornahme des Eingriffs befunden hätte.[24] Ausreichend ist die nachvollziehbare und plausible Darlegung des Patienten, dass ihn die Frage, ob er den Eingriff tatsächlich durchführen soll, ernsthaft und nachhaltig in einen inneren Konflikt versetzt hätte.[25] Gab es zur vorgenommenen Behandlung (insbesondere einer Notfallbehandlung) keine Alternative und war die Behandlung geeignet, schwere Gesundheitsschäden oder gar den Tod abzuwenden, dürfte die Behauptung eines Entscheidungskonflikts wenig glaubwürdig sein. Dies ist bei der Corona-Impfung freilich nicht der Fall – diese ist nie dringlich, sondern dient lediglich der Vermeidung oder Linderung der COVID-19-Krankheit, die fast immer gut behandelbar ist.

BEWEISLAST BEI DOKUMENTATIONSMÄNGELN

Auch eine mangelhafte oder vollständig unterlassene Dokumentation führt zugunsten des Patienten zur Beweislastumkehr. Dieser von der Rechtsprechung entwickelte Grundsatz ist ebenfalls normiert:

> *Hat der Behandelnde eine medizinisch gebotene wesentliche Maßnahme und ihr Ergebnis entgegen § 630 f Absatz 1 oder Absatz 2 nicht in der Patientenakte aufgezeichnet oder hat er die Patientenakte entgegen § 630 f Absatz 3 nicht aufbewahrt, wird vermutet, dass er diese Maßnahme nicht getroffen hat.*[26]

Die Dokumentation soll nicht nur die Therapie des Patienten sichern, sondern auch Rechenschaft über die Maßnahmen des Arztes ablegen, um einen Ausgleich zu dem Wissensvorsprung des Arztes gegenüber dem Patienten herzustellen. Verstößt der Arzt gegen diese Dokumentationspflicht, führt die Vermutung in Anknüpfung an die bisherige Rechtsprechung dazu, dass die dokumentationspflichtigen Maßnahmen als unterblieben und von dem Arzt nicht getroffen anzusehen sind.[27] Dem Arzt verbleibt allerdings auch hier die Möglichkeit, das Gegenteil zu beweisen.

Der unterlassenen Aufzeichnung der Dokumentation steht die Vernichtung der Dokumentation vor Ablauf der Aufbewahrungsfrist[28] gleich. Denn der Schutz des Patienten vor einer unvollständigen Dokumentation gilt erst recht, wenn die Dokumentation vollständig fehlt. Hingegen erwachsen dem Arzt oder einem Krankenhausträger nach Ablauf der Aufbewahrungsfrist keine beweisrechtlichen Nachteile aus der Vernichtung oder dem Verlust der Dokumentation.[29] Daher führt auch eine lückenhafte oder vollständig vernichtete Dokumentation nach dem Ablauf der Aufbewahrungsfrist nicht mehr zu einer Beweislastumkehr.[30]

> Was nicht in der Patientendokumentation steht, gilt als nicht erbracht.

Für die Impfung gilt insoweit, dass Tag, Art des Impfstoffs, Aufklärung, Anamnese und körperliche Untersuchung dokumentiert sein müssen. Fehlen diese Angaben, ist zulasten des Arztes davon auszugehen, dass diese nicht erfolgt sind.

1 BGH, Urteil vom 21.12.2010 – VI ZR 284/09 m. w. N.

2 St. Rspr., vgl. zuletzt BGH, Urteil vom 28.08.2018 – VI ZR 509/17; BGH, Urteil vom 07.02.2012 – VI ZR 63/11, Rn. 14 m.w.N; BVerfG, Beschluss vom 25.07.1979 – 2 BvR 878/74

3 St. Rspr., vgl. nur BGH, Urteil vom 07.02.2012 – VI ZR 63/11; BGH, Urteil vom 12.08.2008 – VI ZR 221/06, Rn. 9 m. w. N.

4 BVerfG, Beschluss vom 25.07.1979 – 2 BvR 878/74

5 Ziel der Norm ist es, die von der Rechtsprechung entwickelten Grundsätze zu den Beweiserleichterungen aus dem Arzthaftungsrecht systematisch in einer Vorschrift zusammenzufassen und auf sämtliche medizinischen Behandlungsverträge zu erstrecken, vgl. Gesetzesbegründung zu § 630 h BGB, BT-Drucks. 17/10488, S. 27.

6 Vgl. hierzu ausführlich Kapitel 3 und Kapitel 4

7 Vgl. hierzu Kapitel 28

8 § 630 h Abs. 2 S. 1 BGB

9 St. Rspr., vgl. nur BGH, Urteil vom 07.02.2012 – VI ZR 63/11, Rn. 10

10 Ferner werde es dem Patienten regelmäßig an der erforderlichen Risikokenntnis fehlen, um eine Sachlage medizinisch korrekt einordnen zu können und um sich die Möglichkeit zu eröffnen, ggf. durch die Einbeziehung eines Zeugen den Beweis für eine nicht erfolgte bzw. nicht ausreichende Aufklärung führen zu können, vgl. Gesetzesbegründung zu § 630 h BGB, BT-Drucks. 17/10488, S. 28.

11 Gesetzesbegründung zu § 630 h BGB, BT-Drucks. 17/10488, S. 28

12 Gesetzesbegründung zu § 630 h BGB, BT-Drucks. 17/10488, S. 29

13 Vgl. hierzu Kapitel 3, S. 39 ff.

14 So bereits BGH, Urteil vom 16.11.2004 – VI ZR 328/03 zur fehlenden therapeutischen Aufklärung über die Notwendigkeit einer Kontrolluntersuchung nach notfallmäßiger Behandlung wegen der Gefahr einer

Netzhautablösung:»Eine Verletzung der Pflicht des behandelnden Arztes zur therapeutischen

Aufklärung (Sicherungsaufklärung), die als grober Behandlungsfehler zu werten ist, führt regelmäßig zu

einer Umkehr der objektiven Beweislast für den ursächlichen Zusammenhang zwischen dem

Behandlungsfehler und dem Gesundheitsschaden, wenn sie geeignet ist, den eingetretenen Schaden zu

verursachen; eine Wahrscheinlichkeit für ein Ergebnis einer Kontrolluntersuchung ist in einem solchen

Fall nicht erforderlich.«;

ebenso BGH, Urteil vom 14.09.2004 – VI ZR 186/03.

15 BGH, Urteil vom 16.06.2009 – VI ZR 157/08, Rn. 15

16 St. Rspr., vgl. BGH, Urteil vom 16.06.2009 – VI ZR 157/08, Rn. 15; ebenso zuletzt zur fehlenden

Aufklärung über bestehende Behandlungsalternativen BGH, Urteil vom 07.02.2012 – VI ZR 63/11, Rn. 10

17 Gesetzesbegründung zu § 630 h BGB, BT-Drucks. 17/10488, S. 30

18 BGH, Urteil vom 09.12.1958 – VI ZR 203/57

19 § 630 h Abs. 2 S. 2 BGB

20 Gesetzesbegründung zu § 630 h BGB, BT-Drucks. 17/10488, S. 29 m. w. N. Vgl. hierzu die Entscheidung

des OLG Saarbrücken, Urteil vom 14.12.2011 – 1 U 172/05-61 zur hypothetischen Einwilligung von

Eltern zu einem dringend indizierten operativen Eingriff bei deren Säugling, zu welchem es angesichts

der Umstände keine ernstliche Alternative gab.

21 BGH, Urteil vom 07.02.2012 – VI ZR 63/11, Rn. 13 u.14 m. w. N.

22 BGH, Urteil vom 05.07.2007 – 4 StR 549/06, Rn. 18

23 So schon BGH, Urteil vom 22.01.1980 – VI ZR 263/78

24 BGH, Urteil vom 06.07.2010 – VI ZR 198/09, Rn. 17

25 Nicht erforderlich ist es, dass der Patient weitergehende Ausführungen hinsichtlich seines Alternativ-

verhaltens tätigt. Im Bestreitensfall hat der Patient den Entscheidungskonflikt zu beweisen. Hierfür sind

allein der jeweilige Patient und dessen Entscheidung im Einzelfall maßgeblich. Inwieweit ein

verständiger oder durchschnittlicher Patient die Einwilligung erteilt hätte, ist irrelevant,

vgl. Gesetzesbegründung zu § 630 h BGB, BT-Drucks. 17/10488, S. 29.

26 § 630 h Abs. 3 BGB

27 Gesetzesbegründung zu § 630 h BGB, BT-Drucks. 17/10488, S. 29 m. w. N.

28 Die Aufbewahrungspflicht besteht zehn Jahre, falls nicht aufgrund anderer Vorschriften längere

Aufbewahrungspflichten bestehen (z. B. nach § 28 Abs. 3 der Röntgenverordnung 30 Jahre),

vgl. § 10 Abs. 3 MBO sowie § 630 f Abs. 3.

29 *Laufs/Kern/Rehborn*, § 111, Rn. 18 m. w. N.

30 Gesetzesbegründung zu § 630 h BGB, BT-Drucks. 17/10488, S. 30 m. w. N.

31 LEICHENSCHAU UND TODESFESTSTELLUNG

Der Impfarzt, der Hausarzt oder der Arzt im Bereitschaftsdienst oder im Rettungsdienst kann im Zusammenhang mit Impfungen unter Umständen auch mit Todesfällen konfrontiert sein. Er ist in diesem Fall aufgrund der gesetzlichen Regelungen in den meisten Bundesländern verpflichtet, die Leichenschau durchzuführen und eine Todesbescheinigung auszustellen. Daher werden nachfolgend die Grundlagen und die rechtlichen Probleme der Leichenschau dargestellt.

31.1 BEGRIFF DER LEICHENSCHAU

Leichenschau ist die äußere und/oder innere Untersuchung einer menschlichen Leiche zur Feststellung des Todes, der Identität des Toten sowie zur Feststellung der Todesart, der Todesursache und des Todeszeitpunktes. Bei jedem der etwa 930.000 bis 980.000 Todesfälle jährlich in Deutschland ist vor der Bestattung des Leichnams eine ärztliche Leichenschau erforderlich.

Die äußere Leichenschau besteht in der Regel darin, dass der Arzt die Leiche vollständig entkleidet und bei guter Beleuchtung umfassend von allen Seiten in Augenschein nimmt, untersucht und die sicheren Zeichen des Todes feststellt.

Bei der inneren Leichenschau (auch Obduktion, Autopsie, Nekropsie oder Sektion genannt) erfolgt die Öffnung der Leiche zur Feststellung der Todesursache.

Die klinisch angeordnete Leichenöffnung (Sektion) erfolgt zur Feststellung von Todesursachen und Krankheitszusammenhängen, zur Überprüfung der ärztlichen Behandlung oder zu

Forschungszwecken. Eine Öffnung der Leiche kommt auch nach den Vorschriften des Infektionsschutzgesetzes in Betracht.[1]

Die gerichtlich angeordnete Leichenöffnung erfolgt bei Verdacht auf eine Straftat nach richterlicher Anordnung nach den Vorschriften der Strafprozessordnung. In diesen Fällen muss sich die Leichenöffnung, soweit der Zustand der Leiche dies gestattet, stets auf die Öffnung der Kopf-, Brust- und Bauchhöhle erstrecken.[2]

Die Leichenschau ist Teil des Friedhofs- und Bestattungswesens und fällt in die Gesetzgebungskompetenz der Länder. Es fehlt daher eine bundeseinheitliche Regelung. Da im Rahmen dieses Buches nicht auf alle Ländergesetze einzeln eingegangen werden kann, orientieren sich die folgenden Ausführungen weitgehend an den Regelungen für Baden-Württemberg.

Der für die Leichenschau zuständige Arzt kann die Leichenschau grundsätzlich dann verweigern, wenn er sich dadurch der Gefahr der Strafverfolgung aussetzen würde. Dies ist beispielsweise der Fall, wenn er in der Todesbescheinigung ihn belastende Angaben machen müsste. In Betracht kommt insbesondere ein zum Tode führender Behandlungsfehler, der den Straftatbestand der fahrlässigen Tötung erfüllen kann.

Der Impfarzt selbst darf daher die Leichenschau eines Verstorbenen nicht durchführen, wenn sich der Verdacht aufdrängt, dass der Tod im Zusammenhang mit der von ihm vorgenommenen Impfung steht.

> Alle Ärzte können mit einem Todesfall nach Impfung konfrontiert und daher zur Durchführung der Leichenschau verpflichtet sein.

31.2) SINN UND ZWECK DER LEICHENSCHAU

Der Sinn und Zweck der Leichenschau erschöpfen sich nicht darin, dass aufgrund des Ergebnisses der Leichenuntersuchung möglicherweise Strafverfolgungsmaßnahmen eingeleitet werden.

Ein weiterer Zweck des Gesetzes ist die allgemeine Gefahrenabwehr. Das Erkennen der Gefahr, der ein Mensch zum Opfer gefallen ist, ist notwendig, um weitere Personen gerade vor dieser Gefahr zu schützen.[3] Die Leichenschau wird daher auch als »letzter Dienst des Arztes am Patienten« bezeichnet, weil damit Aufgaben verbunden sind, die dem öffentlichen Interesse und der Rechtssicherheit dienen.[4]

> Die Leichenschau ist der letzte Dienst des Arztes am Patienten.

31.3) TOD IM ZEITLICHEN ZUSAMMENHANG MIT EINER IMPFUNG

Verstarb die Person in zeitlichem Zusammenhang mit einer Impfung und ist dem Arzt eine klare Zuordnung zu einer eventuellen Vorerkrankung nicht möglich, sondern kommt aufgrund der bislang bekannt gewordenen Nebenwirkungen auch die Impfung selbst als Todesursache in Betracht, dann muss der Arzt als Todesursache »Ungeklärter Tod« angeben.

Er ist hierzu angesichts der millionenfachen Corona-Impfung – von der Politik schon jetzt auch für Kinder und sogar für Kleinkinder ab 2 Jahren gefordert – aus ethischen Gründen verpflichtet. Die Klärung der Todesursache ist nicht nur der letzte Dienst am verstorbenen Menschen, sondern insbesondere Verpflichtung und Verantwortung des Arztes gegenüber den lebenden Menschen. Wenn und soweit Behandlungen – hier die Corona-Impfungen – schwere oder gar tödliche Nebenwirkungen auslösen können, ist dies zwingend aufzuklären, um künftige Nebenwirkungen und Todesfälle zu verhindern. Dies ist eine selbstverständliche Pflicht eines jeden Arztes, der zur Leichenschau verpflichtet ist und den Tod zu bescheinigen hat.

> Der Arzt muss beim Tod im zeitlichen Zusammenhang mit einer Impfung im Totenschein »Ungeklärter Tod« angeben.

31.4 AUSSTELLUNG EINER RICHTIGEN TODESBESCHEINIGUNG

Stellt der die Leichenschau durchführende Arzt sichere Zeichen des Todes fest, hat er danach vor Ort eine Todesbescheinigung auszustellen. Die Todesbescheinigung enthält einen offenen und einen verschlossenen Teil (Leichenschauschein). Der offene Teil der Bescheinigung dient dazu, die Beurkundung des Sterbefalls zum Zwecke der Freigabe der Leiche zur Bestattung zu ermöglichen. Der vertrauliche Teil der Todesbescheinigung dient in erster Linie der Erstellung einer zuverlässigen Todesursachenstatistik und der öffentlichen Gesundheitsfürsorge. Weitere Einzelheiten zum Ausfüllen dieser Formulare sind jeweils in den landesrechtlichen Bestattungsvorschriften geregelt. Die Länder sollten im Interesse des Bevölkerungsschutzes unbedingt als weitere Kategorie die Corona-Impfung in den vertraulichen Teil der Todesbescheinigung aufnehmen.

> Das unrichtige oder unvollständige Ausfüllen einer Todesbescheinigung kann eine Straftat sein.

Das unrichtige beziehungsweise unvollständige Ausfüllen einer Todesbescheinigung stellt eine Ordnungswidrigkeit dar, die mit einer Geldbuße bis zu 25.000 Euro geahndet werden kann. Unter besonderen Umständen können sogar Straftatbestände wie etwa die mittelbare Falschbeurkundung in Betracht kommen. Denn der Totenschein stellt eine öffentliche Urkunde dar, deren inhaltliche Richtigkeit durch das Strafgesetzbuch geschützt wird.[5] Die vorsätzlich falsche Ausstellung eines Totenscheins kann auch den Straftatbestand der vollendeten beziehungsweise versuchten Strafvereitelung erfüllen.[6]

> Der Arzt muss die Todesbescheinigung nach bestem Wissen und Gewissen korrekt ausstellen.

1   §§ 1, 25, 26 IfSG. Ferner gibt es die Seuchensektion, die Feuerbestattungssektion, die

Versicherungssektion und die gerichtliche Obduktion, vgl. *Laufs/Kern/Rehborn*, S. 1744, Rn. 1

2   § 91 Abs. 1 StPO

3   AG Wennigsen, Urteil vom 11.05.1988 – 11 -75/87 (84 Js 54654/86)

4   Madea/Rothschild, https://www.aerzteblatt.de/archiv/78005/

5   § 271 StGB: »Wer bewirkt, dass Erklärungen, Verhandlungen oder Tatsachen, welche für Rechte oder

Rechtsverhältnisse von Erheblichkeit sind, in öffentlichen Urkunden, Büchern, Dateien oder Registern

als abgegeben oder geschehen beurkundet oder gespeichert werden, während sie überhaupt nicht oder

in anderer Weise oder von einer Person in einer ihr nicht zustehenden Eigenschaft oder von einer

anderen Person abgegeben oder geschehen sind, wird mit Freiheitsstrafe bis zu drei Jahren oder mit

Geldstrafe bestraft.«

6   § 258 StGB, z.B. wenn eine Fehlintubation mit tödlichem Ausgang im Totenschein als »natürlicher Tod«

bezeichnet wird. Vgl. zur potenziellen Strafbarkeit bei unrichtiger Angabe der Todesursache auf dem

Totenschein auch *Laufs/Kern/Rehborn*, S. 1750, Rn. 37

32 BEWEISSICHERUNGS-MAßNAHMEN

32.1 BESTIMMUNG DER D-DIMERE VOR UND NACH DER IMPFUNG

Seit Anbeginn der Impfungen häufen sich Berichte über Nebenwirkungen in Verbindung mit Blutgerinnseln. Prof. Sucharit Bhakdi, Facharzt für Mikrobiologie und Infektionsepidemiologie, befürchtet, dass die Blutgerinnung tatsächlich bei allen Geimpften angestoßen wird, selbst wenn keine körperlichen Beschwerden auftreten. Schon früh warnte Prof. Bhakdi vor dieser Möglichkeit, mittlerweile liegen immer mehr Fälle vor, die diesen Verdacht erhärten.[1]

Um nun evidenzbasierte Daten zu erhalten, startete Prof. Bhakdi ein neues Programm, in dem er geimpfte, impfwillige und zu impfende Menschen auffordert, über einen einfachen Bluttest anhand des D-Dimere-Wertes die Gerinnung des Blutes untersuchen zu lassen, und zwar im Optimalfall vor und eine Woche nach der Impfung.

Sogenannte D-Dimere sind Spaltprodukte des Eiweißstoffs Fibrin, das eine zentrale Rolle bei der Blutgerinnung spielt. Normalerweise liegt der D-Dimere-Wert im Blut eines Erwachsenen zwischen 20 und 400 Mikrogramm pro Liter. Ist dieser Wert erhöht, ist das ein Hinweis auf Blutgerinnsel. Ein deutscher Arzt, der diese Untersuchungen vornahm und Prof. Bhakdi von seinen Ergebnissen berichtete, konnte in ersten Untersuchungen bei 100 Prozent der Geimpften erhöhte Werte nachweisen.[2] Ursache für erhöhte D-Dimere ist meist ein thromboembolisches Ereignis, also ein

> Es empfiehlt sich, vor und nach der Impfung einen Bluttest machen zu lassen, um einen Hinweis auf mögliche Blutgerinnsel zu erhalten.

Blutgerinnsel, das ein Gefäß verstopft. Dies ist eine typische Nebenwirkung aller vier Impfstoffe, insbesondere desjenigen von *AstraZeneca* (vgl. hierzu Kapitel 12.2).

Diesen Test kann jeder Patient über seinen Hausarzt veranlassen,
er kostet nur wenige Euro und muss gesondert angefordert oder
eventuell privat bezahlt werden, da diese Untersuchung vor der
Impfung ohne einen Verdacht auf ein Blutgerinnsel nicht durchgeführt wird. Zudem besteht die Möglichkeit, einen Schnelltest zur
Bestimmung des D-Dimere-Wertes in der Apo-
theke zu erhalten, sodass der Test auch ganz
einfach zu Hause durchgeführt werden
kann. Die Bestimmung der D-Dimere hat
offensichtlich schon erste Menschenleben gerettet, nachdem bei Beschwerden
nach einer Impfung die Ärzte jedweden
Zusammenhang mit ihr kategorisch ausgeschlossen hatten.[3]

> Impfärzte
> müssen darüber auf-
> klären, dass die Bildung von
> Blutgerinnseln eine Kompli-
> kation ist, die mit hoher Wahr-
> scheinlichkeit auftreten und im
> Extremfall tödliche Folgen
> haben kann.

Sie müssen jedoch alle (insbesondere
neue) Patienten mit entsprechender möglicher
Symptomatik zwingend nach einer vorherigen Impfung befragen
und sodann sofort die richtigen Schlüsse ziehen und die medizinisch notwendigen Maßnahmen ergreifen.

Prof. Bhakdi rät daher jedem, der sich trotz des möglichen Risikos
impfen lassen will (oder sogar impfen lassen muss), die Blutgerin-
nungswerte überwachen zu lassen und diese Untersuchung unbedingt weiterzuempfehlen, sollten sich Leute aus dem Umfeld impfen
lassen wollen.[4] Auch der Internist und Pneumologe Wolfgang
Wodarg stimmt Bhakdi zu, dass diese Untersuchung medizinisch
relevant ist, um weitere Erkenntnisse zu den Nebenwirkungen der
COVID-19-Impfstoffe zu gewinnen.[5] So kann festgestellt werden,
ob dieser Wert vor der Impfung im Normalbereich lag und ob er
eventuell zeitlich nach der Impfung erheblich erhöht ist und damit
eine Gefahr anzeigen könnte. Diese beiden Werte könnten im Falle

eines Schadens und eines eventuellen Arzthaftungsprozesses eine nicht unerhebliche Rolle spielen.

Der Arzt bestimmt die D-Dimere aus einer Blutprobe ansonsten bei Verdacht auf eine Thromboembolie (wie Beinvenenthrombose, Lungenembolie) oder eine übermäßige Blutgerinnung (disseminierte intravasale Gerinnung). Einen Hinweis auf einen Gefäßverschluss in den Beinen geben zum Beispiel folgende Beschwerden an der betroffenen Extremität:

— Schwellung,
— dumpfer Schmerz,
— bläuliche Färbung (Zyanose) durch die Unterversorgung mit Sauerstoff,
— Überwärmung,
— Schwere- oder Spannungsgefühl,
— deutliches Hervortreten der Venen.[6]

(32.2) ERHEBUNG DES ALLGEMEINEN GESUNDHEITSSTATUS VOR DER IMPFUNG

Im Impfschadensprozess wird dem Patienten oft entgegengehalten, dass die neu aufgetretenen Beschwerden auf andere Gründe als die Impfung zurückzuführen seien. Es ist also enorm schwer, die Kausalität zwischen Impfung und Schaden zu beweisen.[7]

Ein mögliches Mittel zur Beweissicherung ist daher ferner die vollständige Erhebung und Dokumentation des »absoluten« Gesundheitsstatus des Patienten vor der Impfung. Hierdurch kann festgestellt werden, ob und welche Beschwerden beim Patienten bereits vorliegen. Ein solcher Gesundheitsstatus umfasst folgende Untersuchungen und Befunderhebungen:

> Der allgemeine Gesundheitsstatus sollte vor der Corona-Impfung insbesondere bei denjenigen Personen erhoben werden, die vom Arbeitgeber zur Impfung gezwungen werden.

— Labor (BSG,[8] großes Blutbild, Gerinnungsfaktoren, D-Dimere, Rheumafaktoren, Antinukleäre AK, IgE),
— Lungenfunktionstest,
— körperliche Untersuchung und Anamnese,
— Ausschluss von Inkubationszeichen (z. B. Fieber, Erkältungssymptome),
— Allergie-Anamnese (Hühnereiweiß, Medikamente, Inhalts-stoffe der Impfung),
— Untersuchung zum Ausschluss chronischer Erkrankungen wie Asthma, Neurodermitis, Diabetes, Blutgerinnungsstörungen, Lähmungen, chronisch entzündliche Prozesse wie Colitis ulcerosa, MS, Rheuma usw.

Der Arzt sollte dem zu Impfenden zwingend die Impffähigkeit und Gesundheit quittieren.

Eine solche Erhebung des allgemeinen Gesundheitsstatus emp-fiehlt sich insbesondere für all diejenigen Personengruppen, die mög-licherweise früher oder später – vor allem aufgrund ihres Berufs – zur Impfung gezwungen oder gedrängt werden und diese nicht freiwillig durchgeführt hätten. Wenn nun Komplikationen oder Schäden eintreten, ist dies freilich umso verheerender angesichts des ausgeübten Zwangs oder Drucks. In diesem Fall sollte der Arbeitge-ber aufgefordert werden, diese umfassende vorherige Gesundheits-untersuchung zu bezahlen oder im eigenen Betrieb durch einen Betriebsarzt vornehmen zu lassen. In jedem Fall sollte eine Kopie der Ergebnisse dieser Untersuchung dem Patienten ausgehändigt und von diesem gut verwahrt werden!

32.3 BEHÖRDLICH ANGEORDNETE OBDUKTION

ANORDNUNG DURCH DAS GESUNDHEITSAMT

Das Gesundheitsamt kann Ermittlungen anstellen, wenn sich ergibt oder anzunehmen ist, dass jemand durch eine Schutzimpfung oder andere Maßnahmen der spezifischen Prophylaxe eine gesundheitliche Schädigung erlitten hat. Dies sieht das Infektionsschutzgesetz in §25 Abs.1 S.2 ausdrücklich vor und überträgt dem Gesundheitsamt hierfür erhebliche Ermittlungsbefugnisse (§25 Abs.2 IfSG).

Das Gesundheitsamt kann sogar veranlassen, dass eine innere Leichenschau angeordnet wird, wenn es dies für erforderlich hält. Dies gilt auch für Todesfälle im Zusammenhang mit Corona-Impfungen (§25 Abs.4 IfSG):

Den Ärzten des Gesundheitsamtes und dessen ärztlichen Beauftragten ist vom Gewahrsamsinhaber die Untersuchung der in Absatz 1 genannten Verstorbenen zu gestatten. Die zuständige Behörde soll gegenüber dem Gewahrsamsinhaber die innere Leichenschau anordnen, wenn dies vom Gesundheitsamt für erforderlich gehalten wird.

Es ist derzeit nicht bekannt, ob und inwieweit die Gesundheitsämter ihrem Recht, aber auch ihrer Pflicht nachkommen, Todesfälle in vermutetem oder zeitlichem Zusammenhang mit der Impfung zu untersuchen und auch die Obduktion anzuordnen.

ANORDNUNG DURCH DIE STAATSANWALTSCHAFT

Im Falle eines unnatürlichen oder ungeklärten Todes kann auch die Staatsanwaltschaft eine Obduktion anordnen. So lautet §91 Abs.1 der Strafprozessordnung (StPO):

Liegt der Verdacht einer Vergiftung vor, so ist die Untersuchung der in der Leiche oder sonst gefundenen verdächtigen Stoffe durch einen Chemiker oder durch eine für solche Untersuchungen bestehende Fachbehörde vorzunehmen.

Die Generalstaatsanwaltschaft Stuttgart hat in einem Schreiben vom 10. Februar 2021 eine allgemeine und generelle Obduktion verstorbener alter Menschen allein aufgrund des zeitlichen Zusammenhangs mit der Impfung jedoch abgelehnt. Sie begründet dies wie folgt:

»Nach der Strafprozessordnung darf die Leichenöffnung nur dann angeordnet werden, wenn der Anfangsverdacht für einen nicht natürlichen Tod besteht und Fremdverschulden möglich erscheint. Die Anordnung von Obduktionen alleine mit dem Ziel der Verhütung und Bekämpfung von Infektionskrankheiten fällt nicht in die Zuständigkeit der Ermittlungsbehörden. In Betracht kommen könnte insoweit allenfalls eine Zuständigkeit der Gesundheitsämter.«

Nachdem Anfang Februar 2021 die Impfkampagne erst wenige Wochen lang (seit 27. Dezember 2020) erfolgt war und fast ausschließlich hochbetagte Menschen in Alten- und Pflegeheimen geimpft wurden, berief sich die Generalstaatsanwaltschaft ferner darauf, dass »in seriösen Quellen keine fassbaren Hinweise auf eine mögliche Kausalität zwischen Impfung und Todeseintritt älterer Menschen recherchiert werden konnte«. Weder auf der Homepage des RKI noch auf der des Paul-Ehrlich-Instituts fänden sich entsprechend valide Hinweise. Bei den dort angesprochenen Todesfällen erscheine eine Kausalität mit den Impfungen vielmehr ausgeschlossen! Diese Schlussfolgerung war möglicherweise sechs Wochen nach Beginn der Impfkampagne gerade noch vertretbar, wenngleich eine überdurchschnittlich hohe Zahl an Todesfällen in zeitlichem

Zusammenhang mit Impfungen möglicherweise auch einen anderen Schluss hätte zulassen können. Immerhin gab es seitens des Paul-Ehrlich-Instituts auch schon wenige Tage nach Impfbeginn am 4. Januar 2021 den ersten »Sicherheitsbericht« (von bislang – Stand 15. Juli 2021 – insgesamt zwölf Sicherheitsberichten über gemeldete Verdachtsfälle von Nebenwirkungen.[9]

Angesichts der bis Ende Juni 2021 eingegangenen zahlreichen Verdachtsmeldungen an Todesfällen[10] ist die generelle Ablehnung von Obduktionen im Zusammenhang mit Impfungen des Generalstaatsanwalts so nicht akzeptabel. Obduktionen sollten bei der Staatsanwaltschaft daher immer dann schriftlich beantragt werden, wenn aufgrund des zeitlichen Zusammenhangs mit einer vorausgegangenen Impfung ein Anfangsverdacht für einen nicht natürlichen Tod besteht und Fremdverschulden dann möglich scheint. Dies ist jedenfalls dann der Fall, wenn nachweislich eine ordnungsgemäße Aufklärung, insbesondere eine ordnungsgemäße Impfanamnese und eine körperliche Untersuchung bei der verstorbenen geimpften Person nicht stattgefunden haben. Dies muss die Staatsanwaltschaft auf entsprechende Anzeige mit entsprechenden Nachweisen einer fehlenden Impfaufklärung und fehlenden Anamnese überprüfen und dann zwingend die Obduktion anordnen. Denn ohne Aufklärung und Anamnese konnte der Arzt etwaige Kontraindikationen gar nicht feststellen und hat damit möglicherweise (grob) fahrlässig den Tod des Geimpften verursacht.

Die Staatsanwaltschaft sollte sich hierbei auch im Klaren darüber sein, dass die Obduktionen den Lebenden dienen! Obduktionen sollen den Grund für einen unklaren Todesfall untersuchen und damit dazu beitragen, dass – gerade bei Impfschäden – künftige Todesfälle vermieden und damit Leben gerettet werden können.

Unklare Todesfälle im Zusammenhang mit der Impfung müssen auch seitens der Staatsanwaltschaft aufgeklärt werden, wenn sich der Anfangsverdacht einer unvollständigen Aufklärung und Untersuchung des Patienten ergibt.

Es bleibt zu hoffen, dass das ursprüngliche Desinteresse der Staatsanwaltschaften auf ein strafprozessuales Mindestinteresse angestiegen ist und Obduktionen dann angeordnet werden, wenn die von der Generalstaatsanwaltschaft Stuttgart selbst genannten Voraussetzungen nachweislich vorliegen.

32.4 MELDESTELLE UND PRIVATE UNTERSUCHUNG BEI UNKLAREN TODESFÄLLEN

Die Untätigkeit der Gesundheitsämter und der Staatsanwaltschaften waren Grund und Anlass dafür, Untersuchungen und Ermittlungen von Verdachtsfällen nun privat zu organisieren und durchzuführen.

Mit finanzieller Unterstützung durch die *Stiftung Corona-Ausschuss* und den Verein *Mediziner und Wissenschaftler für Gesundheit, Freiheit und Demokratie* (MWGFD) hat ein Team von Pathologen unter der Leitung von Prof. Arne Burkhardt eine neue Meldestelle eingerichtet, in der ab sofort weiterführende pathologische beziehungsweise histologische Untersuchungen zur Ermittlung der Todesursache im Zusammenhang mit der COVID-Impfung angeboten werden.[11]

Mit dieser Hotline »Meldestelle zur Abklärung von Todesfällen nach CORONA-Impfung« wird nach einem Trauerfall, der im Zusammenhang mit der COVID-Impfung stehen könnte, juristische und medizinische Unterstützung angeboten, damit die Todesursache geklärt werden kann.[12] Hierbei richtet sich das Hauptaugenmerk auf Komplikationen durch Blutgerinnungsstörungen, also thromboembolische Reaktionen (Makro- und Mikrothromben), Vaskulitis, Myocarditis, besondere Entzündungsreaktionen und Autoimmunreaktionen sowie in Organen abgelagertes Fremdmaterial als Folge der Impfung. Bei den Untersuchungen kommen spezielle Verfahren wie Immunhistologie, In-situ-Hybridisierung, PCR-Nachweis von Virus-Fragmenten oder anderen Agentien sowie in Zusammenarbeit mit anderen Laboren und Instituten auch Elektronenmikroskopie zum Einsatz.

Die Angehörigen können zu jeder Zeit auch privat eine Obduktion veranlassen. Für eine solche »Auftrags-Obduktion« fallen in der Regel Kosten zwischen 600 und 800 Euro an. Erforderlich ist hierbei im Zweifel jedoch die Zustimmung aller unmittelbaren Angehörigen und Erben.

Die Obduktion von Verstorbenen in einem Krankenhaus mit eigenem pathologischen Institut ist, bei Einwilligung des Verstorbenen oder der Angehörigen, in der Regel im Rahmen der Qualitätssicherung bei zertifizierten Krankenhäusern sogar verpflichtend.[13]

1 Vgl. Beitrag vom 16. Juni 2021 »Neue Daten lassen Blutgerinnsel als Nebenwirkung bei jedem Geimpften vermuten«, https://kaisertv.de/2021/06/16/neue-daten-lassen-blutgerinnsel-als-nebenwirkung-bei-jedem-geimpften-vermuten/

2 Ebd.

3 https://report24.news/leser-schreiben-report24-bestimmung-der-d-dimere-nach-impfung-hat-leben-gerettet/

4 Vgl. Beitrag vom 16. Juni 2021 »Neue Daten lassen Blutgerinnsel als Nebenwirkung bei jedem Geimpften vermuten«, https://kaisertv.de/2021/06/16/neue-daten-lassen-blutgerinnsel-als-nebenwirkung-bei-jedem-geimpften-vermuten/

5 Ebd.

6 Vgl. etwa https://www.tk.de/techniker/gesundheit-und-medizin/behandlungen-und-medizin/herz-kreislauf-erkrankungen/thrombose-venenverschluss-im-bein-2015812?tkcm=aaus

7 Vgl. hierzu Kapitel 33.3, S. 355 ff.

8 Blutsenkung bzw. die Blutkörperchensenkungsgeschwindigkeit (BSG-Wert) ist ein einfacher und unspezifischer Test, der angibt, wie schnell die roten Blutkörperchen in einer Blutprobe innerhalb einer Stunde in einem speziellen Röhrchen absinken. Der Test wird zur Erkennung von Entzündungen im Zusammenhang mit Infektionen, Krebserkrankungen und Autoimmunkrankheiten eingesetzt, vgl. etwa https://www.praktischarzt.de/untersuchungen/blutuntersuchung/blutwerte/blutsenkung-bsg-wert/

9 https://www.pei.de/SharedDocs/Downloads/DE/newsroom/dossiers/sicherheitsberichte/sicherheitsbericht-27-12-bis-31-12-20.pdf?_blob=publicationFile&v=6

10 Vgl. hierzu Kapitel 14

11 https://www.mwgfd.de/meldestelle-impftod/ Vgl. auch »Pathologe erforscht Todesfälle nach Impfung – Obduktion mit und ohne Strafanzeige möglich«, Artikel vom 11. Juni 2021, https://www.epochtimes.de/politik/deutschland/pathologe-erforscht-todesfaelle-nach-impfung-obduktion-mit-und-ohne-strafanzeige-moeglich-a3551655.html

12 Unter der Telefonnummer 0851-2009 1430 (aus Deutschland) bzw. 0049-851-2009 1430 (aus dem Ausland) oder unter der E-Mail-Adresse »meldestelle@mwgfd.de« erreicht man kompetente Ansprechpartner, die hierbei unterstützen, https://www.mwgfd.de/meldestelle-impftod/

13 https://www.mwgfd.de/meldestelle-impftod/

33 IMPFSCHADEN UND ENTSCHÄDIGUNG DURCH DEN STAAT

33.1 DIE ANGEBLICHE UNTERSTÜTZUNG DES STAATES

Jeder Impfgeschädigte kann einen Entschädigungsanspruch gegen den Staat geltend machen – und zwar unabhängig davon, ob er auch persönlich gegen den impfenden Arzt auf Zahlung von Schadensersatz und Schmerzensgeld im Wege einer Arzthaftungsklage zivilrechtlich vorgeht.[1]

Für Impfschäden gelten die Regelungen des sozialen Entschädigungsrechts. Wer durch eine öffentlich empfohlene Schutzimpfung einen Impfschaden erlitten hat, erhält auf Antrag eine sogenannte Versorgung nach dem Bundesversorgungsgesetz. Dies ist in §60 des Infektionsschutzgesetzes (IfSG) ausdrücklich geregelt. Die dort zugesicherten Entschädigungsleistungen sollen die Akzeptanz der Schutzimpfung erhöhen. Dieser Entschädigung liegt der sogenannte Aufopferungsgedanke zugrunde, sie wurde erstmals 1961 in Zusammenhang mit der Impfpflicht gegen Pocken gesetzlich geregelt. Denn die Pockenimpfung ging mit einer erheblichen Zahl von schweren und nicht selten bleibenden Gesundheitsschäden einher.

Die Ausrottung der Pocken konnte zum damaligen Zeitpunkt (angeblich) nur um den Preis von Impfschäden erreicht werden. Weil der durch die Pockenimpfung Geschädigte sich für die Gesundheit der Allgemeinheit »aufgeopfert« hatte, sollte er als Entschädigung eine Versorgung durch die Allgemeinheit wegen des Impfschadens erhalten.[2]

> Die Entschädigung wurde mit der Pockenimpfung eingeführt, da diese eine erhebliche Zahl von schweren und nicht selten bleibenden Gesundheitsschäden verursachte.

Tatsächlich wurde die Pockenkrankheit durch die Impfung nicht etwa reduziert, im Gegenteil: Hatte England im Jahr 1853, bevor die Pockenimpfung dort Pflicht wurde, etwa 2 Pockentodesfälle je 100.000 Einwohner zu verzeichnen, so gab es 20 Jahre später – trotz oder wegen der Impfung – dort fünfmal so viele Todesfälle durch die Pocken.

Im Jahr 1928 bestätigte ein Beitrag in der renommierten Fachzeitschrift *British Medical Journal*, dass das Risiko, an Pocken zu sterben, für die Geimpften fünfmal so hoch war wie für die Ungeimpften.[3] Die sogenannte Aufopferung des Individuums für die Allgemeinheit forderte also schon vor über 150 Jahren einen sehr hohen tödlichen Tribut.

> Nach Einführung der Pockenimpfung verstarben in England fünfmal so viele Menschen an Pocken.

Der Patient kann also sowohl den Arzt in Anspruch nehmen als auch direkt beim Staat eine Entschädigung wegen eines Impfschadens beantragen. Dies ergibt sich auch aus §63 Abs. 2 IfSG, wonach ein Schadensersatzanspruch gegen den Staat aus den Grundsätzen der fahrlässigen Amtspflichtverletzung nach §839 BGB den Versorgungsanspruch nach §60 IfSG nicht ausschließt. Dasselbe gilt auch für Arzthaftungsklagen gegen den Arzt.

Allerdings kann eine (eventuelle) finanzielle Entschädigung für eine möglicherweise lebenslange gesundheitliche Beeinträchtigung niemals den tatsächlichen Schaden und den Schmerz der Betroffenen lindern. Denn Gesundheit ist das höchste Gut – sie ist durch nichts aufzuwiegen, und ganz sicherlich nicht durch eine kleine Rentenzahlung und die Übernahme der Behandlungskosten. Vor allem wird es sich am Ende dieses Kapitels zeigen, dass die Chance, überhaupt eine entsprechende Entschädigung zu erhalten, nach einem meist jahrelangen mühsamen Kampf enorm gering ist.

> Ein eventueller Entschädigungsanspruch gegen den Staat schließt die Arzthaftungsansprüche gegen den Arzt persönlich nicht aus.

Die Beurteilung, ob eine im zeitlichen Zusammenhang mit einer Impfung eingetretene gesundheitliche Schädigung durch die Impfung verursacht wurde, ist Aufgabe des Versorgungsamtes im jeweiligen Bundesland. Gegen eine ablehnende Entscheidung des Versorgungsamtes ist der Rechtsweg zu den Sozialgerichten möglich.

33.2 DER VERSORGUNGSANSPRUCH NACH § 60 IFSG

Nach §60 Abs. 1 S. 1 IfSG besteht bei einem Impfschaden auf Antrag ein Anspruch auf Versorgung, wenn der Schaden durch eine Schutzimpfung oder eine andere prophylaktische Maßnahme verursacht wurde. Ein Impfschaden ist nach der Definition des §2 Nr. 11 IfSG:

> *(...) die gesundheitliche und wirtschaftliche Folge einer über das übliche Ausmaß einer Impfreaktion hinausgehenden gesundheitlichen Schädigung durch die Schutzimpfung; ein Impfschaden liegt auch vor, wenn mit vermehrungsfähigen Erregern geimpft wurde und eine andere als die geimpfte Person geschädigt wurde.*

Nach § 1 Coronavirus-Impfverordnung[4] haben alle Personen in Deutschland einen Anspruch auf Schutzimpfung gegen das Coronavirus SARS-CoV-2 und sind daher – bei Vorliegen aller weiteren Voraussetzungen eines Entschädigungsanspruchs – grundsätzlich anspruchsberechtigt nach §60 IfSG.

Angesichts dieser klaren Regelung kommt es auch nicht darauf an, ob eine Landesbehörde oder die STIKO eine entsprechende Empfehlung ausgesprochen haben. Diese Empfehlung wirkt sich bei der Corona-Impfung nur im Hinblick auf eine Priorisierung im Falle eines Impfstoffmangels aus, der ja schon seit Monaten nicht mehr vorliegt.

§60 IfSG gilt auch für Kinder und Jugendliche unter 17 Jahren, für die die STIKO keine generelle Impfempfehlung ausgesprochen hat. Diese Impfungen sind ebenfalls nach der Coronavirus-Impf-verordnung zulässig.[5]

Laut einer Stellungnahme des Bundesministeriums für Gesundheit (BMG) übernimmt der Bund potenzielle Versorgungsansprüche der Patienten auch bei den ab September 2021 möglichen Auffrischimpfungen, vorausgesetzt die ärztlichen Sorgfaltspflichten bei der Aufklärung und Verabreichung des Impfstoffs werden beachtet.[6]

ART UND UMFANG DER ENTSCHÄDIGUNG

Der Inhalt des Versorgungsanspruchs richtet sich gemäß §60 Abs.1 S.1 IfSG grundsätzlich nach den Vorschriften des Bundesversorgungsgesetzes (BVG).[7]

Der Begriff »Entschädigung« oder »Schadensersatz« wird nicht verwendet, es handelt sich vielmehr um einen sogenannten »Versorgungsanspruch wegen der gesundheitlichen und wirtschaftlichen Folgen der Schädigung durch die Impfung«. Ein Schmerzensgeld ist – anders als beim Arzthaftungsanspruch – ausdrücklich nicht vorgesehen.

Die Versorgung beinhaltet in Abhängigkeit vom festgestellten Grad der Schädigungsfolge (GdS):

— einkommensunabhängige Leistungen, wie Grundrente, Pflegezulage, Kleiderverschleißzulage, Schwerstbeschädigtenzulage, und
— einkommensabhängige Leistungen, wie Ausgleichsrente, Ehegattenzuschlag, Berufsschadensausgleich.[8]

Geregelt ist auch die Hinterbliebenenversorgung für Witwen, Witwer, Waisen und Eltern. Es besteht weiterhin die Möglichkeit der Übernahme von Kosten bei schädigungsbedingter Pflegebedürftigkeit und bei Heimaufenthalt sowie der Zahlung von Sterbe- und Bestattungsgeld. Weitere Leistungen sind Heil- und

Krankenbehandlung, Fürsorge (Kriegsopferfürsorge) und Versorgung mit orthopädischen Hilfsmitteln. Dem Geschädigten sind im Rahmen der Heilbehandlung auch heilpädagogische Behandlung, heilgymnastische und bewegungstherapeutische Übungen zu gewähren, wenn diese bei der Heilbehandlung notwendig sind (vgl. § 62 IfSG).

Die »Versorgungsansprüche« sind in detailreichen Vorschriften in §§ 9 ff. Bundesversorgungsgesetz geregelt. Erfahrungsgemäß muss um fast jede Position erbittert gekämpft werden. Voraussetzung ist allerdings, dass im Falle einer Impfung ein Impfschaden überhaupt anerkannt wird. Sodann muss der Grad der Schädigungsfolge festgestellt werden, damit überhaupt erst die Voraussetzungen für mögliche Versorgungsansprüche erfüllt sind.

ERSTE SCHRITTE BEI VERDACHT AUF IMPFSCHADEN

Melden Sie Ihren Verdacht dem impfenden Arzt, dem zuständigen Gesundheitsamt und/oder dem Landesversorgungsamt Ihres Bundeslandes.[9] Ausreichend ist dabei die Mitteilung an die entsprechende Stelle, dass Sie einen Impfschaden vermuten und diesen überprüfen lassen möchten.

— Schreiben Sie alle Reaktionen auf, die Sie im Zusammenhang einer Impfung sehen.
— Sichern Sie Ihr Impfbuch (oder Impfpass), eventuelle Arztbriefe und Krankenhausberichte.
— Sofern Sie Zeugen für Reaktionen haben, sollen auch diese ihre Beobachtungen aufschreiben.
— Führen Sie Tagebuch. Alles, was von Ihrem bisherigen Gesundheitszustand abweicht, könnte wichtig sein. Wichtig ist grundsätzlich der zeitliche Zusammenhang.

Wenden Sie sich an einen Experten, zum Beispiel an einen auf das Impfrecht spezialisierten Anwalt oder an einen der Verbände, die eventuell weitere Empfehlungen zur Unterstützung aussprechen können. Nachfolgend finden sich beispielhaft einige Vereine, Verbände und weiterführende Homepages:
— www.bundesverein-impfgeschädigter-ev.de
— www.individuelle-impfentscheidung.de
— www.impfentscheidung.online
— www.impfkritik.de
— www.efi-online.de
— www.impf-report.de
— www.impfausschuss.de
— www.zentrum-der-gesundheit.de/bibliothek/impfen

EINLEITUNG DES VERFAHRENS

Nach der Meldung des Impfschadens durch den Arzt oder den Geschädigten muss der Impfgeschädigte einen schriftlichen Antrag stellen. Zuständig hierfür sind die jeweiligen Versorgungsämter der Länder (§ 64 Abs. 1 IfSG). Die konkret zuständigen Behörden können im Internet oder bei den Gesundheitsämtern erfragt werden. Mit dem Antrag wird automatisch ein Verfahren eingeleitet.

Dem Antrag sind verschiedene Unterlagen beizufügen, insbesondere Nachweise über die Verabreichung der Corona-Impfung, also der Impfausweis und die nachfolgenden Behandlungsunterlagen.

Das Versorgungsamt beauftragt sodann einen oder auch mehrere Gutachter, die den Antrag, den behaupteten Schaden und insbesondere die Kausalität zwischen Schaden und Impfung prüfen (und im Zweifel ablehnen). Auf die Wahl des Gutachters besteht in der Regel kein Einfluss, obwohl versucht werden kann, einen solchen vorzuschlagen. Ein sehr kostspieliges, privat in Auftrag gegebenes Gutachten ist erst dann zu empfehlen, wenn der Antrag abgelehnt wurde.

Wird der Impfschaden anerkannt, stehen dem Betroffenen beziehungsweise den Angehörigen die oben genannten Versorgungsleistungen zu. Führt das Gutachten aber dazu, dass keine Entschädigung zugestanden wird, weil die Kausalität zwischen Impfung und Schaden vom Geschädigten nicht nachgewiesen wurde, was leider meistens der Fall ist, kann gegen den Bescheid binnen Monatsfrist Widerspruch eingelegt werden. Es wird dann in diesem Widerspruchsverfahren erneut ein Gutachten erstellt, wobei ein ursächlicher Zusammenhang mit der Impfung voraussichtlich wiederum bestritten werden wird.

33.3 BEWEIS DES IMPFSCHADENS DURCH DEN GESCHÄDIGTEN

Die durch die Corona-Impfung geschädigte Person hat also »dem Grunde nach« zwar einen Anspruch auf »Versorgung«. Der Geschädigte ist jedoch – ebenso wie im zivilrechtlichen Arzthaftungsprozess gegen den Arzt – auch bei der Durchsetzung dieses Anspruchs in der sogenannten Beweislast.[10] Er muss also auch bei der Geltendmachung eines Versorgungsanspruchs gegen den Staat nachweisen, dass seine Beschwerden, die gesundheitliche Schädigung oder gar der Tod des Angehörigen »durch die Schutzimpfung« erfolgt sind – und nicht auf einer anderen Ursache beruhen.

Der Geschädigte selbst muss also den schädigenden Vorgang, zunächst die Durchführung der Schutzimpfung, eine Impfkomplikation in Form einer gesundheitlichen Schädigung und die Dauerhaftigkeit der gesundheitlichen Schädigung (sog. Impfschaden) mit an Sicherheit grenzender Wahrscheinlichkeit nachweisen.[11] Diese Tatsachen

Allein die Geltendmachung eines Impfschadens reicht für die Anerkennung eines Versorgungsanspruchs nicht aus. Der Staat wird nämlich immer behaupten, der Schaden beruhe auf einer anderen Ursache – selbst wenn der Patient eine Stunde nach der Impfung verstirbt.

müssen mit einem so hohen Grad an Wahrscheinlichkeit festgestellt sein, dass kein vernünftiger, den Sachverhalt überschauender Mensch mehr am Vorliegen der Tatsachen zweifelt.[12]

NACHWEIS DER KAUSALITÄT IST SCHWER ZU ERBRINGEN

Den Nachweis, dass die Schädigung auf der Impfung beruht, muss der Geschädigte nur mit hinreichender Wahrscheinlichkeit führen (§ 61 S. 1 IfSG).[13] Das bedeutet, dass nach sachgerechter Abwägung aller wesentlichen Umstände mehr für als gegen einen Kausalzusammenhang zwischen Impfung und Schaden spricht.[14] § 61 IfSG bestimmt in Anlehnung an § 1 Abs. 3 BVG:

> *Zur Anerkennung eines Gesundheitsschadens als Folge einer Schädigung im Sinne des § 60 Abs. 1 Satz 1 genügt die Wahrscheinlichkeit des ursächlichen Zusammenhangs. Wenn diese Wahrscheinlichkeit nur deshalb nicht gegeben ist, weil über die Ursache des festgestellten Leidens in der medizinischen Wissenschaft Ungewissheit besteht, kann mit Zustimmung der für die Kriegsopferversorgung zuständigen obersten Landesbehörde der Gesundheitsschaden als Folge einer Schädigung im Sinne des § 60 Abs. 1 Satz 1 anerkannt werden. Die Zustimmung kann allgemein erteilt werden.*

Angesichts der bislang zu beobachtenden kategorischen Leugnung eines Zusammenhangs zwischen dem Gesundheitsschaden oder dem Tod zur vorherigen Corona-Impfung durch Ärzte,[15] Betroffene oder Angehörige wird genau diese Frage der Kausalität jedoch die größte Hürde im Verfahren sein.

Bei mehreren Schadensursachen beruht der Schaden rechtlich zwar dann auf der Impfung, wenn die Impfung nach Bedeutung und Tragweite für den Eintritt des Schadens mindestens so wichtig ist wie die übrigen Umstände zusammen.[16] Die fraglichen

Ursachenzusammenhänge müssen hierbei nach aktuellen und neuesten wissenschaftlichen Erkenntnisse beurteilt werden.[17] Dieses Buch hat jedoch belegt, dass im Zusammenhang mit der Corona-Impfung auf nahezu alle wissenschaftlichen Erkenntnisse und evidenzbasierten Nachweise verzichtet wurde, dass es daher ein nahezu allgemeines Leugnen des Schädigungscharakters der Impfung gibt[18] und dass der Kausalitätsnachweis daher nur mit redlichen ärztlichen Sachverständigen zu führen sein wird. Diese Redlichkeit ist – spätestens seit der Einführung der »Epidemischen Lage« durch §5 IfSG im März 2020 – leider so selten geworden wie ein Goldfund am Rhein.

Spätestens jetzt wird klar, dass die Anerkennung eines Impfschadens einem Lotteriespiel ähnelt. Denn wenn die Symptome nicht unmittelbar nach der Impfung auftreten und wenn von den Sachverständigen für den Schaden andere Umstände verantwortlich gemacht werden oder die Symptome als untypisch beziehungsweise im Zusammenhang mit der Impfung als nicht erklärbar eingestuft werden, stehen die Chancen für die Anerkennung eines Impfschadens schlecht.[19] Damit entfällt auch jedweder Anspruch auf finanzielle Entschädigung.

Herrscht in der medizinischen Wissenschaft hinsichtlich der Ursächlichkeiten Ungewissheit, kann ein Schaden zwar gegebenenfalls mit Zustimmung der für die Kriegsopferversorgung zuständigen obersten Landesbehörde anerkannt werden (§61 S.2 IfSG).[20] Ein solcher Anspruch ist aber nicht einklagbar, sondern beruht auf dem Ermessen und damit dem Wohlwollen der zuständigen Behörden. Hierauf zu hoffen wäre höchst blauäugig. Damit erhalten die geschädigten Patienten letztendlich im Zweifel keinerlei Entschädigung und Unterstützung.

> Kein Patient sollte sich darauf verlassen, dass er im Falle eines Impfschadens irgendeine Unterstützung des Staates erwarten kann.

FORDERUNG NACH BEWEISLASTUMKEHR
BEI CORONA-IMPFUNGEN

Es muss daher vom Gesetzgeber zwingend gerade bei den Corona-Impfungen eine sogenannte Beweislastumkehr eingeführt werden: Das bedeutet, dass zugunsten des geschädigten Patienten davon auszugehen ist, dass Gesundheitsschäden in zeitlichem Zusammenhang mit der Impfung grundsätzlich als Impfschaden anzusehen sind. Nun hat der Staat zu beweisen, dass der Schaden, der im zeitlichen Zusammenhang zur Corona-Impfung steht, nicht auf der Impfung beruht. Die Beweislast liegt also beim Staat, der die Impfungen stets als »sicher und wirksam« angepriesen hat und damit Millionen von Bürgern zu einer neuen experimentellen Impfung verführt hat, obwohl die Voraussetzungen einer beschleunigten und bedingten Zulassung nie vorlagen, die notwendigen Sicherheitsmaßnahmen außer Kraft gesetzt wurden[21] und die langjährigen klinischen Studienphasen nicht abgeschlossen waren.

Wer als Staat seinen Bürgern ein beispielloses Hochsicherheitsrisiko abverlangt, seine Bürger andernfalls in massivster Weise vom gesellschaftlichen, sozialen, kulturellen und wirtschaftlichen Leben ausschließen will, muss auch die entsprechenden Konsequenzen tragen. Er muss für etwaige Folgeschäden dann nämlich grundsätzlich und nicht nur ausnahmsweise haften. Wer als Staat behauptet, die Corona-Impfungen seien notwendig, um Lockdowns zu verhindern und andere zu schützen, wer also erneut von seinen Bürgern eine besondere »Aufopferung« (heute »Solidarität« genannt) verlangt, der

> Bei Gesundheitsschäden im zeitlichen Zusammenhang mit den Corona-Impfungen muss eine Beweislastumkehr zugunsten der Patienten erfolgen: Danach muss der Staat beweisen, dass der Schaden nicht auf der Impfung beruht.

> Der Staat muss für alle impfbedingten Gesundheitsschäden bedingungslos die finanzielle und soziale Verantwortung übernehmen.

muss auch seinerseits gegenüber diesen Bürgern eine entsprechende Solidarität zeigen.

33.4) WEITERES VORGEHEN

Im Antragsverfahren entstehen dem geschädigten Patienten – außer den Kosten für den eigenen Anwalt – keine weiteren Kosten. Im Falle einer weiteren Ablehnung des Versorgungsanspruchs, auch im Widerspruchsverfahren, kann gegen die Ablehnung innerhalb eines Monats Klage beim zuständigen Sozialgericht erhoben werden (§ 68 Abs. 2 IfSG). Auch dieser Weg ist zäh und mühsam, eine Klage auf Entschädigung kann sich über viele Jahre hinziehen und sehr viel Geld kosten. Hier geht es insbesondere auch um die Vorfinanzierung etwaiger Sachverständigenkosten, die im Falle der Klageabweisung nicht erstattet werden. Die Chancen, tatsächlich eine Entschädigung und damit einen gewissen Ausgleich für seine »Aufopferung« zu erlangen, sind jedoch denkbar gering.[22] Ohne eine schon vorhandene Rechtsschutzversicherung[23] wird der Klageweg daher dornig, steinig und teuer werden.

33.5) AMTSHAFTUNGSANSPRUCH GEGEN ÄRZTE IN IMPFZENTREN

Wenn und soweit Ärzte in Impfzentren im Auftrag des Landes oder einer Stadt tätig geworden sind, kommt bei fehlerhafter Behandlung, insbesondere bei lückenhafter oder unterlassener Aufklärung, Anamnese und Untersuchung, auch ein sogenannter Amtshaftungsanspruch gegen die entsprechende Körperschaft in Betracht, für die der Impfarzt tätig war. Rechtsgrundlage ist § 839 BGB. Die Amtshaftung stellt ein zentrales Element des deutschen Staatshaftungsrechts dar. Sie folgt aus § 839 Abs. 1 S. 1 BGB in Verbindung mit

Art. 34 S. 1 GG. Hiernach haftet der Staat auf Ersatz der Schäden, die durch eine schuldhafte Amtspflichtverletzung eines Amtsträgers in Ausübung eines ihm anvertrauten öffentlichen Amts verursacht werden.

Wer als Impfarzt im Auftrage des Staates die Vorgaben zur Aufklärung nach §§ 630 a BGB ff. und zur Impfaufklärung nach der Coronaimpf-VO verletzt und aus diesem Grund der geimpften Person einen Schaden zufügt, begeht zugleich eine Amtspflichtverletzung. Hierbei muss ihm Vorsatz oder zumindest Fahrlässigkeit vorzuwerfen sein (§ 276 Abs. 1 BGB).

Jeder impfende Arzt muss freilich wissen, dass er seine Patienten über die mit der Impfung verbundenen Gefahren umfassend und frühzeitig aufzuklären hat. Diese im Patientenrechtegesetz verankerte Pflicht ist zwingender und unabdingbarer Teil des Behandlungsvertrags. Dasselbe gilt für die notwendige Anamnese und Untersuchung vor der Impfung, um eine Kontraindikation auszuschließen. Eine Verletzung der Aufklärungspflicht stellt daher grundsätzlich eine fahrlässige Amtspflichtverletzung dar, für die der Staat in Anspruch genommen werden kann. Im Erfolgsfall werden hier Schadensersatz in Geld und Schmerzensgeld gezahlt.[24]

Die Durchsetzung eines Amtshaftungsanspruchs gegen die Behörde, für die der Impfarzt tätig war, hat weitere rechtliche Voraussetzungen und Hürden, die im Einzelfall zu prüfen sind. Auch hier stellen sich dieselben Probleme der Beweislast wie beim Arzthaftungsprozess und bei der Geltendmachung von Versorgungsansprüchen gegen den Staat.

Der Impfgeschädigte kann auch Schadensersatz und Schmerzensgeld wegen Amtspflichtverletzung gegen die Behörde geltend machen, die das Impfzentrum betreibt und den Impfarzt beauftragt hat.

1 Auf diese angebliche »Entschädigung« und die damit verbundene angebliche Haftungsfreistellung der Ärzte hatte die KBV ausdrücklich hingewiesen, um hierdurch sowohl die Ärzteschaft als auch die (möglicherweise) beunruhigten Bürger zu vertrösten und in Sicherheit zu wiegen, vgl. Kapitel 2.3

2 Nationaler Impfplan vom 1. Januar 2012, S. 49, https://www.saarland.de/SharedDocs/Downloads/DE/ msgff/tp_gesundheitpr%C3%A4vention/downloads_servicegesundheit/downloads_impfungen/ download_nationalerimpfplan.pdf

3 Vgl. Engelbrecht/Köhnlein, *Virus-Wahn*, S. 54 m. w. N. Auch die Philippinen erlebten Anfang des 20. Jahrhunderts trotz vollständiger Durchimpfung ihre schlimmste Pockenepidemie.

4 CoronaImpfV, Stand 13. Juli 2021, https://www.gesetze-im-internet.de/coronaimpfv_2021-06/ BJNR615310021.html

5 Nachricht der KBV vom 10. August 2021, https://www.kbv.de/html/1150_53651.php

6 Nachricht der KBV vom 10. August 2021, https://www.kbv.de/html/1150_53651.php

7 »Bundesversorgungsgesetz« in der Fassung der Bekanntmachung vom 22. Januar 1982 (BGBl. I S. 21), das zuletzt durch Artikel 9 des Gesetzes vom 25. Juni 2021 (BGBl. I S. 2020) geändert worden ist, https://www.gesetze-im-internet.de/bvg/BVG.pdf

Das Bundesversorgungsgesetz (BVG) regelt in Deutschland die staatliche Versorgung von Kriegsopfern des Zweiten Weltkriegs. Durch die entsprechende Anwendung der Leistungsvorschriften bei sonstigen Personenschäden stellt es mittlerweile die zentrale Vorschrift des sozialen Entschädigungsrechts dar. Das Gesetz gilt nach § 68 SGB I als besonderer Bestandteil des Sozialgesetzbuches und wird zum 1. Januar 2024 in das Vierzehnte Buch Sozialgesetzbuch eingeordnet.

8 Vgl. hinsichtlich des Versorgungsumfangs §§ 9 ff. Bundesversorgungsgesetz

9 Vgl. zur Meldepflicht Kapitel 16

10 Vgl. hierzu Kapitel 29.1

11 BSG, Beschl. vom 29. Januar 2018 – B 9 V 39/17 B Rn. 7; Bay. LSG, Urt. vom 14. Mai 2019 – L 15 VJ 9/17. Im konkreten Fall wurde der Nachweis der Impfimplikation als nicht erbracht angesehen, da »Schreien« nach der MMRV-Impfung auch andere Ursachen haben könne; LSG Baden-Württemberg, Urt. vom 21. Juli 2006 – L 8 VJ 847/04 Rn. 32, Anspruch nach Polyomyelitis-Impfung wurde anerkannt, weil Sachverständiger die Impfung als Ursache für Epilepsie für möglich hielt und erbliche Vorbelastung ausgeschlossen werden konnte.

12 BSG, Urt. vom 20. Juni 2000 – B 9 VG 3/99 R

13 BSG, Urt. vom 19. März 1986 – 9a RVi 2/84 Rn. 8

14 BSG, Urt. vom 19. März 1986 – 9a RVi 2/84 Rn. 8; Bay. LSG, Urt. vom 14. Mai 2019 – L 15 VJ 9/17 Rn. 53

15 Vgl. hierzu Kapitel 15.4

16 Bay. LSG, Urt. vom 14.05.2019 - L 15 VJ 9/17 Rn. 55

17 BSG, Urt. vom 09.05.2006, B 2 U 1/05 R; Bay. LSG, Urt. vom 14.05.2019 - L 15 VJ 9/17 Rn. 56

18 Vgl. hierzu Kapitel 15.4

19 Dies bestätigt die »Auswertung der Meldungen von Verdachtsfällen auf Impfkomplikationen nach dem
    Infektionsschutzgesetz«, eine Publikation aus dem Jahr 2002, wonach fast keiner der gemeldeten
    Verdachtsfälle als kausal mit der Impfung angesehen wurde,
    https://www.pei.de/SharedDocs/Downloads/wiss-publikationen-volltext/bundesgesundheitsblatt/
    2002/2002-auswertung-impfkomplikationen-infektionsschutzgesetz.pdf?_blob=publicationFile&v=2

20 Bay. LSG, Urt. vom 14. Mai 2019 - L 15 VJ 9/17 Rn. 40

21 Vgl. hierzu Kapitel 7.4

22 Vgl. zur aktuellen Rechtslage und der Aussichtslosigkeit einer Impfentschädigung in den USA den
    Beitrag unter https://corona-transition.org/wer-durch-die-gen-injektionen-schaden-erleidet-hat-
    kaum-chancen-auf

23 Vgl. hierzu Kapitel 33.3

24 Schadensersatz bedeutet die Erstattung sogenannter materieller Schäden wie etwa Behandlungs-
    und Pflegekosten, Verdienstausfall, Rollstuhl etc. Schmerzensgeld ist eine Entschädigung für die
    sogenannten immateriellen Schäden wie etwa Schmerzen, Verlust der Lebensqualität etc.

34 VORGEHENSWEISE IM SCHADENSFALL

Arzthaftpflichtfälle – und insbesondere die Durchsetzung von Schadensersatzansprüchen bei Impfschäden – sind für alle Betroffenen sehr belastend. Sowohl Patient als auch Arzt befinden sich in einer Ausnahmesituation: der Patient, weil er von einem vermeidbaren Gesundheitsschaden ausgeht, den der Arzt ihm vermeintlich oder tatsächlich zugefügt hat; der Arzt, weil er nach seiner Auffassung mit großer Fürsorge das bestmögliche Ergebnis zu erreichen versuchte oder weil ihm unter Umständen tatsächlich ein Fehler unterlaufen ist.

Bei der Impfung kommt grundsätzlich erschwerend hinzu, dass die betroffene Person zuvor gesund war – jedenfalls im Hinblick auf die zu vermeidende Erkrankung. Die Impfung sollte freilich nicht schädigen oder töten, sie sollte vielmehr eine schwere Erkrankung oder einen Tod verhindern. Bewirkt nun die Impfung selbst diese Folge, die bei Unterlassen der Impfung nicht eingetreten wäre, ist dies freilich viel tragischer als die erfolglose Behandlung einer schicksalhaft erworbenen Krankheit oder eines Unfalls.

In dieser Atmosphäre kommt der emotionalen Kompetenz der Betroffenen und der Kommunikationsfähigkeit der beteiligten Parteien herausragende Bedeutung zu. Diese beiden Fähigkeiten sind oft entscheidend dafür, ob ein Vorgang eskaliert oder einvernehmlich außergerichtlich gelöst werden kann.[1]

34.1 EINSICHTSRECHT DES PATIENTEN IN DIE DOKUMENTATION

Nimmt der Patient an, dass dem Impfarzt ein Behandlungsfehler, insbesondere vermutlich ein Aufklärungsfehler, unterlaufen ist, wird er typischerweise zunächst auf den Arzt zugehen und diesen mit einem entsprechenden Vorwurf konfrontieren. Wenn und soweit der Arzt hierauf nicht unmittelbar reagiert oder wenn eine enge Arzt-Patienten-Beziehung nicht besteht, wird der Patient eventuell einen Anwalt beauftragen, der zunächst Einsicht in die Patientenunterlagen verlangt. Der Patient kann vom Arzt Einsichtnahme in seine Patientenunterlagen selbstverständlich auch ohne anwaltliche Unterstützung verlangen. Der Arzt ist nicht berechtigt, ein solches Anliegen abzulehnen. Diesem Wunsch muss der Arzt entsprechen, wie nachfolgend dargestellt wird. Allein die schnelle und verbindliche Reaktion des Arztes auf den Behandlungsfehlervorwurf und die Überlassung der Patientendokumentation kann daher zur Deeskalation beitragen und unter Umständen einen Rechtsstreit vermeiden. So wenig der Patient zur Einsichtnahme in die Patientenunterlagen einen Anwalt benötigt, so sehr empfiehlt es sich umgekehrt für den Arzt, einen Anwalt zurate zu ziehen, damit der Anwalt frühzeitig streitvermeidende Maßnahmen einleiten kann.

> Der Arzt sollte der Bitte des Patienten auf Einsichtnahme in die Patientendokumentation zügig nachkommen.

EINSICHTSRECHT DER ANGEHÖRIGEN UND DER ERBEN

Mit dem Tode des Patienten geht das Einsichtsrecht auf seine nahen Angehörigen beziehungsweise Erben über.[2] Dies gilt insbesondere zur Klärung vermögensrechtlicher Ansprüche, etwa auf Schadensersatz wegen Behandlungsfehlern oder auf Rückforderung von Honorar.[3] Ist ein Patient im Rahmen einer medizinischen Behandlung verstorben, haben die Angehörigen, insbesondere die erbberechtigten Angehörigen, daher ein Einsichtsrecht in die Patientenakte, um so die Vermutung eines eventuellen Behandlungsfehlers prüfen und Schadensersatzansprüche durchsetzen zu können. Der Arzt kann dieses Recht nicht unter Berufung auf die ärztliche Schweigepflicht ablehnen.[4]

Zwar kann es durchaus zu einer Kollision mit der ärztlichen Schweigepflicht kommen, die dem Arzt auch gegenüber dem verstorbenen Patienten obliegt.[5] Denn das Einsichtsrecht der Angehörigen beziehungsweise der Erben darf nicht dazu verwendet werden, die auch über den Tod hinausreichende Schweigepflicht des Arztes auszuhöhlen. Der Anspruch der nächsten Angehörigen beziehungsweise Erben ist jedoch nicht davon abhängig, ob der Verstorbene hierzu ausdrücklich seine Einwilligung gegeben hat oder diese mutmaßlich geben würde.[6] Vielmehr haben die Angehörigen grundsätzlich ein eigenes erworbenes Recht auf Einsicht in die Patientenunterlagen.

> Nach dem Tode eines Patienten haben auch die Angehörigen und Erben ein Recht auf Einsicht in die Patientendokumentation.

(34.2) BERUFSHAFTPFLICHTVERSICHERUNG DER ÄRZTE

Im Schadensfall tritt grundsätzlich die Berufshaftpflichtversicherung des Arztes ein und erstattet dem Patienten den durch fehlerhafte Behandlung entstandenen Schaden und gegebenenfalls auch ein angemessenes Schmerzensgeld. Die Haftpflichtversicherung umfasst auch die gerichtlichen und außergerichtlichen Kosten, die dem Arzt durch die Abwehr von Arzthaftungsansprüchen entstehen, also die Verfahrenskosten eines Arzthaftpflichtprozesses sowie die Kosten des beauftragten Anwalts, sofern nicht die Versicherung selbst einen Anwalt stellt.[7] Erstattet werden ferner die dem Patienten entstandenen Rechtsverfolgungskosten, falls dieser mit seinem Arzthaftungsanspruch erfolgreich durchdringt.

Ohne eine Haftpflichtversicherung könnten die meisten ärztlichen Tätigkeiten angesichts des hohen Risikos nicht mehr ausgeübt werden. Die Haftpflichtversicherung stellt daher sowohl für den berufstätigen Arzt als auch für den geschädigten Patienten ein unverzichtbares Instrument der Haftungsvorsorge dar.[8] Unerlässlich für die Ausübung der ärztlichen Tätigkeit ist daher ein ausreichender Haftpflichtversicherungsschutz.

Ärzte sollten sich allerdings ausdrücklich bei ihrer Berufshaftpflichtversicherung rückversichern, ob und inwieweit die aktuellen Impfungen gegen COVID-19 vom Versicherungsschutz gedeckt sind, da es sich hierbei nur um bedingte und beschleunigte (Notfall-) Zulassungen handelt. Sollte die Versicherung den Standpunkt vertreten, dass ein Notfall gar nicht vorlag und eine Impfung daher nicht bei allen Personen indiziert war (sondern beispielsweise nur bei Hochrisikopatienten), dann könnte eine Deckung abgelehnt werden. Es ist jedoch – ohne gegenteilig konkrete schriftliche Aussage der eigenen Berufshaftpflichtversicherung – bis auf Weiteres davon auszugehen, dass diese auch etwaige Impfschäden deckt.

34.3 ARZTHAFTUNGSPROZESS UND RECHTSSCHUTZ-VERSICHERUNG

Wer als geschädigter Patient einen Schadensersatzprozess gegen einen Arzt führen will, muss im Falle des Unterliegens leider mit sehr erheblichen Verfahrenskosten rechnen. Denn wer einen Arzthaftungsprozess vor dem Zivilgericht anstrengt und diesen Zivilprozess verliert, muss nicht nur die eigenen Anwaltskosten, sondern auch die Anwaltskosten des Arztes sowie die Gerichtskosten tragen.

Zunächst ist ein spezialisierter Anwalt zu finden, zu beauftragen und – für den Fall der Mandatsannahme – vorab ganz oder jedenfalls teilweise zu bezahlen. Die Kosten können sich nach dem Streitwert oder nach einer gesonderten Honorarvereinbarung mit dem Anwalt richten und sind oftmals vorab zu finanzieren. Auch die Gerichtskosten für eine Arzthaftungsklage beim zuständigen Landgericht sind vom Kläger vorab zu zahlen. Hinzu kommen Kosten für einen medizinischen Sachverständigen, der in Arzthaftungsprozessen – auf Antrag des Klägers – fast immer beauftragt wird. Auch diese

Kosten muss der Kläger vorfinanzieren, ansonsten wird der Sachverständige nicht vom Gericht beauftragt. Gewinnt der Patient den Arzthaftungsprozess, muss der Arzt beziehungsweise dessen Haftpflichtversicherung die gesamten Verfahrenskosten tragen. Wird der Prozess jedoch verloren, muss der klagende und geschädigte Patient die gesamten Verfahrenskosten tragen. Die Chance, einen Arzthaftungsprozess gegen den Arzt zu gewinnen, liegen bei deutlich weniger als 50 Prozent.

Es empfiehlt sich daher angesichts des beträchtlichen Kostenrisikos, eine Rechtschutzversicherung abzuschließen und das weitere Verfahren in enger Abstimmung mit dieser zu führen. Diese empfiehlt auch eigene Vertragsanwälte oder genehmigt auf Anfrage einen spezialisierten Anwalt der Wahl des Patienten.

Nach Abschluss einer Rechtsschutzversicherung greift diese oftmals allerdings erst ab einer bestimmten Frist. Sollte eine Behandlung beziehungsweise eine Impfung bereits vor Abschluss des Versicherungsvertrags erfolgt sein, dann könnte eine Deckungszusage der Versicherung abgelehnt werden. Die Kostenfrage sowie der Abschluss einer Versicherung sollten daher unbedingt mit einem entsprechenden Versicherungsexperten vorab geklärt werden.

Falls nicht genügend finanzielle Mittel für eine Arzthaftungsklage zur Verfügung stehen, kommt vorab auch die Beantragung von Prozesskostenhilfe beim zuständigen Gericht in Betracht. Die Entscheidung trifft das Gericht nach Prüfung der wirtschaftlichen Verhältnisse, die vom Kläger sehr umfassend offenzulegen sind. Maßgeblich sind auch hier die Erfolgsaussichten des Prozesses.

34.4 GUTACHTERKOMMISSIONEN UND SCHLICHTUNGSSTELLEN

Den Patienten stehen zur Klärung von Arzthaftungsvorwürfen als neutrale und sachliche Institutionen sowohl die Zivilgerichte[9] als auch sogenannte Gutachterkommissionen (auch Gutachterstelle

genannt) beziehungsweise Schlichtungsstellen (auch Schlichtungs-
ausschuss genannt) zur Verfügung.

Die Gutachterkommissionen und Schlichtungsstellen sind bereits
seit 1975 bei den Landesärztekammern eingerichtet, um bei Mei-
nungsverschiedenheiten zwischen Arzt und Patient objektiv zu
klären, ob die gesundheitliche Komplikation auf einer ärztlichen
Fehlbehandlung beruht. Ziel dieser Einrichtungen ist somit die
außergerichtliche Einigung zwischen Arzt und Patient zur Vermeidung eines öffentlichen Gerichtsverfahrens. Es gibt bundesweit
derzeit 11 Gutachterkommissionen beziehungsweise Schlichtungsstellen.[10] Zuständig ist im Zweifel diejenige Einrichtung, die für den
Bereich zuständig ist, in welchem der Arzt Mitglied der jeweiligen
Landesärztekammer ist.

In der Regel ist mit einer durchschnittlichen
Verfahrensdauer von etwa zehn bis zwölf
Monaten zu rechnen. Dies resultiert zum
Teil aus den Schwierigkeiten des zu beur-
teilenden Sachverhaltes oder aus längeren
Wartezeiten auf ärztliche Stellungnahmen,
Berichte oder Sachverständigengutachten.[11]

> Patienten und
> Ärzte können die ärztli-
> che Behandlung durch eine
> Gutachterkommission bezie-
> hungsweise eine Schlich-
> tungsstelle kostenfrei
> überprüfen lassen.

Die Entscheidungen der Gutachterkommissionen und Schlichtungsstellen sind nicht
bindend, sondern nur Feststellungen und Empfehlungen. Ist der
Patient oder der Arzt mit der Entscheidung nicht einverstanden,
kann er im Anschluss an das Schlichtungsverfahren immer noch
den ordentlichen Rechtsweg beschreiten, der durch die außergerichtliche Tätigkeit der Gutachterkommissionen und Schlichtungsstellen ausdrücklich nicht ausgeschlossen wird.[12]

1 So auch *Weidinger*, S. 7

2 § 630 g Abs. 3 BGB; vgl. auch *Deutsch/Spickhoff*, S. 596, Rn. 924

3 OLG München, Urteil vom 09.10.2008 - 1 U 2500 /08. Zum Übergang des Einsichtsrechts auf die Krankenkasse vgl. BGH, Urteil vom 26.02.2013 - VI ZR 359/11; BGH, Urteil vom 23.03.2010 - VI ZR 327/08

4 So zuletzt OLG München, Beschluss vom 19.09.2011 - 1 W 1320 /11

5 § 203 Abs. 4 StGB

6 OLG München, Beschluss vom 19.09.2011 - 1 W 1320 /11

7 § 101 VVG

8 Vgl. zum gravierenden Anstieg der Versicherungsprämien aufgrund des Anstiegs an zugesprochenen Entschädigungszahlungen nach Arzthaftungsfehlern *Weidinger*, S. 6.

9 Arzthaftungsprozesse werden in erster Instanz bei einem Streitwert von meist mehr als 5.000 Euro vor den Landgerichten geführt (dort müssen Arzt und Patient anwaltlich vertreten sein).

10 Weitere Informationen unter https://www.aekwl.de/fuer-aerzte/arzt-und-recht/gutachterkommission/karte-gutachterkommissionen/

11 https://www.gutachter-und-schlichtungsstellen.de

12 Ebd.

35 STRAFRECHTLICHE ASPEKTE DES IMPFENS

DER ÄRZTLICHE HEILEINGRIFF ALS KÖRPERVERLETZUNG

Ärztliches Handeln hat auch einen strafrechtlichen Bezug. Denn nach ständiger höchstrichterlicher Rechtsprechung, die bereits auf eine Entscheidung des Reichsgerichts aus dem Jahr 1894 zurückgeht, stellt jeder invasive ärztliche Heileingriff, der nicht durch die Einwilligung des Patienten gedeckt ist, eine Körperverletzung dar.[1] Dabei ist es gleichgültig, ob die Maßnahme des Arztes angezeigt ist oder nicht, ob der Arzt fehlerhaft oder lege artis operiert und ob der Eingriff misslingt oder Erfolg hat: Ohne Einwilligung des Patienten begeht der Arzt tatbestandlich eine Körperverletzung im Sinne des §223 Strafgesetzbuch (StGB).[2]

Der Eingriff in die körperliche Integrität des Patienten bedarf nach dieser Rechtsauffassung grundsätzlich einer besonderen »Rechtfertigung« im Sinne des Strafrechts. Diese Rechtfertigung ergibt sich einzig und allein aus der Einwilligung des Patienten in die Behandlung beziehungsweise den Heil- oder Diagnose-Eingriff.[3] Der einzig entscheidende Gesichtspunkt ist somit die zwischen Arzt und Patient bestehende Willensübereinstimmung.

> Jeder ärztliche Eingriff ist nach deutschem Strafrecht eine Körperverletzung.

Das Reichsgericht stellt fest, dass der Kranke dem Arzt keine »unbeschränkte Gewaltherrschaft« über seine Person einräumt, sondern der Kranke kann den Handlungsauftrag widerrufen, den Arzt wechseln und »der Anwendung jedes einzelnen Heilmittels, seien es innerlich wirkende Medikamente, seien es äußere operative Eingriffe, rechtswirksam Weigerung« entgegensetzen.[4] In dem Augenblick, in dem der Patient seine Zustimmung zu irgendeiner ärztlichen Maßnahme zurückzieht, erlischt damit auch die Befugnis des Arztes zur Behandlung einer bestimmten Person für Heilzwecke. Daraus zieht das Reichsgericht den Schluss, dass derjenige Arzt, welcher vorsätzlich für Heilzwecke Körperverletzungen verübt, ohne sein Recht hierfür aus Vertrag oder vermuteter Einwilligung herleiten zu können, rechtswidrig handelt und den Straftatbestand der Körperverletzung erfüllt.[5]

Der Grundtatbestand der Körperverletzung enthält darüber hinaus sogenannte Qualifikationstatbestände, wie die gefährliche Körperverletzung,[6] die Misshandlung von Schutzbefohlenen, die schwere Körperverletzung, die Körperverletzung mit Todesfolge sowie die Körperverletzung im Amt.[7]

Bei ärztlichen Behandlungs-, Organisations- und Aufklärungsfehlern kommt meist nur Fahrlässigkeit in Betracht, sodass die Qualifikationstatbestände der vorsätzlichen Körperverletzung für die Ärzteschaft in der Praxis eine nur sehr untergeordnete Rolle spielen.[8] Denn normalerweise will ein behandelnder Arzt den Patienten nicht an seiner Gesundheit schädigen, sondern ihm helfen.[9]

Unterlässt der Arzt die Aufklärung und impft er insbesondere Minderjährige und Schwangere, kommt nach Ansicht der Autorin allerdings auch bedingter Vorsatz in Betracht.

Neben der fahrlässigen Körperverletzung nehmen in der Praxis des Arztstrafrechts auch die Fälle fahrlässiger Tötung eines Patienten im Hinblick auf die Schwere der Tatfolge und die dem Arzt in strafrechtlicher, berufsrechtlicher, haftungsrechtlicher und arbeitsrechtlicher Hinsicht drohenden Konsequenzen eine herausragende Rolle ein.[10] Bei tödlichem Ende einer ärztlichen Behandlung, das nicht krankheitsbedingt begründet ist, kann ein strafrechtliches Ermittlungsverfahren wegen des Verdachts der fahrlässigen Tötung eingeleitet werden.

Nur die wirksame Einwilligung des Patienten beseitigt den Straftatbestand.

1 So schon das Reichsgericht im Jahr 1894, vgl. Urteil vom 31.05.1894 - Rep.1406/94; dieser Ansicht folgt

der Bundesgerichtshof bis zum heutigen Tage; vgl. zur Darstellung des hierauf basierenden Kritik der

Literatur *Wenzel*, S. 391 ff.

2 RG, Urteil vom 31.05.1894 - Rep.1406/94. Diese Entscheidung war der Beginn des »Kalten Krieges«

zwischen Medizinern und Juristen, vgl. zum Streit und Meinungsstand ausführlich *Laufs/Kern/*

Rehborn, S. 1885, Rn. 1 ff.

3 *Fischer*, § 223, Rn. 17

4 RG, Urteil vom 31.05.1894 - Rep.1406/94

5 RG, Urteil vom 31.05.1894 - Rep. 1406/94; vgl. auch *Laufs/Kern/Rehborn,* S. 1885, Rn. 2

6 Vgl. hierzu BGH, Urteil vom 22.12.2010 - 3 StR 239/10: Die Behandlung einer Wundinfektion mit unsteril

gewonnenem Zitronensaft durch einen Arzt stellt eine gefährliche Körperverletzung dar.

7 §§ 224 bis 227, § 340 StGB

8 *Laufs/Kern/Rehborn*, S. 1900, Rn. 11

9 BGH, Urteil vom 26.06.2003 - 1 StR 269/02

10 *Laufs/Kern/Rehborn*, S. 1939, Rn. 1

36 IMPFKAMPAGNE UND VERSTÖßE GEGEN DAS HEILMITTELWERBEGESETZ

36.1 ZULÄSSIGE INFORMATION

Die Bundeszentrale für gesundheitliche Aufklärung, die obersten Landesgesundheitsbehörden und die von ihnen beauftragten Stellen sowie die Gesundheitsämter informieren die Bevölkerung zielgruppenspezifisch über die Bedeutung von Schutzimpfungen und andere Maßnahmen der spezifischen Prophylaxe übertragbarer Krankheiten (§20 Abs. 1 IfSG). Diese Informationspflicht der Behörden hat allerdings nichts zu tun mit der Impfkampagne, wie sie seit Monaten geführt wird.

Kampagne oder »Campaigning« ist die Kunst, alle Register zu ziehen, um Menschen dazu zu bewegen, ihr Verhalten, ihr Denken oder ihre Einstellung zu ändern, damit ein Ziel erreicht werden kann. Campaigning dient der Durchsetzung von unternehmerischen, gesellschaftlichen, wirtschaftlichen und politischen Zielen.[1] Das große – von Bill Gates und Angela Merkel bereits im Frühjahr 2020 angekündigte – Ziel ist es offensichtlich, alle Menschen zu impfen, in Deutschland und weltweit – egal, ob sie dies (aufgrund der massiven Corona- und Impfkampagne und der angekündigten Impf-Apartheid) wünschen oder nicht. Nachdem die Politiker in Deutschland stets erklärt und versprochen hatten, dass es keinen Impfzwang geben werde, wurde eine große Propagandamaschinerie angeworfen, nachdem die von der Politik offensichtlich angestrebte Impfquote bislang bei Weitem nicht erreicht wurde.[2]

36.2 UNZULÄSSIGE IMPFKAMPAGNEN

Die Impfkampagne wird nicht nur seitens der Politik und der Medien in massiver Weise geführt, sie wird zwischenzeitlich auch durch vielfältigste »Impfangebote« unterstützt und durch unterschiedlichste Unternehmen und Institutionen weitergeführt. All dies verstößt gegen die Werbeverbote nach dem Heilmittelwerbegesetz (HWG).[3]

So warb etwa im Kreis Gütersloh die Fastfood-Kette *McDonald's* mit dem Slogan »Wir treiben's auf die Sp(r)itze!«. In einer Ankündigung hieß es: »Das mobile Impfteam kommt und wir hauen raus. Am kommenden Sonntag von 12:00–19:00 Uhr bei MC Donalds in Rheda-Wiedenbrück (...) Impfen & Sparmenü im Doppelpack: Nicht umsonst aber kostenlos.«

Andere werben mit einer »Last-Minute-Impfung«, die schon impliziert, dass die erforderliche Aufklärung, Anamnese, Untersuchung und Dokumentation nicht durchgeführt wird.

Gesehen wurden ferner »Late-Night-Impfpartys« an »hippen« Orten oder Impf-Drive-in bei Ikea in Berlin. Das Impfzentrum Solingen etwa warb mit Late-Night-Impfen an vier Terminen im Juli 2021 von 20 bis 23 Uhr mit DJ, Cocktails und Foodtruck – alles kostenlos – und zwar für 16- bis 27-Jährige.

In Österreich wurden sogar Überlegungen veröffentlicht, eine Impfung auf Friedhöfen unter dem Motto »Immunisierung statt Niederlegen« durchzuführen. Ferner gab es die Idee einer Impfung im Museum mit Gratiseintritt.[4]

Die SPD wirbt auf Mallorca auf großflächigen Plakaten an der Straße mit dem Slogan »Schatzi, schenk mir 'ne Dosis Vaccine COVID 19«.

In Heidelberg wurde am Sonntag, dem 1. August 2021, ein besonderes Impfevent im Zoo angeboten: Um möglichst viele Zoobesucher zu einer Impfung zu motivieren, spendierte der Zoo jedem Frisch-Geimpften eine kleine Überraschung. Außerdem konnte jeder Frisch-Geimpfte an einer Verlosung teilnehmen. Der Gewinn: ein exklusiver Blick hinter die Kulissen des Zoos.[5]

Das Landratsamt Rhein-Neckar-Kreis warb für die Impfung mit dem Geschenk einer Freikarte für das Heimspiel von Fußball-Zweitligist SV Sandhausen gegen den Karlsruher SC am 14. August 2021.[6]

Der Kreativität sind bei den Impfwerbekampagnen offensichtlich keinerlei Grenzen gesetzt. Dabei werden die Verbote des Heilmittelwerbegesetzes bewusst missachtet und hiergegen in gravierender Weise verstoßen.

36.3 SINN UND ZWECK DES HEILMITTELWERBEGESETZES

Das Heilmittelwerbegesetz (HWG) war angesichts der traurigen Auswirkungen der Werbung für das Schlaf- und Beruhigungsmittel *Contergan* (auch und gerade) für schwangere Frauen im Jahr 1965 zur Beschränkung der Werbung für Arznei- und Heilmittel erlassen worden. Das Heilmittelwerbegesetz enthält seither eine Vielzahl von Werbeverboten und -beschränkungen. Es gilt auch für die Werbung für Impfungen und damit freilich auch für die Corona-Impfungen, da diese Arzneimittel im Sinne des § 1 Abs. 1 HWG sind.

Das HWG soll vor allem die Gesundheit der Verbraucher und die Gesundheitsinteressen der Allgemeinheit schützen: Denn die Endverbraucher besitzen als medizinische und pharmakologische Laien in der Regel nicht die notwendige Sachkenntnis, um die Behauptungen der Werbeaussagen über bestimmte Eigenschaften eines Heilmittels zu beurteilen.[7]

Hinzu kommt, dass sich viele der erkrankten Menschen sowie deren Angehörige in einer psychischen Notlage befinden und deshalb, aber auch wegen des hochgradigen Interesses an der Erhaltung der Gesundheit, häufig geneigt sind, Werbeaussagen auf dem Gebiet

> Das Heilmittelwerbegesetz will eine unlautere Ausnutzung der medizinischen Unkenntnis und der psychischen Notlage der Patienten verhindern.

des Heilwesens geradezu blindlings zu vertrauen. Diese Menschen werden daher besonders leicht Opfer einer unsachlichen oder irreführenden Heilmittelwerbung, sei es aus Angst oder übertriebener Vorsicht, sei es aus Gläubigkeit oder verzweifelter Hoffnung.[8]

36.4) DER WERBEBEGRIFF DES HEILMITTELWERBEGESETZES

Als Werbung im Sinne des HWG gelten alle informationsvermittelnden und meinungsbildenden Aussagen, die darauf abzielen, die Aufmerksamkeit der Adressaten zu erwecken und deren Entschlüsse mit dem Ziel der Förderung des Absatzes von Waren und Leistungen zu beeinflussen.[9] Diese Absatzwerbung umfasst somit nicht nur die Anpreisung als eine besonders eindringliche Art der wertenden Werbung, sondern ebenso eine nüchterne, objektiv gehaltene Sachinformation.[10]

36.5) WERBEVERBOT FÜR VERSCHREIBUNGSPFLICHTIGE ARZNEIMITTEL

Zunächst ist festzustellen, dass jedwede Werbung für Impfungen außerhalb von Fachkreisen verboten ist. Denn nach dem allgemeinen Grundsatz des § 10 HWG darf für verschreibungspflichtige Arzneimittel – zu denen Impfstoffe gehören – nur in Fachkreisen, also bei Ärzten, Zahnärzten, Tierärzten, Apothekern und bei Personen, die mit diesen Arzneimitteln erlaubterweise Handel treiben, geworben werden. Für die Impfung darf somit gegenüber Bürgern und Patienten überhaupt nicht geworben werden.

> Jede Werbung für verschreibungspflichtige Arzneimittel und somit auch für Impfstoffe ist verboten.

36.6 VERBOT DER IRREFÜHRENDEN WERBUNG

Grundsätzlich verboten und sogar strafbar ist eine irreführende Werbung (§3 HWG):

Unzulässig ist eine irreführende Werbung. Eine Irreführung liegt insbesondere dann vor,
1. wenn Arzneimitteln (...) eine therapeutische Wirksamkeit oder Wirkungen beigelegt werden, die sie nicht haben,
2. wenn fälschlich der Eindruck erweckt wird, daß
a) ein Erfolg mit Sicherheit erwartet werden kann,
b) bei bestimmungsgemäßem oder längerem Gebrauch keine schädlichen Wirkungen eintreten.

Wer behauptet, die Impfung sei wirksam und sicher, betreibt eine irreführende Werbung und macht sich strafbar. Denn die Ausführungen in diesem Buch haben hinreichend gezeigt, dass die Impfungen weder sicher sind noch die Wirksamkeit und Wirkung haben, die stets suggeriert und behauptet wird.

 36.7 VERSTOß GEGEN DAS ZUGABEVERBOT

Darüber hinaus wird mit den meisten Werbekampagnen gegen die Vorschrift des §7 HWG verstoßen. Danach ist es unzulässig, Zuwendungen oder sonstige Werbegaben (Waren oder Leistungen) anzubieten, anzukündigen oder zu gewähren. Wer also als Anreiz zum Impfen kostenlose Eintritte oder Speisen, Getränke oder andere »Geschenke« verspricht, verstößt gegen das Zugabeverbot des §7 HWG.

36.8 WEITERE VERSTÖSSE GEGEN DAS HEILMITTELWERBEGESETZ

Verstöße kommen auch in Betracht gegen das Werbeverbot des §11 Nr. 7 HWG: Danach sind Werbeaussagen unzulässig, die nahelegen, dass die Gesundheit durch die Nichtverwendung des Arzneimittels (hier der Corona-Impfung) beeinträchtigt oder durch die Verwendung verbessert werden könnte. Wer behauptet, nur die Impfung schütze – sich und die anderen – verstößt somit auch gegen diesen Paragraphen.

Nach §11 Abs. 1 Nr. 13 HWG darf außerhalb der Fachkreise für Arzneimittel auch nicht geworben werden mit Preisausschreiben, Verlosungen oder anderen Verfahren, deren Ergebnis vom Zufall abhängig ist, sofern diese Maßnahmen oder Verfahren einer unzweckmäßigen oder übermäßigen Verwendung von Arzneimitteln Vorschub leisten.

Schließlich verstößt jedwede Werbung auch gegen das Werbeverbot des §12 HWG. Denn die Corona-Impfung soll eingesetzt werden zur Verhütung, Beseitigung oder Linderung der COVID-19-Krankheit beziehungsweise des SARS-CoV-2-Virus. Es handelt sich hierbei um eine in Anlage zu §12 genannte meldepflichtige Krankheit beziehungsweise einen meldepflichtigen Krankheitserreger (vgl. §6 Abs. 1 Nr. 1t IfSG und §7 Abs. 1 Nr. 44a IfSG). Hierfür darf ebenfalls überhaupt nicht geworben werden.

Jedwede Werbekampagne verstößt somit meist gegen eine Vielzahl von Werbeverboten, die – angesichts des *Contergan*-Skandals und der für die Kinder so schmerzlichen Missbildungen – zum Schutze der Menschen, zum Schutze der Kinder und zum Schutze der Neugeborenen erlassen wurden.

> Die Werbekampagnen von Bund, Ländern, Städten und Unternehmen aller Art verstoßen gegen das Heilmittelwerbegesetz, meist in sogar mehrfacher Hinsicht.

36.9 MÖGLICHE SANKTIONEN

Ein Verstoß gegen das Verbot der irreführenden Werbung nach §3 HWG ist eine Straftat (sogenanntes Nebenstrafrecht) und kann mit Freiheitsstrafe bis zu einem Jahr oder mit Geldstrafe bestraft werden (§14 HWG).

Weitere Verstöße stellen Ordnungswidrigkeiten dar, die mit einer Geldbuße bis zu 50.000 Euro geahndet werden können (§15 HWG).

Etwaige Anzeigen können sowohl beim zuständigen Regierungspräsidium als auch bei der zuständigen Polizeibehörde oder Staatsanwaltschaft erhoben werden.

1 http://www.campaigning.ch/index.php/campaigning-definition-und-erklaerung

2 Erneut nur auf Basis von »Modellszenarien« hat das RKI nun behauptet, dass mindestens 85 % der 12–59-Jährigen bzw. 90 % der ≥ 60-Jährigen vollständig gegen COVID-19 geimpft sein müssen, um die Herdenimmunität (neu bezeichnet als »Gemeinschaftsschutz«) zu erreichen, vgl. *Epidemiologisches Bulletin,* 27/2021, 8. Juli 2021, S. 3 ff.

3 Gesetz über die Werbung auf dem Gebiete des Heilwesens (Heilmittelwerbegesetz – HWG) vom 11.07.1965, zuletzt geändert durch Art. 6 G vom 12.5.2021 I 1087

4 news@orf.at vom 10. Juli 2021, 9.47 Uhr

5 https://www.mannheimer-morgen.de/deutschland-welt_artikel,-coronavirus-heidelberger-zoo-besuchen-und-sich-impfen-lassen-_arid,1828672.html

6 https://www.rnz.de/nachrichten/region_artikel,-sv-sandhausen-bei-impfung-bei-impfaktionen-freikarten-fuer-spiel-gegen-karlsruhe-_arid,713281.html

7 *Doepner/Reese,* § 12 HWG Rn. 37 m. w. N.

8 Amtliche Begründung, S. *Doepner/Reese,* Einl. Rn. 39. Das Heilmittelwerbegesetz bezweckt ferner einen Schutz vor wirtschaftlicher Übervorteilung der Abnehmerschaft, d. h. vor allem der privaten Verbraucher, vgl. *Spickhoff,* Nr. 270 Rn. 1 ff. m. w. N.

9 BGH, NJW 1995, S. 3054; *Doepner,* § 1 HWG Rn. 11 m. w. N. Nicht unter den Werbebegriff des HWG fällt demgegenüber die reine Unternehmenswerbung, vgl. *Doepner,* § 1 HWG Rn. 12.

10 *Spickhoff,* HWG, § 1 (270); Bahner, *Das neue Werberecht für Ärzte,* S. 287 m. w. N.

37 EXKURS: DIE DUNKLE VERGANGENHEIT DES RKI

Von 1933 bis 1945 war das Robert Koch-Institut als staatliche Forschungseinrichtung des öffentlichen Gesundheitswesens eng in die nationalsozialistische Gewaltpolitik eingebunden. Seine Forschungs- und Beratungstätigkeit stellte es willfährig in den Dienst des NS-Regimes. Zahlreiche Wissenschaftler unterstützten die nationalsozialistische Eroberungspolitik und nutzten aktiv die Möglichkeiten zur schrankenlosen Forschung, die das Regime ihnen bot. Sie regten Menschenexperimente mit oft tödlichem Ausgang in Heilanstalten und Konzentrationslagern an und führten diese selbst durch. Mehrere Hundert Menschen verloren bei diesen Versuchen ihr Leben.[1]

Im Jahr 1988 befasste sich das damalige Bundesgesundheitsamt im Rahmen einer Ausstellung unter dem Titel »Das Reichsgesundheitsamt 1933–1945 – eine Ausstellung« erstmalig mit der Rolle des Reichsgesundheitsamtes in jenen Jahren. Die Ausstellung beleuchtete zwei Aspekte: zum einen die Menschenversuche an Häftlingen des Konzentrationslagers Buchenwald,[2] an denen sich Mitarbeiter des Robert Koch-Instituts beteiligten, zum anderen die Arbeit der »Rassenhygienischen Forschungsstelle«, die die Voraussetzungen für die Vernichtung Hunderttausender Sinti und Roma schaffte. Hierbei wurde immer wieder die Frage aufgeworfen, wie Wissenschaftler und Mitarbeiter einer staatlichen Institution durch wissenschaftliche Neugier, durch den Verlust wissenschaftlicher Ethik und Moral oder einfach durch unreflektierte Pflichterfüllung letztlich mitschuldig werden konnten an den Unrechtstaten gegen gesellschaftliche Randgruppierungen.[3] Das RKI stellt hierzu in seinem Sonderheft zur Ausstellung selbst fest:

»Wer meint, das Geschehene damit erklären zu können, dass Mitarbeiter des Reichsgesundheitsamtes Unmenschen waren, macht es sich zu einfach. Es ist nur allzu wahrscheinlich, dass sie in ihrer menschlichen Unzulänglichkeit einen mehr oder weniger repräsentativen Querschnitt der Bevölkerung darstellten.«[4]

»Es kann aber sicher gesagt werden, dass die nationalsozialistischen Rassentheorien, der wissenschaftliche Rassismus, es erst ermöglicht haben, die totale Vernichtung von Minderheiten überhaupt vorstellbar zu machen und zu verwirklichen.«[5]

»Wir sollten uns genau mit dem Mechanismus beschäftigen, der diese Wissenschaftler dazu brachte, ethische Normen in der Wissenschaft zu verlassen und das Feld des Verbrechens und des Völkermordes zu betreten.«[6]

Im Editorial des Sonderhefts heißt es ferner:

»Die Darstellung des Geschehenen muss nicht nur die Wissenschaftler hier und anderswo, sondern jeden von uns als Bürger dazu bringen, unsere Verantwortung für eine humanistische Wissenschaft zu erkennen und die kritische Wertung ihrer Ergebnisse und deren Anwendung zu fordern.
Unsere Augen sollten offen, unsere Sensibilität geschärft und unsere Zivilcourage groß sein, um Verletzungen der Menschenrechte, in welcher Form sie auch immer auftreten mögen, abzuwehren.
Dies scheint uns eine Voraussetzung dafür zu sein, dass sich die Verbrechen des Nationalsozialismus nicht wiederholen.«[7]

Die Rolle des RKI im Nationalsozialismus wurde in den Jahren 2006 bis 2008 von Historikern des Instituts für Geschichte der Medizin an der Berliner Charité erneut untersucht. Ziel des vom RKI initiierten und finanzierten Projekts war, das wissenschaftliche, politische und wissenschaftspolitische Handeln des RKI in dieser Zeit so vollständig wie möglich und ohne institutionelle Befangenheit zu erforschen. Die Ergebnisse wurden in dem Buch »Das Robert Koch-Institut im Nationalsozialismus« veröffentlicht und sind nach Auffassung des damaligen Präsidenten des RKI, Prof. Reinhard Friedrich Burger (Vorgänger des heutigen Präsidenten Prof. Lothar Wieler) eindeutig:

»Sie zeigen, dass im RKI verbrecherische Menschenversuche durchgeführt wurden. Sie zeigen, dass viele Mitarbeiter dazu geschwiegen haben. Sie zeigen, dass jüdische Mitarbeiter aus dem Institut vertrieben wurden. Es war nicht das Werk einiger weniger Einzelner, die moralische Grenzen überschritten haben und gegen alle Gebote der Humanität verstießen.«[8]

Prof. Georg Henneberg, der 1936 aufgrund seiner jüdischen »Viertelbelastung« keine Assistenzstelle beim Reichsgesundheitsamt erhielt, im Jahr 1945 mit 37 Jahren in das RKI eintrat und von 1952 bis 1969 dessen Direktor war,[9] war sich anlässlich der Ausstellung im Jahr 1988 sicher:

»Für mich ist es undenkbar, dass die Greueltaten der Nationalsozialisten, die außerhalb unserer Vorstellung liegen, sich wiederholen.«[10]

1 RKI-Broschüre »Das Erinnerungszeichen – Das RKI in der Zeit des Nationalsozialismus« 2011, S. 2

   vgl. https://www.rki.de/DE/Content/Institut/Geschichte/Dokumente/Erinnerungszeichen_Broschuere.

   pdf?_blob=publicationFile&fbclid=IwAR2zOIETue1w_6fzH1D5-0PQs-uzCHkrxOun3DnllSmze2-

   1GcOGSPn1LNY

2 Es handelte sich im KZ Buchenwald insbesondere um Infektions- und Impfversuche bei Fleckfieber. Die

   Häftlinge, die zum Teil wegen leichter Straftatbestände wie Schwarzschlachtungen,

   Kriegsdienstverweigerung oder Lebensmittelschiebungen zum Tode verurteilt waren, wurden als

   »Gemeinschaftsschädlinge« bezeichnet. Im KZ Dachau waren Malariaversuche durchgeführt worden.

3 Das Reichsgesundheitsamt 1933–1945 – eine Ausstellung, S. 1, vgl. https://edoc.rki.de/

   handle/176904/160

4 Ebd., S. 1

5 Ebd., S. 21

6 Ebd., S. 3

7 Ebd., Editorial, S. 4

8 RKI-Broschüre »Das Erinnerungszeichen – Das RKI in der Zeit des Nationalsozialismus« 2011, S. 9,

   https://www.rki.de/DE/Content/Institut/Geschichte/Dokumente/Erinnerungszeichen_Broschuere.

   pdf?_blob=publicationFile&fbclid=IwAR2zOIETue1w_6fzH1D5-0PQs-uzCHkrxOun3DnllSmze2-

   1GcOGSPn1LNY

9 Zunächst als kommissarischer Leiter und ab 1955 als Direktor des RKI. 1960 wurde Henneberg zum

   Vizepräsidenten des Bundesgesundheitsamtes ernannt und leitete es als Präsident von 1969–1974.

10 Das Reichsgesundheitsamt 1933–1945 – eine Ausstellung, S. 30, https://edoc.rki.de/handle/176904/160

ZUSAMMENFASSUNG

38.1 FATALES NUTZEN-RISIKO-VERHÄLTNIS ALLER CORONA-IMPFUNGEN

Das RKI behauptet einerseits, alle vier Impfungen seien sicher und hochwirksam. Im krassen Gegensatz dazu stehen die Erkenntnisse dieses Buches:

— Die Impfung bietet keine Immunität und damit keinen Schutz vor der Infektion mit dem Coronavirus oder einer Mutation.

— Die Impfung bietet keinen Schutz vor der Corona-Erkrankung selbst oder vor einer eventuellen Mutation.

— Die Impfung bietet keinen Schutz vor einem tödlichen Verlauf.

— Die Impfung bietet keinen Schutz vor der Virenübertragung von Geimpften auf andere Menschen.

— Die Impfung bietet den Geimpften keinen dauerhaften Schutz, sondern muss angeblich regelmäßig »upgedatet« werden.

— Die Impfung befreit daher auch nicht von den AHA-Regeln (Abstand, Hygieneregeln, Alltagsmasken).

Welchen konkreten Schutz bietet die Impfung also überhaupt? Welchen Nutzen bietet die Impfung für die an COVID-19 erkrankten Patienten? Ist die Impfung medizinisch notwendig, sinnvoll und indiziert? Oder ist die Impfung möglicherweise von vornherein kontraindiziert? Kontraindiziert nicht nur bei Kindern und Jugendlichen, kontraindiziert nicht nur bei Schwangeren und Vorerkrankten, sondern kontraindiziert bei allen Menschen?

Die Impfung ist für alle Menschen kontraindiziert – und darf also bei keinem einzigen Menschen vorgenommen werden. Denn tatsächlich hat sich gezeigt, dass das Risiko der Impfungen deutlich höher ist als das Risiko der gut behandelbaren Corona-Krankheit:

— Weil die Hersteller der Corona-Impfstoffe durch EU-Verordnung vom Juli 2020 von allen strengen Sicherheitsprüfungen befreit wurden, die zum Schutz der Menschen gerade für den Einsatz genetisch veränderter Organismen und Mikroorganismen vorgesehen wurden.

— Weil es daher erstmalig in der Geschichte der EU keine umfangreichen Sicherheitsstudien bei Impfstoffen gibt.

— Weil damit alle »Impflinge« tatsächlich an einer europäischen Impfstudie, also an der laufenden medizinischen Forschung über neuartige genetisch veränderte Impfsubstanzen, teilnehmen, ohne dass sie hierüber informiert wurden.

— Weil die bislang für die Corona-Impfungen gemeldeten Nebenwirkungen und Todesfälle um ein Vielfaches höher sind als die Meldungen aller Impfnebenwirkungen der letzten Jahrzehnte.

— Weil die aufgrund der geringen Meldequote nötigen Hochrechnungen der gemeldeten Nebenwirkungen ein sehr erschreckendes Risikobild zeigen.

— Weil darüber hinaus sogar nicht geimpfte Dritte aufgrund der Übertragung von Mikroorganismen durch Geimpfte in ihrer eigenen Gesundheit geschädigt werden können.

Zusammenfassend bedeutet dies, dass das Nutzen-Risiko-Verhältnis aller Corona-Impfstoffe fatal ist. Jeder verantwortungsvolle Hersteller, Politiker, Arzt und Wissenschaftler muss den sofortigen Stopp der Impfungen fordern, um nicht weitere Menschenleben zu gefährden.

> Das Nutzen-Risiko-Verhältnis aller Corona-Impfstoffe ist fatal. Die Impfungen müssen sofort gestoppt werden.

38.2 ÄRZTE MÜSSEN ALLE IMPFUNGEN SOFORT EINSTELLEN

Ärzte müssen nach alledem sämtliche Corona-Impfungen einstellen. Sofort. Bedingungslos. Kompromisslos. Sie sind hierzu nach §2 MBO-Ä berufsrechtlich ausdrücklich verpflichtet:

> *Ärztinnen und Ärzte üben ihren Beruf nach ihrem Gewissen, den Geboten der ärztlichen Ethik und der Menschlichkeit aus. Sie dürfen keine Grundsätze anerkennen und keine Vorschriften oder Anweisungen beachten, die mit ihren Aufgaben nicht vereinbar sind oder deren Befolgung sie nicht verantworten können. (…)*
>
> *Ärztinnen und Ärzte haben ihren Beruf gewissenhaft auszuüben und dem ihnen bei ihrer Berufsausübung entgegengebrachten Vertrauen zu entsprechen. Sie haben dabei ihr ärztliches Handeln am Wohl der Patientinnen und Patienten auszurichten. Insbesondere dürfen sie nicht das Interesse Dritter über das Wohl der Patientinnen und Patienten stellen. Eine gewissenhafte Ausübung des Berufs erfordert insbesondere die … Beachtung des anerkannten Standes der medizinischen Erkenntnisse.*

Ärzte dürfen ihren Patienten in keinem Fall eine zweite Impfung verabreichen und erst recht keine Auffrisch- oder Boosterimpfung empfehlen und verabreichen. Ärzte sind hierzu nach Punkt 18 der Deklaration von Helsinki verpflichtet, die gemäß §15 Abs. 3 MBO-Ä Bestandteil des ärztlichen Berufsrechts ist:

> *Ärzte dürfen sich nicht an einem Forschungsvorhaben am Menschen beteiligen, wenn sie nicht überzeugt sind, dass die mit der Studie verbundenen Risiken angemessen eingeschätzt worden sind und in zufriedenstellender Weise beherrscht werden können.*
>
> *Sobald sich herausstellt, dass die Risiken den potentiellen Nutzen übersteigen oder wenn es einen schlüssigen Beweis für gesicherte Ergebnisse gibt, müssen Ärzte einschätzen, ob die Studie fortgesetzt, modifiziert oder unverzüglich beendet werden muss.*

Ärzte müssen ihre aktive Teilnahme an diesen laufenden »klinischen Impfstudien« sowie jedwede Empfehlung der Corona-Impfung unverzüglich beenden. Sie sind darüber hinaus verpflichtet, jeden einzelnen Patienten von der Erstimpfung oder von weiteren Impfungen abzuhalten. Ärzte machen sich andernfalls angesichts der in diesem Buch beschriebenen rechtlichen und medizinischen Aspekte wegen (schwerer oder gefährlicher) Körperverletzung, eventuell wegen der Misshandlung von Schutzbefohlenen und im Todesfall sogar wegen Totschlags strafbar, wenn sie wider besseres Wissen die Corona-Impfungen fortsetzen. Sie werden hierfür zur Rechenschaft gezogen werden.

38.3 FORDERUNG NACH EINFÜHRUNG EINES NEUEN STRAFTATBESTANDS

Die Autorin fordert daher die Einführung eines neuen Straftatbestands als §224a Strafgesetzbuch (StGB) wie folgt:

§224a StGB: Corona-Impfung

1) Wer als Arzt oder als eine andere approbierte Medizinalperson oder unberechtigt unter dem Namen solcher Personen eine Person gegen Corona impft, ohne dass er diese nach den Grundsätzen des Bundesgerichtshofes und nach den Vorgaben der Coronavirus-Impfverordnung ordnungsgemäß untersucht und sodann umfassend und wahrheitsgemäß aufgeklärt hat, insbesondere über das Nutzen-Risiko-Verhältnis und über die möglichen gravierenden Auswirkungen der Corona-Impfung auf die Gesundheit und das Leben, wird mit Freiheitsstrafe nicht unter einem Jahr bestraft.

2) Wer Minderjährige, Schwangere, Stillende und vorerkrankte Patienten gegen Corona impft, wird mit Freiheitsstrafe nicht unter drei Jahren bestraft.

3) Wird durch die Impfung der Tod verursacht, so ist die Freiheitsstrafe nicht unter fünf Jahren.

4) Wer als Arbeitgeber, Schulleiter, Amtsträger oder sonstiger Vorgesetzter von seinen Mitarbeitern, Schülern und Studenten, Auszubildenden, Untergebenen oder ähnlichen unter Androhung von Konsequenzen die Impfung gegen Corona fordert oder diese durchsetzt, wird entsprechend den Grundsätzen der Absätze 1 bis 3 bestraft.

Begründung: Ärzte müssen aufgrund der Erfahrungen mit dem Beruhigungs- und Schlafmittel *Contergan* und mit der Schweinegrippe-Impfung *Pandemrix* wissen, dass ungeprüfte Arzneimittel und Impfstoffe gravierende Folgen für Gesundheit und Leben verursachen können. Wer dessen ungeachtet seine Patienten diesen Gefahren aussetzt, missbraucht sein medizinisches Wissen und seine Autorität in unwissenschaftlicher, unethischer und verantwortungsloser Weise. Er missbraucht das Vertrauen seiner Patienten und verstößt in eklatanter und inakzeptabler Weise gegen das Berufsrecht, gegen das Berufsethos, gegen alle wissenschaftlichen Erkenntnisse und Erfahrungen und gegen die Deklaration von Helsinki, die er kennt und kennen muss.

Dasselbe muss für Arbeitgeber, Vorgesetzte und Leiter aller Einrichtungen und Institutionen gelten, wenn diese ihre Mitarbeiter oder Untergebenen oder von ihnen abhängigen Menschen unter Androhung von Konsequenzen zu einer unnötigen und hochgefährlichen Impfung drängen und hierdurch Leib oder Leben dieser Menschen grundlos gefährden.

39 SCHLUSSWORT

Nicht geimpfte Menschen haben keine Todesangst vor dem SARS-CoV-2-Virus. Sie sind redliche Menschen mit berechtigtem Vertrauen in das deutsche Gesundheitssystem, mit Vertrauen in ihre eigene Kraft und ihr gut funktionierendes Immunsystem und mit Vertrauen in die Kraft ihrer Kinder. Sie haben allerdings nicht dasselbe Vertrauen in die neuen experimentellen Geninjektionen. Dieses Buch hat aufgezeigt, dass dieses Misstrauen voll und ganz begründet ist: Die Corona-Impfungen sind nicht nur sinnlos, nutzlos und wirkungslos. Sie haben sich darüber hinaus für sehr viele Menschen als hochgefährlich dargestellt, weil sie nicht auf Sicherheit geprüft wurden. Aufgrund der Verbreitung der gentechnisch veränderten Substanzen stellen diese Impfungen sogar für nicht geimpfte Menschen eine erhebliche gesundheitliche Gefahr dar.

Kritische Menschen sind keine »Sozialschädlinge«, keine »Gefährder«, keine »Pandemietreiber« und erst recht keine potenziellen Massenmörder, deren Freiheiten skrupellos mit Füßen getreten werden können. Nicht geimpfte Menschen sind gesunde Menschen mit eigenem Verstand und eigenem Urteilsvermögen, die sich nicht von der monatelangen Massenpropaganda für die Impfungen beeindrucken lassen und nun selbst durch die Impfungen Dritter gefährdet werden.

Menschen, die sich nicht impfen lassen wollen, haben ein verfassungsrechtlich verankertes Recht auf körperliche Unversehrtheit und ein Recht auf Wahrung ihrer eigenen Handlungs- und Entscheidungsfreiheit. Diese Rechte sind vom Staat zwingend zu respektieren und zu schützen. Denn die Würde des Menschen ist unantastbar. Dies gilt auch und gerade in schwierigen Zeiten. Denn erst in schwierigen Zeiten zeigt sich, ob ein Staat das hält, was er in seiner Verfassung und »seinem Volk« verspricht. Erst in schwierigen

Zeiten zeigt der Staat sein wahres Gesicht, indem sich seine Hunderttausende »Staatsdiener« an ihren Eid erinnern, um die 83 Millionen Bürgerinnen und Bürger, die durch ihre Steuern die Gehälter dieser »Staatsdiener« bezahlen, entsprechend dem Grundgesetz und dem deutschen Rechtssystem zu achten und zu schützen.

Bricht der Staat indessen brachial mit allen jahrzehntelang bewährten Verfassungsregelungen, missachtet er seit mehr als 18 Monaten rücksichtslos den Verhältnismäßigkeitsgrundsatz, diskriminiert er schamlos all diejenigen Menschen, die sich gegen eine Impfung entscheiden, und zertrampelt er damit unter dem scheinheiligen Vorwand des Gesundheitsschutzes sämtliche Grund- und Freiheitsrechte der Bürger, zerstört dieser Staat durch seine Politiker fundamental das Vertrauen seiner Bürger. Ein solcher Staat vernichtet damit vorsätzlich die Grundlagen eines friedlichen, freiheitlichen und toleranten Zusammenlebens. Kritische und nicht geimpfte Personen erheben sich zu Recht entschieden gegen diese äußerst beunruhigende Entwicklung. Sie leisten als letzte Möglichkeit berechtigten Widerstand nach Art. 20 Abs. 4 Grundgesetz. Zur Verteidigung der deutschen und europäischen Grundrechte[1] und zur Verteidigung der Menschenrechte[2].

Kritische Menschen leisten Widerstand gegen die Fehlinformationen über die Corona-Impfungen, gegen den Impfdruck, gegen die sich abzeichnende Impf-Apartheid und gegen den fundamentalen Angriff auf ihre unveräußerlichen Grund- und Menschenrechte.

Nicht nur in Deutschland, nicht nur in Europa, sondern in der ganzen Welt.

1 Vgl. die Charta Der Grundrechte Der Europäischen Union unter https://www.europarl.europa.eu/germany/resource/static/files/europa_grundrechtecharta/_30.03.2010.pdf
2 Vgl. die Allgemeine Erklärung der Menschenrechte unter https://unric.org/de/wp-content/uploads/sites/4/2020/01/UDHR-dt.pdf

»Die Nicht-Geimpften haben nicht die Freiheit, ihre Maske abzulegen. Sie dürfen nicht ins Stadion, nicht ins Schwimmbad und nicht ohne Maske im Supermarkt einkaufen. Und man darf Ungeimpften und jenen mit nur einer einfachen Impfung nicht mehr gestatten, in den Urlaub zu fahren. Ohne Impfung gibt es keine Freiheiten.«

Dr. Peter Heinz, Allgemeinmediziner und Vorstandsvorsitzender der Kassenärztlichen Vereinigung Rheinland-Pfalz, Juli 2021

»Ich werde, selbst unter Bedrohung, mein medizinisches Wissen nicht zur Verletzung von Menschenrechten und bürgerlichen Freiheiten anwenden.«

Weltärztebund, Deklaration von Genf, Stand Oktober 2017

»Für das Übertreten humanistischer Grundsätze, für die Verletzung der Menschenwürde und der körperlichen Unversehrtheit des Menschen gab es und gibt es zu keiner Zeit der Welt eine Rechtfertigung. Dies gilt auch, wenn die Mehrheit oder politische Führung ein solches Verhalten toleriert oder gar fordert.«

Prof. Reinhard Burger, Präsident des RKI von 2010 bis Anfang 2015

»Der größte Schaden entsteht durch die schweigende Mehrheit,
die nur überleben will, sich fügt und alles mitmacht.«

Sophie Scholl

Sophie Scholl, geboren am 9. Mai 1921 in Forchtenberg und als 21-jährige Studentin wegen des Verteilens

von Flugblättern der Widerstandsgruppe »Weiße Rose« gegen das nationalsozialistische Terrorregime

in München am 22. Februar 1943 zum Tode verurteilt und am selben Tag gemeinsam mit ihrem

Bruder Hans Scholl und ihrem Studienkollegen Christoph Probst mit der Guillotine enthauptet.

ABKÜRZUNGSVERZEICHNIS

a. F. → alte Fassung

Abs. → Absatz

AE → Adverse Event (unerwünschtes Ereignis)

AG → Amtsgericht

AMG → Arzneimittelgesetz

Anm. → Anmerkung

Art. → Artikel

Aufl. → Auflage

Az. → Aktenzeichen

BAG → Bundesamt für Gesundheit (Schweiz)

BASG → Bundesamt für Sicherheit im Gesundheitswesen (Österreich)

BfArM → Bundesinstitut für Arzneimittel und Medizinprodukte

BGB → Bürgerliches Gesetzbuch

BGBl. → Bundesgesetzblatt

BGH → Bundesgerichtshof

BMG → Bundesministerium für Gesundheit

BSG → Bundessozialgericht

BT-Drucks. → Bundestagsdrucksache

BVerfG → Bundesverfassungsgericht

BZgA → Bundeszentrale für gesundheitliche Aufklärung

CDC → Centers of Disease Control and Prevention (US-Pendant zum RKI)

CHMP → Committee for Medicinal Products for Human Use (Ausschuss für Humanarzneimittel bei der EMA)

CoronaImpfV → Coronavirus-Impfverordnung

COVID-19 → Corona Virus Disease 2019

Ebd. → Ebenda

EKG → Elektrokardiogramm

EMA → European Medicines Agency (Europäische Arzneimittel-Agentur)

et al. → und weitere

G-BA → Gemeinsamer Bundesausschuss

GCP-V → Verordnung über die Anwendung der Guten Klinischen Praxis bei der Durchführung von klinischen Prüfungen mit Arzneimitteln zur Anwendung am Menschen (GCP-Verordnung)

GG	→ Grundgesetz der Bundesrepublik Deutschland		**OLG**	→ Oberlandesgericht
GKV	→ Gesetzliche Krankenversicherung		**PEI**	→ Paul-Ehrlich-Institut
GVG	→ Gerichtsverfassungsgesetz		**RG**	→ Reichsgericht
GVO	→ Gentechnisch veränderter Organismus		**RKI**	→ Robert Koch-Institut
GVM	→ Gentechnisch veränderter Mikroorganismus		**PIMS**	→ Pediatric Inflammatory Multisystem Syndrome
Hrsg.	→ Herausgeber		**Rn.**	→ Randnummer
Hs.	→ Halbsatz		**Rspr.**	→ Rechtsprechung
IfSG	→ Infektionsschutzgesetz		**S.**	→ Seite/Satz
KBV	→ Kassenärztliche Bundesvereinigung		**SARS-CoV-2**	→ SARS-Coronavirus-2
KG	→ Kammergericht (Oberlandesgericht im Bundesland Berlin)		**SIKO**	→ Sächsische Impfkommission
LG	→ Landgericht		**st. Rspr.**	→ ständige Rechtsprechung
LSG	→ Landessozialgericht		**StGB**	→ Strafgesetzbuch
MAKV	→ Monoklonale Antikörper-Verordnung		**STIKO**	→ Ständige Impfkommission
MBO-Ä	→ Musterberufsordnung Ärzte		**StPO**	→ Strafprozessordnung
MBVerfV	→ Methodenbewertungsverfahrensverordnung		**vgl.**	→ vergleiche
mRNA	→ messenger-RNA bzw. Boten-RNA		**VOC**	→ Variant of Concern (besorgniserregende Virus-Mutation)
m. w. N.	→ mit weiteren Nachweisen		**VVG**	→ Versicherungsvertragsgesetz
MVZ	→ Medizinisches Versorgungszentrum		**WHO**	→ World Health Organization (Weltgesundheitsorganisation)
			ZPO	→ Zivilprozessordnung

LITERATURVERZEICHNIS

→ JURISTISCHE FACHLITERATUR

Bahner, Beate, *Recht im Bereitschaftsdienst: Handbuch für Ärzte und Kliniken*, 2. Aufl., Springer Verlag, Berlin/Heidelberg 2020

Bahner, Beate, *Gesetz zur Bekämpfung von Korruption im Gesundheitswesen: Das Praxishandbuch*, MedizinRechtVerlag, Heidelberg 2017

Bahner, Beate, *Das neue Werberecht für Ärzte – Auch Ärzte dürfen werben*, 2. Aufl., Springer Verlag, Berlin/Heidelberg 2004

Deutsch, Erwin/Spickhoff, Andreas, *Medizinrecht: Arztrecht, Arzneimittelrecht, Medizinprodukterecht und Transfusionsrecht*, 7. Aufl., Springer Verlag, Berlin/Heidelberg 2014

Doepner, Ulf/Reese, Ulrich, *Heilmittelwerbegesetz*, 3. Aufl., C. H. Beck Verlag, München 2018

Fischer, Thomas, *Strafgesetzbuch mit Nebengesetzen*, Beck'sche Kurz-Kommentare, 66. Aufl., C. H. Beck Verlag, München 2019

Geiß, Karlmann/Greiner, Hans-Peter, *Arzthaftpflichtrecht*, 7. Aufl., C. H. Beck Verlag, München 2014

Killinger, Elmar, *Die Besonderheiten der Arzthaftung im medizinischen Notfall*, Springer Verlag, Berlin/Heidelberg 2009

Laufs, Adolf/Kern, Bernd-Rüdiger/Rehborn, Martin, *Handbuch des Arztrechts*, 5. Aufl., C. H. Beck Verlag, München 2019

Martis/Winkhart, *Arzthaftungsrecht. Fallgruppenkommentar*, 5. Aufl., Verlag Dr. Otto Schmidt, Köln 2018

Meyer-Goßner, Lutz, *Strafprozessordnung mit GVG und Nebengesetzen*, 62. Aufl., C. H. Beck Verlag, München 2019

Palandt, *Bürgerliches Gesetzbuch, Kommentar*, 80. Aufl., C. H. Beck Verlag, München 2021

Quaas/Zuck, *Medizinrecht*, 4. Aufl., C. H. Beck Verlag, München 2018

Spickhoff, Andreas, *Medizinrecht: AMG, ApoG, BGB, GenTG, KHG, MBO, MPG, SGB V, SGB XI, StGB, TFG, TPG*, 3. Aufl., C. H. Beck Verlag, München 2018

Terbille, Michael (Hrsg.), *Münchener Anwaltshandbuch Medizinrecht*, 2. Aufl., C. H. Beck Verlag, München 2013

Wenzel, Frank, *Handbuch des Fachanwalts: Medizinrecht*, 4. Aufl., Luchterhand Verlag, Köln 2019

→ WEITERFÜHRENDE LITERATUR

Arvay, Clemens G., *Corona-Impfstoffe: Rettung oder Risiko? Wirkungsweisen, Schutz und Nebenwirkungen der Hoffnungsträger*, Quadriga Verlag, Köln 2021

Arvay, Clemens G., »Genetische Impfstoffe gegen Covid-19: Hoffnung oder Risiko?«. In: *Schweizerische Ärztezeitung*, Nr. 101, 1. Juli 2020

Dagan, Noa et al., »BNT162b2 mRNA Covid-19 Vaccine in a Nationwide Mass Vaccination Setting«. In: *The New England Journal of Medicine*, 384, 15. April 2021, BNT162b2 mRNA Covid-19 Vaccine in a Nationwide Mass Vaccination Setting | NEJM

Buchwald, Gerhard, *Impfen: Das Geschäft mit der Angst*, emu-Verlag, Lahnstein 2020

Engelbrecht, Torsten/Köhnlein, Claus, *Virus-Wahn. Corona/COVID-19, Masern, Schweinegrippe, Vogelgrippe, SARS, BSE, Hepatitis C, AIDS, Polio. Wie die Medizin-Industrie ständig Seuchen erfindet und auf Kosten der Allgemeinheit Milliarden-Profite macht*, emu-Verlag, Lahnstein 2020

Frank, Gunter, *Der Staatsvirus. Ein Arzt erklärt, wie die Vernunft im Lockdown starb*, Achgut Edition, Berlin 2021

Gøtzsche, Peter C., *Tödliche Medizin und organisierte Kriminalität: Wie die Pharmaindustrie unser Gesundheitswesen korrumpiert*, riva Verlag, München 2014

ILLA, *Das PCR-Desaster. Zur Genese und Evolution des »Drosten-Tests«*, Verlag Thomas Kubo, Münster 2021

Madea/Dettmayer, »Ärztliche Leichenschau und Todesbescheinigung, Kompetente Durchführung trotz unterschiedlicher Gesetzgebung der Länder«. In: *Deutsches Ärzteblatt* 2003 (100, A 3161-3179 Heft 48)

Nelde/Bilich/Walz, »SARS-CoV-2-derived peptides define heterologous and COVID-19-induced T cell recognition«, https://www.nature.com/articles/s41590-020-00808-x

Nielsn/Vibholm/Monrad et al., »SARS-CoV-2 elicits robust adaptive immune responses regardless of disease severity«, 1. Juni 2021, https://www.thelancet.com/journals/ebiom/article/PIIS2352-3964(21)00203-6/fulltext

Olliaro/Toreele/Vaillant, »Covid-19 vaccine efficacy and effectivenesse - the elephant (not) in the room«, www.thelancet.com/microbe, Online-Veröffentlichung 20. April 2021, https://doi.org/10.1016/S2666-5247(21)00069-0

Pschyrembel, *Klinisches Wörterbuch*, 267. Auflage, De Gruyter Verlag, Berlin/New York Stand 2017

....

Reiß, Karina/Bhakdi, Sucharit, *Corona-Fehlalarm? Zahlen, Daten und Hintergründe*, 2. Aufl., Goldegg Verlag, Berlin 2021

....

Reiß, Karina/Bhakdi, Sucharit, *Corona unmasked. Neue Zahlen, Daten, Hintergründe*, Goldegg Verlag, Berlin 2021

....

van Rossum, Walter, *Meine Pandemie mit Professor Drosten. Vom Tod der Aufklärung unter Laborbedingungen*, Rubikon Verlag, München 2021

....

Schreyer, Paul, *Chronik einer angekündigten Krise. Wie ein Virus die Welt verändern konnte*, Westend Verlag, Frankfurt a. M. 2020

....

Shimabukuro/Kim/Myers et al., »Preliminary Findings of mRNA Covid-19 Vaccine Safety in Pregnant Persons«, The New England Journal, 2021; 384:2273-2282

....

Schwanig, M., Paul-Ehrlich-Institut, Langen, »Die Zulassung von Impfstoffen Regelungen und Prozesse auf europäischer Ebene«, Bundesgesundheitsblatt, Gesundheitsforsch – Gesundheitsschutz2002 · 45:338–343, Springer-Verlag 2002

....

Wodarg, Wolfgang, *Falsche Pandemien. Argumente gegen die Herrschaft der Angst*, Rubikon Verlag , München 2021

....

STICHWORTREGISTER

Immunsystem, Stärkung des

→ 43, 71 ff., 79, 81

Impfdurchbruch

→ 210 f.

Impfkomplikationen

→ 25, 134 ff., 150, 163 f., 179, 194, 203 f., 258, 316, 355

Impfpriorisierung

→ 279 ff.

Impfreaktion

→ 134 ff., 179, 193, 196, 241, 351

Impfstoffe, sich selbst verbreitende

→ 233 ff.

Impfzentren

→ 19, 26, 30, 32, 323, 359 f.

Infektionsschutzgesetz

→ 31, 78 f., 136, 193 ff., 230 f., 335, 343, 349

Inzidenz

→ 19, 41, 123, 152 f., 221, 245, 261, 265

Jugendliche

↗ Minderjährige

Kapillarlecksyndrom

→ 166

Kinder

↗ Minderjährige

Kinder, vorerkrankte

→ 252 ff.

Kontraindikationen

→ 25, 32, 56, 267, 276, 284 f., 288 f., 306, 315, 345, 385

Krebs

→ 11, 62, 78, 112

Kreuzimmunität

→ 69

Kreuzimpfung

→ 217, 243 ff.

Langzeitfolgen der Impfung

→ 11, 29, 112, 257, 258 ff., 275

Langzeitfolgen von COVID-19

→ 63 ff.

Langzeitstudien zu Impfstoffen

→ 43, 46, 111 ff., 131, 182, 206, 242, 258, 306

Long-COVID-Syndrom

→ 63 ff., 220, 255 f., 261

Lungenentzündung

→ 59 ff., 74, 134, 152 f.

Masern/Masernimpfung

→ 71, 90, 299 ff.

Minderjährige

→ 11, 30, 49, 51, 250 ff., 266 f., 294 ff., 301, 306 f.

Monoklonale Antikörpertherapie

→ 76 ff.